AF645364

E-Book inside

Mit dem Kauf dieses Buchs erhalten Sie das zugehörige E-Book gratis. Sie können dabei aus drei Dateiformaten wählen: EPUB (gängiges Format für E-Reader und Tablets), PDF (für PC und Laptop) oder MOBI (für den Amazon Kindle). So kommen Sie an Ihr kostenloses E-Book:

Rufen Sie im Internet diese Website auf:
↗ http://www.junfermann.de/ebook-inside

Geben Sie den unten stehenden Code in das dafür vorgesehene Feld ein und klicken Sie → Code einlösen. Nach Eingabe Ihrer E-Mail-Adresse und Auswahl des E-Book-Formats erhalten Sie sofort einen Download-Link für das gewünschte E-Book an Ihre E-Mail-Adresse.

Bitte beachten Sie, dass der Code für Sie personalisiert wird und nur einmal gültig ist. Die Datei müssen Sie zunächst auf Ihrem Computer speichern, bevor Sie sie auf ein mobiles Endgerät überspielen können.

B4TGGATM

Kathy L. Kain & Stephen J. Terrell

Bindung, Regulation und Resilienz

Körperorientierte Therapie des Entwicklungstraumas

www.junfermann.de

blogweise.junfermann.de

www.facebook.com/junfermann

twitter.com/junfermann

www.youtube.com/user/Junfermann

www.instagram.com/junfermannverlag

KATHY L. KAIN & STEPHEN J. TERRELL

BINDUNG, REGULATION UND RESILIENZ

Körperorientierte Therapie des Entwicklungstraumas

Vorwort von Peter Levine

Aus dem Englischen von Claudia Campisi

Junfermann Verlag
Paderborn
2020

Nurturing Resilience. Helping Clients Move forward from Developmental Trauma. An Integrative Somatic Approach, erschienen bei North Atlantic Book in Berkeley, Kalifornien

Coverabbildung © Galakam – stock.adobe.com

Covergestaltung & Reihenentwurf Junfermann Druck & Service GmbH & Co. KG, Paderborn

Übersetzung Claudia Campisi

Satz Peter Marwitz, Kiel (etherial.de)

Bibliografische Information der Deutschen Nationalbibliothek
Die Deutsche Nationalbibliothek verzeichnet diese Publikation in der Deutschen Nationalbibliografie; detaillierte bibliografische Daten sind im Internet über ↗ http://dnb.d-nb.de abrufbar.

ISBN 978-3-95571-836-7

Dieses Buch erscheint parallel als E-Book
ISBN: 978-3-95571-928-9 (EPUB), 978-3-95571-927-2 (MOBI), 978-3-95571-928-9 (PDF).

Inhalt

Vorwort

Für tiefenpsychologische und psychosomatische Therapeut*innen gehört sie zu den schwierigsten Herausforderungen: die Arbeit mit Menschen, die schon früh im Leben ein chronisches Belastungstrauma erlitten haben. Da es häufig präverbal und vor der Bildung des autobiografischen Gedächtnisses geschieht, braucht man unbedingt eine spezielle Methode, mit deren Hilfe die Betroffenen das Trauma verarbeiten und integrieren können, um so schließlich wieder zu einem stimmigen Selbstbild zu gelangen.

Kathy L. Kain und Stephen J. Terrell verfolgen die menschliche Entwicklung vom Fötus über das Säuglings- und Kleinkindstadium bis zum Kindesalter, damit wir uns ein genaues Bild davon machen können, an welcher Stelle des Wachstumsprozesses unsere Klient*innen am Weiterkommen gehindert wurden und stehen geblieben sind. Denn so wissen wir, wo wir ansetzen und den gesunden Entwicklungsprozess wieder in Gang bringen können. Das Material in diesem Buch erstreckt sich über die Bereiche der Neurowissenschaften, Bindungstheorie, Kindesentwicklung, Somatic Experiencing, die Polyvagaltheorie nach Stephen Porges und die angemessene Anwendung von Berührung. Es sind höchst wirksame Werkzeuge, mit denen wir unseren Klient*innen helfen können, sich besser zu regulieren, sich sicherer zu fühlen und ihre frühen, präverbalen (prozeduralen) Engramme zu entziffern. Nichts ist so förderlich für die Resilienz wie der Körper, wenn wir nicht nur verstehen, wie das Trauma im Körper gespeichert ist, sondern auch, wie Interozeption bei den Betroffenen das Gleichgewicht wiederherstellt und bewirkt, dass sie zu sich selbst finden, sich als ganz erleben und wieder das Gute im Leben erkennen können.

Diesem Anspruch haben Kathy und Stephen mit ihrem facettenreichen Buch in höchstem Maße Genüge getan, weil sie wissen, wie man direkt mit dem lebendigen und sinnesbegabten Körper arbeitet. Unter den international bekannten Lehrern für Somatic Experiencing und andere körperorientierte Ansätze ist Kathy eine feste Größe, und Stephen, mit seiner eingehenden Erfahrung im Bereich Adoption, weiß, welche in der Kindheit zugefügten Wunden noch im Erwachsenenalter schmerzen. Gemeinsam haben sie einen großartigen Beitrag geleistet, sowohl auf dem Gebiet der somatisch basierten Therapien wie auch in der Aufklärung über Trauma und Entwicklungsstörungen.

Dieser umfassende und aufschlussreiche Band dringt tief – dorthin, wo Bindung und Entwicklungsstressoren ihren Ursprung haben. Er sollte Pflichtlektüre für *alle* Therapeut*innen sein, nicht nur für die körperorientierten, sowie für alle, die sich liebevoll um Kinder kümmern, ob beruflich oder privat.

Peter A. Levine, PHD

Danksagung

Vor ein paar Jahren hockten wir abends nach einem Seminar in der winzigen New Yorker Wohnung, die wir vorübergehend gemietet hatten, und sprachen zum ersten Mal über das Thema, aus dem später eine Trainingsserie und schließlich das vorliegende Buch werden sollte. So sehr wir uns von der Ausbildung und Berufserfahrung her unterschieden, hatten wir größten Respekt vor den Fähigkeiten und Kenntnissen des anderen und waren begeistert von der Vorstellung, unser Wissen über die somatischen Folgen von Entwicklungstraumata zu bündeln.

Unseren Lehrstoff zum Buch zu machen: Das erschien uns wie eine Herkulesaufgabe. Unsere enge Freundschaft und die starke gegenseitige Achtung voreinander hatten sich bereits beim Unterrichten als äußerst fruchtbar erwiesen, weil der Stoff dadurch sehr anschaulich wurde. Nun war der Zeitpunkt gekommen, an dem sich herausstellen würde, ob wir das, was wir gelernt hatten, auch tatsächlich zu Papier bringen konnten. Doch dann bekamen wir so viel Unterstützung in Aussicht gestellt, dass wir den Sprung wagten.

Allzu gern würden wir allen danken, die uns bei der Verwirklichung unseres Vorhabens unterstützt haben und an ihrem Wissen teilhaben ließen, aber das ist alles gar nicht so leicht, schon allein deswegen, weil es so viele sind: Wirklich alle, die uns auf unserem Weg begegnet sind, waren uns eine Hilfe.

Unser Dank gilt in erster Linie allen Klient*innen, die über die Jahre zu uns in die Behandlung gekommen sind. In Wahrheit sind sie die Meister, denn obwohl sie sich manchmal von schier unüberwindbaren Herausforderungen konfrontiert sahen, strebten sie bereitwillig und beharrlich nach positiver Veränderung. Wir sind dankbar für das uns entgegengebrachte Vertrauen und die gemeinsamen Lernprozesse, durch die wir wiederum in der Lage sind, unser Wissen an viele Hilfebedürftige weiterzugeben.

Wir danken außerdem den vielen Menschen, die sich mit uns zusammen auf das Abenteuer eingelassen, an unseren neu entwickelten Kursen teilgenommen und wertvolles Feedback abgegeben haben über das, was gut lief – und das, was nicht so gut lief. Ihre Offenheit hat bewirkt, dass wir den Stoff verständlicher strukturiert haben und das Buch so im Ganzen deutlich besser geworden ist. Welch Ehre, von so talentierten Ärzt*innen, Pädagog*innen und Kolleg*innen lernen zu dürfen! Wir haben viel Neues erfahren und empfinden es als Glück, Teil einer so lebhaften lernenden Gemeinschaft zu sein. Unser spezieller Dank gilt Rouel, der uns bei einem unserer Trainings in Los Angeles auf die Idee für den Titel brachte.

Wir glauben an das alte Zenwort: „Wenn der Schüler bereit ist, erscheint auch der Meister." Zum Glück sind uns die besten Meister erschienen. Danke Peter Levine für die Entwicklung von Somatic Experiencing! Zu Recht stößt dieser Traumatherapieansatz inzwischen weltweit auf Akzeptanz.

Kathy: Mein reichlicher Dank geht an Arthur Pauls, Julie Henderson und Tony Richardson für ihre unermüdliche Aufklärungsbereitschaft und an Daniel Weber, der mir die Chance gab, mein Wissen mit der Gemeinschaft der somatischen Psychotherapeut*innen zu teilen.

Steve: Ich richte meinen großen Dank an Dan Hughes, den Vater der Dyadischen Entwicklungspsychotherapie – der Erste, der mir die ungeschminkten Fakten über Bindung und deren Störungen auf so eindringliche Weise nahegebracht hat.

Beide möchten wir den Respekt und die Dankbarkeit zum Ausdruck bringen, die wir für Allan Schore, Stephen Porges, und Bruce Perry empfinden, für ihre Arbeit an der Affektregulation und der Polyvagaltheorie und dafür, dass sie die Folgen von Kindheitstraumata in den Vordergrund gerückt haben.

Wir können unmöglich die Namen all jener aufzählen, die dazu beigetragen haben, dass wir so viel über die Folgen von Traumata wissen: die bunte und vielfältige Gemeinschaft der Forscher*innen, Ärzt*innen, Therapeut*innen, Heilpraktiker*innen und Pädagog*innen, die den Mut hatten, sich mit ihren eigenen Erfahrungen auseinanderzusetzen.

Und dann ist da noch unser großartiges Team, mit dem wir den Inhalt und die Struktur des Buches erarbeitet haben: Leslie Eliel, Cecily Sailer und Katy Adams haben dem Buch zu seiner übersichtlichen und verständlichen Gestaltung und seiner ersten Bearbeitung verholfen und die Quellen vieler Zitate geklärt. Unsere Lektorinnen von North Atlantic Books, Erin Wiegand und Ebonie Ledbetter, haben uns von Anfang bis Ende unterstützt.

Und schließlich ein riesiger, aufrichtiger sehr herzlicher Dank an alle unsere lieben Freunde und Familienangehörigen, die immer für uns da waren, wenn wir sie am meisten brauchten, und uns den Rücken freihielten, damit wir schreiben konnten; die uns anfeuerten, wenn unsere Energie erlahmte, und Haus und Hof für uns in Ordnung hielten. Steve: Für meine beiden Söhne Luke und John Michael, die mir auf meinen Unterrichtsreisen und in langen Nächten am Schreibtisch beigestanden und mich unterstützt haben – ohne eure Liebe und eure Hilfe wäre ich nicht der Mensch, der ich heute bin. Kathy: Für meinen Mann Gordon, der auch schreibt und die Anforderungen nur zu gut kennt, die diese Beschäftigung nicht nur an die Schreibenden stellt, sondern auch an die, die sie lieben. Danke dass du mich bei all meinen Bemühungen unterstützt und überdies noch wie von Zauberhand den Umzug in einen anderen Bundesstaat gestemmt hast. Für meinen Stiefsohn Benjamin, der mich jeden Tag mit Stolz erfüllt, dass ich zu seinen „Elternteilen“ gehöre.

Mit großer Dankbarkeit und Anerkennung hoffen wir, dass dieses Buch all der Unterstützung gerecht wird, die wir bei seinem Entstehungsprozess erhalten haben.

Kathy und Steve

Einleitung

Wie können wir Menschen helfen, die in der frühen Kindheit ein Trauma erlitten haben? Mit dieser Frage setzen sich gleichermaßen Psychotherapeut*innen, Traumatherapeut*innen und Neurowissenschaftler*innen auseinander. Sie, mehr aber noch diejenigen, die ihr Leben lang davon betroffen sind, sind derzeit Zeug*innen einer stillen Revolution, durch die gerade auch das Entwicklungstrauma in den Vordergrund gerückt ist. Auf diese neue Sachlage wollen wir in unserem Buch eingehen und einen körperorientierten, somatischen Ansatz vorstellen, mit dem frühe Kindheitstraumata behandelt und geheilt werden können.

Immer mehr Forschungsarbeiten attestieren frühkindlichen Traumata erhebliche Schäden für die körperliche, geistige, emotionale und soziale Gesundheit. Die Symptome sind komplex und erfordern eine adäquate interdisziplinäre, d.h. sowohl physische als auch psychisch ausgerichtete, Behandlung, die jedoch häufig schwer zu bekommen ist.

Unser Buch richtet sich in erster Linie an alle, die beruflich mit Traumata in der Kindesentwicklung zu tun haben. Wir möchten über die dynamischen Faktoren aufklären, die bei Menschen, die schon früh belastende Erfahrungen gemacht haben, tief greifende somatische Veränderungen hervorrufen. Die Auswirkungen sind von Mensch zu Mensch ganz unterschiedlich, doch zentral ist immer ein überwältigendes Gefühl der Ohnmacht. Je mehr wir über das Entwicklungstrauma wissen, desto besser können wir Informationen an die Betroffenen weitergeben, die ihrerseits dann besser verstehen, wie aus ihrer Hilflosigkeit verschiedene Symptome resultieren. Auf diese Weise werden sie handlungsfähiger und können selbstbestimmter leben, sie nehmen mehr Möglichkeiten wahr, sich ihres Daseins zu erfreuen, und werden so resilienter.

Darum bemühen wir uns jeweils in unserer eigenen Praxis: Steve arbeitet mit früh traumatisierten Kindern und Erwachsenen und Kathy mit Erwachsenen, die unter extrem schweren somatischen Symptomen aufgrund eines frühkindlichen Traumas leiden. Gemeinsam geben wir Kurse für engagierte Behandler*innen. Unser Ziel besteht darin, die körperlichen, geistigen und seelischen Folgen von Kindheitstraumata zu behandeln und auf diese Weise die Lebensqualität der Betroffenen zu verbessern.

Mithilfe der Erfolge und Niederlagen Zigtausender Klient*innen haben wir in jahrzehntelanger Arbeit die Teile dieses klinischen Puzzles zusammengesetzt, das uns hoffentlich die Auswirkungen von Kindheitstraumata erklärt. Die Puzzleteile, über die wir in unserem Buch informieren möchten, stammen aus folgenden Bereichen:

- Bindungstheorie
- Polyvagaltheorie (Porges) und andere neurowissenschaftliche Forschungsansätze
- Traumaforschung
- Somatische Interventionen bei Kindheitstraumata
- Entwicklungspsychologie

Dieses Buch basiert auf unseren Erfahrungen aus 50 Jahren, in denen wir praktizieren und unterrichten. Es vermittelt Grundlagenwissen und soll für alle helfenden Berufe eine Einführung sein, z.B. für Psychotherapeut*innen, die wissen möchten, wie sie effektiv auf Menschen regieren können, die mit körperlichen oder psychischen Folgen von Kindheitstraumata und Bindungsstörungen zu tun haben.

Dieses Buch gewährt Einblick in einen vielfältigen, von Mitgefühl getragenen Ansatz, der die besten Ergebnisse aktueller Forschungsarbeiten zu Trauma und Bindung auf neue und zutiefst effektive Weise kombiniert und vom Potenzial der Resilienz selbst bei schweren Fällen überzeugt ist. Unser somatischer Ansatz verknüpft Modelle, Theorien und Behandlungsmethoden auf eine Weise, dass die Heilung von Klient*innen, die mit den Folgen frühester Kindheitstraumata zu kämpfen haben, in jeder Hinsicht gefördert wird.

In der Psychologie wird das Entwicklungstrauma häufig als Resultat chronischer Misshandlung durch wichtige Bezugspersonen verstanden. Doch unserer Meinung nach greift dies zu kurz: Die komplexen Traumafolgen lassen sich nicht immer auf mangelhafte Erziehung und Misshandlung zurückführen und können genauso gut von medizinischen Verfahren, Geburtskomplikationen, katastrophalen Ereignissen oder institutionellen Versäumnissen herrühren.

Doch nicht allein unser Verständnis des Entwicklungstraumas hat sich durch die aktuelle Forschung verbessert – auch über Resilienz wird immer mehr in Erfahrung gebracht und ihr Definitionsrahmen erweitert. So haben erst kürzlich neue Forschungsarbeiten gezeigt, dass die Entwicklung bzw. Wiederherstellung der Resilienz nicht nur von individuellen Merkmalen beeinflusst wird, sondern von weitaus mehr Faktoren, wie etwa der Familie, dem sozialen Umfeld und breiteren kulturellen Zusammenhängen, wobei nicht ganz klar ist, welche Faktoren direkt eine Rolle spielen. Diese vielen hilfreichen neuen Erkenntnisse werfen außerdem die Frage auf, wie sich Resilienz eigentlich definiert. Im Zusammenhang mit diesem Buch haben wir uns auf folgende Definition geeinigt: Resilienz ist die Fähigkeit, allen Widrigkeiten zum Trotz positive – mentale, emotionale, soziale und spirituelle – Resultate zu erzielen.

Obgleich wir immer noch nicht alles über Resilienz wissen, zeichnet sich immerhin schon ab, welche Schutzfaktoren ihr Entstehen bei Kindern fördern, selbst wenn diese erheblichen Belastungen ausgesetzt sind (Shonkoff et al. 2012; Walsh 2015):

- die Erfahrung von Solidarität vonseiten eines Erwachsenen
- das Gefühl der Selbstwirksamkeit und das Bewusstsein von Kontrolle über die Umwelt
- die Fähigkeit zu Anpassung und Selbstkontrolle
- die Möglichkeit, aus Glaube, Hoffnung und kulturellen Traditionen Kraft zu schöpfen

Manche Menschen scheinen schon von Geburt eine günstige Veranlagung für Resilienz zu besitzen, doch diese ist nicht der Hauptfaktor. Laut dem *Harvard University Center on the Developing Child* ist „der häufigste Einzelfaktor für die Entwicklung von Resilienz mindestens eine stabile und verlässliche Beziehung zu einem Erwachsenen, der dem Kind beisteht, egal ob das ein Elternteil oder eine andere Bezugsperson ist" (Center on the Developing Child 2017).

Gewissermaßen wird im Beziehungskontext jeder einzelne resilienzfördernde Schutzfaktor gestärkt. Wie in den ersten Kapiteln erläutert wird, gehören zur Dynamik einer gesunden Erwachsenen-Kind-Beziehung sowohl die gesunde Entwicklung selbstregulatorischer Fähigkeiten als auch das Gefühl, Dinge bewirken und beeinflussen zu können. Mit dem edukativen Schwerpunkt unseres Buches möchten wir allen Behandelnden helfen, noch genauer zu verstehen, welche Elemente zu Resilienz beitragen beziehungsweise auf welche Weise jene so überaus wichtigen stützenden Beziehungen zu besseren Resultaten führen.

Genauso wichtig aber ist das Verständnis, wie ein Entwicklungstrauma jene Schutzfaktoren beeinträchtigt und sich negativ auf die Resilienz auswirkt. Dabei kommt es nicht so sehr auf die Ursachen für das Trauma an, sondern eher auf die Art, wie es sich im Leben der Betroffenen manifestiert. Diese sind häufig im Stadium der Überlebensphysiologie gefangen. Sie haben sich Bewältigungsstrategien angeeignet, um ihre Angst und ihr von anderen als negativ bewertetes Sozialverhalten zu überspielen. Das chronische Gefühl des Getrenntseins, des „Nicht-dazu-Passens", führt dazu, dass sie ihre Symptome aus dem allzu menschlichen Wunsch nach Zugehörigkeit hinter einer Maske verbergen. Doch keine Strategie hilft. So bleibt das zugrunde liegende Problem der frühen Kindheit bestehen und erschwert den Alltag, wie wir bei vielen Erwachsenen und Kindern, mit denen wir arbeiten, feststellen können.

> Natalie und Gregg waren verzweifelt und wussten nicht mehr weiter. Sie konnten nicht aufhören zu weinen. Ihr sechs Jahre alter Adoptivsohn Mark war in die Psychiatrie eingewiesen worden und bekam dort hochdosierte Psychopharmaka gegen gewaltsames Ausagieren.
>
> Die beiden litten schrecklich darunter. Sie gaben sich selbst die Schuld, waren wütend und traurig zugleich. Er tat ihnen so leid. Die Psychiaterin sei der Meinung, ihr Sohn würde als Erwachsener nie auf eigenen Füßen stehen können – entweder werde er zu Hause auf Hilfe angewiesen sein oder in einer betreuten Wohngruppe leben müssen. Sie mögen ihn doch zu

sich nach Hause holen und schon mal für die psychiatrische Behandlung sparen, die er später sicher einmal brauchen würde, habe man ihnen in der Klinik gesagt.

Gleich nach der Geburt war Mark in Osteuropa ins Waisenhaus gekommen, wo er bis zu seiner Adoption blieb. Seine Adoptiveltern hatten an ihm Zeichen eines Entwicklungstraumas wahrgenommen. Er war Opfer seiner eigenen Überlebensphysiologie geworden, einer Art Überbrückungssystem, mit dem er nicht nur sich selbst, sondern uns alle – obwohl wir es eigentlich hätten besser wissen sollen – zum Ausagieren zwang. Für ein Kind wie Mark, das nie die notwendige soziale Bindung und Co-Regulation erfahren hatte (ein Konzept, das in Abschnitt I erläutert wird), war eine gesunde emotionale Regulation schier unmöglich.

Er hatte eine entwicklungsneurologische Störung erlitten, die sich auf allen Lebensebenen auswirkte: spirituell, emotional, mental und physisch. Zum kollektiven Wohl der Familie waren Korrekturen nötig, damit das Gehirn und die neuronalen Netzwerke des Jungen das neue, liebevolle und sichere Umfeld, in dem er sich nun befand, aktiv zulassen und den Umgang damit erlernen konnte. Um Mark besser unterstützen zu können, mussten auch Natalie und Gregg lernen, sich anders zu verhalten. Auch sie mussten stabiler werden und ihre eigene Emotionalität besser im Zaum halten.

Diese Kombination aus psychischen und somatischen Symptomen ist bei Menschen, die in der Kindheit traumatisiert wurden, leider verbreitet. Doch trotz ihrer schweren Startbedingungen gelingt vielen später sogar ein produktives Leben, oft jedoch mit sehr komplexen Symptomen, deren Bewältigung manchmal eine geradezu heldenhafte Anstrengung erfordert.

In der Kindheit schwer traumatisierte Erwachsene leiden meist unter komplexen und miteinander verwobenen Symptomen, die vor der Therapie erst einmal erfasst werden müssen. Oft sind es vordergründige, scheinbar völlig unabhängig voneinander auftretende körperliche Beschwerden wie hoher Blutdruck, Autoimmunerkrankungen oder Diabetes, die jedoch alle auf ein Entwicklungstrauma zurückgehen. Tatsächlich kann ein Trauma in der frühen Kindheit eine genetische Veranlagung zu bestimmten Krankheiten aktivieren bzw. „anschalten". Es kann die Größe des sich im Entwicklungsstadium befindenden Gehirns beeinflussen, das Immunsystem zu chronischer Entzündung anstiften und zur Entstehung vieler verschiedener physischer wie psychischer Störungen beitragen (Ellason, Ross & Fuchs 1996; Felitti et al. 1998; Perry 2004a, 2006).

Unserer Erfahrung nach ist es am effektivsten, wenn man die Wunden des Kindheitstraumas auf allen Ebenen versorgt. Ein Entwicklungstrauma kann nur gelöst werden, wenn man in der Behandlung auch die somatischen Reaktionen mitberücksichtigt. Zu dieser Überzeugung gelangten wir unter anderem durch die bahnbrechenden Arbeiten von John Bowlby, Mary (Salter) Ainsworth, Bruce Perry, Peter Levine und Bessel van der Kolk, die uns halfen, unsere realen klinischen Erfahrungen theoretisch zu untermauern, in einen größeren Kontext einzuordnen und so besser zu vertehen. Das gilt ganz besonders für die Polyvagaltheorie von Stephen Porges, die in Kapitel 4 erörtert wird. Am wichtigsten für unsere Arbeit ist jedoch die umfangreiche, auf der ACE-Studie (Adverse Childhood Experiences Study) basierende gesundheitspolitische Untersuchung, die wir in Kapitel 6 vorstellen. Sowohl die ACE-Studie, bei der Kindheitstraumata mit der späteren Entwicklung verschiedener Krankheiten und Störungen korrelieren, als auch die Vielzahl der aus den Forschungsergebnissen entsprungenen Folgestudien bestätigen, welch verheerende Wirkung ein Trauma haben kann, wenn es in der frühen Kindheit geschieht. Außerdem hebt die Studie hervor, wie wichtig es ist, die physischen und somatischen Symptome der Klienten nicht von ihren psychischen Leiden zu trennen.

Dass wir diese verschiedenen Forschungsrichtungen nun miteinander in Verbindung bringen, ergab sich aus der praktischen Arbeit mit Tausenden von Klient*innen, deren Symptome nach kreativen, unseren Horizont übersteigenden Interventionen verlangten. Wir waren bereit zu lernen, und so machten wir uns zusammen mit unseren Klient*innen, die ihrerseits zu einem gemeinsamen Experiment bereit waren, auf eine spannende und aufschlussreiche Expeditionsreise, bei der wir viele neue Wege entdeckten, wie man ein Entwicklungstrauma effektiver behandeln kann.

Das Ergebnis ist eine mannigfaltige, ausbaufähige und äußerst wirksame Synthese. Dank einer um die Erkenntnisse aus der Bindungstheorie und das innovative Wissen über die Überlebens- und Trauma-Stress-Physiologie erweiterten somatischen Intervention konnten wir bei unseren Klienten verheißungsvolle und manchmal drastische Verbesserungen feststellen. Diese Mischung aus praktischer Erfahrung und theoretischem Wissen hat sich als heilsam für das Nervensystem wie für Familienstrukturen erwiesen und so das Leben vieler Menschen zum Positiven verändert.

Zum Aufbau des Buches

Zur Vermittlung des Wissens, das für eine effektive Traumatherapie aus der somatischen Perspektive notwendig ist, haben wir das Buch in zwei Abschnitte aufgeteilt, wobei die Reihenfolge der Kapitel dem Ablauf der Behandlung eines Kindheitstraumas folgt.

In Teil I, *Das Entwicklungstrauma: Ein gesunder Anfang und dann geht es schief – warum?,* werden Sie erfahren, wie die Grundlegung gesunder Funktion und Regulation im Optimalfall verläuft und wie und warum es unter dem Stress eines Entwicklungstraumas zu Störungen kommt.

In Teil II, *Regulation und Resilienz*, informieren wir über die unzähligen Anzeichen und Symptome, die darauf hinweisen, dass ein ungelöstes Entwicklungstrauma die Fähigkeit der Klient*innen zu Genesung und Veränderung blockiert, wie sich die Behandlung eines Entwicklungstraumas von der anderer Traumaformen unterscheidet und was bei den einzelnen Interventionen zu berücksichtigen ist.

Teil I

Das Entwicklungstrauma: Ein gesunder Anfang und dann geht es schief – warum?

Sicherheit und Geborgenheit sind Voraussetzung für die Entwicklung der Selbstregulation und die Grundfeste der Resilienz. Im ersten Teil soll es deshalb um gesunde Entwicklung gehen, darum, wie sie gesunde Bindungsmuster fördert, wie sie das Fundament legt für die zu einem Bewusstsein von Geborgenheit und Zugehörigkeit nötige physiologische Kompetenz und wie sie außerdem zu konstruktiver Selbstkommunikation befähigt. Zum Schluss erfahren Sie, auf welche Art und Weise diese Frühentwicklung durch ein Trauma zum Erliegen kommt.

1 Die Eckpfeiler in der Entwicklung zwischenmenschlicher Verbundenheit

Alle 4,3 Sekunden wird irgendwo auf dieser Welt ein Kind geboren. Und jedes Mal bestimmt eine Vielzahl von Faktoren, wie das Kind aufwächst, wie es autonom wird und zu sich selbst findet. Nach der Geburt sind Menschen ja vollkommen auf Fürsorge angewiesen. Frühestens mit 18, spätestens mit 25, werden sie flügge, ziehen von zu Hause aus und leben ihr eigenes Leben. Doch ihre Beziehungsfähigkeit entwickelt sich bereits in den ersten Lebenswochen, -monaten und -jahren. Auf welcher Basis dies geschieht, erfahren Sie in diesem Kapitel. Wir werden uns damit beschäftigen, wie das Gespür für Geborgenheit, die Co-Regulation, die Bindungsfähigkeit und das Gefühl für Zugehörigkeit die Eckpfeiler für eine gesunde und sichere Entwicklung bilden. Schauen wir uns als Erstes die Arbeit derer an, die in der Formulierung der Bindungstheorie Pionierarbeit geleistet haben: John Bowlby, Mary Ainsworth und Mary Main.

1.1 Bindung und Geborgenheit

Bowlby (1969) und Ainsworth (1973) zufolge ist Bindung eine tiefe, dauerhafte emotionale Verbundenheit zwischen Menschen über Raum und Zeit hinweg. Sie ist nicht immer beidseitig, sondern kann ohne Weiteres nur in eine Richtung erfolgen, wenn ein Kind sich zum Beispiel an ein Elternteil bindet, dieser aber weniger stark an das Kind, oder umgekehrt.

Vor John Bowlby wurde die Frage, wie Menschen zu der Person heranreifen, die sie sind, standardmäßig mit der Verhaltenstheorie erklärt (Dollard & Miller 1950). John Dollard und Neal Miller waren der Meinung, Kleinkinder würden sich stärker an diejenigen gebunden fühlen, die sie fütterten. Infolgedessen wurde die Mutter – vor allem die durchgängig selbst stillende – als Hauptbezugsperson und infolgedessen die Mutter-Kind-Beziehung als besonders starke und dauerhafte Bindung betrachtet. Doch dann stellten sich Zweifel ein: Denn was ist, wenn das Kind von einer gefühlskalten Mutter gefüttert wird, die sich zwar um seine biologischen Bedürfnisse kümmert, aber nur widerwillig, weil sie innerlich unbeteiligt bleibt und sich weder in das Kind noch in sein Bedürfnis nach „emotionaler Nahrung“ einfühlen kann? So kam es in Bezug auf die Sichtweise der Mutter-Kind-Beziehung zu einem Paradigmenwechsel, für den John Bowlby und Nachfolger*innen den Anstoß gaben.

John Bowlby und Mary Ainsworth, den Schöpfern der modernen Bindungstheorie, verdanken wir den psychologischen Rahmen, an dem sich heute unser Verständnis von Beziehungen und Kindesentwicklung orientiert. Dass es in der Beziehung zwischen Eltern und Kind vor allem auf Nähe ankommt, dass Nähe den Grundstein für Bindung setzt – auf diese Vermutung hatte Bowlby wohl seine eigene Kindheitserfahrung als Internatsschüler gebracht.

John Bowlby wurde 1907 in London als eines von sechs Kindern geboren. Sein Vater war Arzt im britischen Königshaus, und wie damals in Oberschichtsfamilien üblich, engagierte seine Mutter ein Kindermädchen.

Die Beziehung zu seiner Mutter war Bowlbys eigenen Schilderungen zufolge weder eng noch liebevoll. Den wichtigsten Kontakt hatte er zur Kinderfrau. Ihr vertraute er, sie war seine Hauptbezugsperson. Doch zu seinem und seiner Geschwister Leidwesen verließ sie das Haus, als er erst vier Jahre alt war. Ein schwerer Schlag, der ihn in einen Zustand tiefster Traurigkeit stürzte.

Wie viele Kinder seiner Zeit kam Bowlby mit sieben, d.h. nur drei Jahre nach dem Verlust seines Kindermädchens, auf ein Internat. Er fühlte sich dort einsam und verlassen und war wütend, dass man ihn dermaßen abschob. Diese Gefühle, die er schon so früh im Leben erfahren musste, bildeten die Grundlage für seine spätere Arbeit als Erwachsener in der Erforschung und Konzipierung der Bindungsdynamik und erklärt auch seine Behauptung, Internate seien schädlich für Kinder.

Mit 17 ging Bowlby an die renommierte Cambridge University und studierte dort Verhaltenswissenschaften mit dem Schwerpunkt Psychologie. Nach seinem überdurchschnittlich guten Abschluss entschied er sich für ein Medizinstudium am University College Hospital in London, wo er sich auf Kinderpsychiatrie spezialisierte. Von Sigmund Freud beeinflusst, ließ er sich als Psychoanalytiker nieder, mit Melanie Klein als Supervisorin. Er setzte sich mit den Arbeiten von Anna Freud, René Spitz und Dorothy Burlingham auseinander, wagte sich jedoch über die seinerzeit anerkannten Theorien hinaus und begann mit eigenen Forschungsarbeiten zur Bindungsdynamik und Kindesentwicklung. Neben seinen beruflichen Tätigkeiten engagierte er sich außerdem ehrenamtlich an einem Heim für verhaltensauffällige Jungen, was seine Forschung nachhaltig prägte und zu erstaunlichen Ergebnissen führte.

An seinem ersten Arbeitsplatz, der Child Guidance Clinic of London, interessierte er sich besonders für verhaltensauffällige Kinder, die von ihrer Mutter oder der Kinderpflegerin getrennt worden waren. Es handelte sich um eine Gruppe von Jungen, die wegen Diebstahl und anderer Straftaten eingewiesen worden waren, und Bowlby fragte sich, welche Rolle ihre frühkindliche Entwicklung dabei spielen mochte.

Je mehr er sich mit der Lebensgeschichte der Jugendlichen befasste, desto stärker wurde sein Interesse, denn immer wieder stieß er auf dasselbe Thema: Trennung von der Mutter. Die entscheidende Wende in seiner Forschung ereignete sich, als zwei Jungen offenbar eine emotionale Beziehung zu ihm entwickelten, in der er das tiefe Bedürfnis nach Bindung erkannte (Bowlby 1947). So kam es, dass die Kinder ihm in kürzester Zeit Augen, Ohren und Herz öffneten für die spannende Frage nach der Entwicklung von Beziehungsfähigkeit und ihren Störungen.

1958 hatte sich in Bowlby folgende Erkenntnis gefestigt: Kinder brauchen zum Überleben nicht nur Zuwendung, sondern auch eine enge emotionale Bindung. Dass Säuglinge alleine nicht überleben können und jemanden brauchen, der ihnen Sicherheit und Geborgenheit gibt, damit sie ein Leben lang wachsen und gedeihen können, und dass dieser durchgängig anzutreffende Überlebensdrang den Grundstein der Entwicklung bildet, war bereits bestens bekannt. Doch Bindung als Teil dieses aktiven Überlebenskampfes, die Vorstellung, dass Säuglinge und Kleinkinder durch Bindung an ihre Bezugsperson aktiv für ihr Überleben sorgen – das war neu. Bisher hatte man kindliche Abhängigkeit immer als etwas Passives betrachtet und Bindung lediglich für eine durch die Befriedigung körperlicher Bedürfnisse automatisch hervorgerufene Nebenwirkung gehalten.

Da die Mutter biologisch – d.h. durch Schwangerschaft, Geburt und Stillen – für die Rolle der Kindererziehung prädestiniert schien, machte Bowlby sie für die lebensnotwendige Befriedigung nicht nur der körperlichen, sondern auch der emotionalen Bedürfnisse verantwortlich. So rückte die Nähe der Mutter – bzw. ersatzweise der Kinderpflegerin – zum Kind, sowohl ihre physische Präsenz als auch ihre Fähigkeit zur Befriedigung der emotionalen und geistigen Bedürfnisse des Kindes, immer mehr in den Fokus des Forschungsinteresses. Bowlbys Beobachtungen zufolge war die Geborgenheit vermittelnde Nähe der Betreuungsperson erst recht von essenzieller Wichtigkeit, wenn das Kind unter Stress stand.

So konzipierte Bowlby an der bereits erwähnten Gruppe aus 44 Jungen, die aufgrund ihrer kriminellen Handlungen ins Heim eingewiesen worden waren, eine für die Bindungstheorie bahnbrechende empirische Studie (Bowlby 1944), durch die er beweisen konnte, dass die frühe Beziehung der Mutter zum Kind dessen Persönlichkeit bis in die Adoleszenz und sogar bis ins Erwachsenenalter hinein beeinflusst.

Das Erste, was Bowlby bei seinem Projekt „Vierundvierzig jugendliche Diebe: Ihr Charakter und ihr Leben zu Hause“ auffiel, war das fehlende Mitgefühl der Jungen für andere. Sie kapselten sich von ihrem Umfeld ab und achteten weder das Leben noch das Eigentum anderer Menschen. Dabei korrelierte das Stehlen direkt mit der Trennung von der Mutter bzw. einer zentralen Pflegeperson. Trennung und Vernachlässigung hatten das Bild verzerrt, das die Jungen von ihrem Umfeld hatten (Bowlby 1944). Wahrscheinlich sah Bowlby in den Studienergebnissen seine eigenen Kindheitserfahrungen und seinen Trennungsschmerz widergespiegelt.

Seine erste Forschungsarbeit in dem Heim für schwer erziehbare Jungen beflügelten ihn zu weiteren Untersuchungen über Bindungsdynamik und schließlich zur Formulierung seiner Bindungstheorie. Er postulierte vier Elemente als unabdinglich für eine gesunde Bindung des Kindes an ein Elternteil oder eine andere Bezugsperson (Bowlby 1969). Wir fassen sie folgendermaßen zusammen:

1. **Zufluchtsort:** Kleine Kinder brauchen einen Beziehungsraum, in dem ihr Bedürfnis nach Bindung von einer Bezugsperson befriedigt wird, die ihnen Schutz gewährt und sie liebevoll umsorgt. So bekommen sie das Gefühl, dass sie einen verlässlichen Ort haben, an den sie in Stressphasen zurückkehren können, um dort beruhigt zu werden. Denn in diesem Entwicklungsstadium können sich Kinder noch nicht selbst wieder beruhigen und sind auf Erwachsene angewiesen, die ihre emotionalen Bedürfnisse erkennen und darauf eingehen. Innerhalb dieses Raumes erlernt das Kind allmählich ein Gefühl der Geborgenheit und Verbundenheit.
2. **Sichere Basis:** Mindestens bis das Kind fünf ist, sollte die Mutter oder eine andere Betreuungsperson kontinuierlich bei ihm bleiben und für es da sein. Damit die Bindung zwischen beiden hundertprozentig hält, sind mindestens zwei Jahre notwendig, und für die Stärkung der Beziehung und die Bildung einer sicheren Basis weitere drei Jahre. Dieses Muster wird sich später, bis ins Erwachsenenleben, wiederholen. Zu seiner sicheren Basis wird das Kind in Zeiten der Überforderung oder Belastung immer wieder zurückkehren (auch im Kontakt mit anderen Kindern und Erwachsenen).
3. **Beständige Nähe:** Das Kind hält ein bestimmtes Maß an Nähe zu seiner Bezugsperson aufrecht. Es beginnt langsam, seine Umgebung zu erforschen, wagt sich immer weiter hinaus, hält den Kontakt aufrecht, gewinnt so an Autonomie und weiß sich bei Bedarf sicher mit der Bezugsperson verbunden (und findet diese auch). Durch die beständige Nähe in der Beziehung bekommt das Kind die erforderliche Unterstützung und Sicherheit, um neue Lebensbereiche kennenzulernen. Indem es sich immer wieder von seiner Bezugsperson wegbewegt und zu ihr zurückkehrt, kann das Kind darauf vertrauen, dass sie ihm jederzeit ein Gefühl der Geborgenheit verleiht.
4. **Trennungsstress:** Das Kind bildet ein unabhängiges, von seiner Bezugsperson getrenntes Ich, in der Gewissheit, dass die Abwesenheit nur vorrübergehend und eine Wiedervereinigung möglich ist. Ohne diese Gewissheit entwickelt das Kind

ein Gefühl der Getrenntheit und kann nicht mitfühlend auf andere eingehen. So bildet es ungesunde oder gar keine Bindungen. Dies ist der kritische Moment für die gesunde Entwicklung des Kindes, an dem auch die emotionale Reife der vierundvierzig, von Bowlby therapierten Jungen scheiterte (Bowlby 1947).

Somit hatte Bowlby die entscheidenden Elemente für die Erfahrung von Sicherheit, Stabilität und Geborgenheit in der Erwachsenen-Kind-Beziehung benannt, die, wie wir inzwischen wissen, so wichtig für die Entwicklung von Resilienz ist. Des Weiteren identifizierte Bowlby vier aufeinander aufbauende Phasen, in denen die Fähigkeit zu Bindung entstehen oder unterbunden werden kann (Bowlby 1969):

1. **Vorbindungsphase (Geburt bis sechs Wochen):** Zwischen dem Säugling und der ihn betreuenden Person bahnt sich allmählich ein Kontakt an. Durch sein Weinen oder Glucksen und Gurren versucht er, ihr nahezukommen. Er erkennt ihre Stimme und ihren Geruch. Wenn sie ihn auf den Arm nimmt, reagiert er darauf und geht einen Dialog aus Lächeln und Flüstern ein.
2. **Bindung in der Entstehung (sechs Wochen bis acht Monate):** Das Baby hält jetzt nach seiner Hauptbezugsperson Ausschau und zieht sie anderen Erwachsenen gegenüber vor. Auf sie reagiert es anders als auf diejenigen, die nur gelegentlich zu Besuch kommen. Im Kontakt mit ihr werden seine verbalen Fähigkeiten immer besser.
3. **Eindeutige Bindung (acht bis achtzehn Monate):** Es ist nun ziemlich offensichtlich, von wem das Baby beruhigt werden möchte und mit wem es sich am stärksten verbunden fühlt. In dieser Phase entwickelt es sich zum Kleinkind. Es schiebt sich in den Vordergrund, will seine Hauptbezugsperson auf sich aufmerksam machen. Es möchte auch weiterhin im Mittelpunkt ihrer Aufmerksamkeit bleiben und hüpft und klettert auf ihr herum. Wenn es von ihr getrennt ist, wird es sichtlich nervös, ist aber auch offen für andere fürsorgliche Erwachsene, die seine Bedürfnisse stillen und eine Bindung mit ihm eingehen wollen.
4. **Wechselseitige Bindung (achtzehn Monate bis zwei Jahre):** Mit der Erweiterung des Bewegungs-, Spiel- und Kommunikationsrepertoires, vor allem auch durch den Spracherwerb, werden Wörter immer wichtiger für das Kind. Das Sprechen erleichtert den Lernprozess. Obwohl das Kind weiß, dass seine Bezugsperson nur vorübergehend abwesend ist und wiederkommen wird, signalisiert es manchmal noch Stress, wenn sie fortgeht. Um sie vom Gehen abzuhalten, drückt das Kind absichtlich verbal oder durch sein Verhalten Frustration aus. Die Bezugsperson sollte sich Zeit nehmen, dem Kind zuhören und sich mit ihm beschäftigen, damit es auf die gleichbleibende Befriedigung seiner Bedürfnisse vertrauen kann.

Nach dem Zweiten Weltkrieg ging Bowlby als stellvertretender Direktor an die Londoner Tavistock Clinic. Die von ihm geleitete Kinderstation wandelte er in eine Abteilung für Kinder und Eltern um, da er sich dem Wohl des Kindes verpflichtet fühlte und für die Entwicklung der jungen Persönlichkeit die gesamte Familie als wichtig erachtete.

Noch vor der endgültigen Konzipierung seines Modells schrieb Bowlby 1949 einen Artikel über seine Erfolge in der Familientherapie. Es käme ihm vor allem darauf an, dass Eltern ihren Kindern erzählten, was sie selbst in ihrer Kindheit erlebt haben (Bowlby 1949). Biografisches Erzählen war ein ganz wesentliches Element in Bowlbys Kindertherapie. Wie wirkungsvoll das ist, sehen wir heute in der Behandlung des Entwicklungstraumas. Die später von Daniel Hughes entwickelte Dyadische Entwicklungspsychotherapie (Dyadic Development Psychotherapy, DDP) (Beck-Weidman & Hughes 2008), bei der der Therapeut sich auf die Entwicklung des Kindes bzw. das emotionale Entwicklungsstadium des Erwachsenen einstellt, um deren Erzählung zu hören und urteilsfrei zu akzeptieren, haben wir ebenfalls in unseren Ansatz integriert.

Bowlby war jedoch kein „Alleingänger". 1950 kam Mary Ainsworth aus Kanada nach London, da ihr Mann, Leonard Ainsworth dort sein Studium abschließen wollte. Die gebürtige US-Amerikanerin war als kleines Kind mit ihrer Familie nach Toronto gezogen und hatte mit sechzehn im Rahmen eines Begabtenförderungsprogrammes ein Psychologiestudium an der Universität von Toronto begonnen. Das Thema ihrer Forschungsarbeit, die sie noch unter ihrem Mädchennamen Salter (1940) publizierte, war die von ihrem Mentor William E. Blatz konzipierte „Sicherheitstheorie". Wie Bowlby interessierte auch sie sich für die gesunde oder ungesunde Abhängigkeit des Kindes von seinen Eltern.

In London suchte Ainsworth nach einer Möglichkeit, weiterhin auf dem Gebiet der Entwicklungspsychologie zu arbeiten, und fand eine Stelle als Forschungsassistentin bei John Bowlby. Weder er noch sie konnten voraussehen, welch tief greifende Folgen diese schicksalhafte Fügung für ihre zukünftige Arbeit haben würde. Ohne den anderen hätte wohl keiner von beiden so viel erreicht, bemerkte Bowlbys Sohn später einmal. Betrachtet man John Bowlby als den Vater der Bindungstheorie, dann ist Mary Ainsworth deren Mutter.

Bis 1954 arbeitete sie als seine Assistentin an der Tavistock Clinic und ging dann für ein eigenes Forschungsprojekt nach Uganda. Dort konzentrierte sie sich auf eine verbreitete Tradition, Kinder zum Abstillen für ein paar Tage von der Mutter zu trennen, damit diese „die Brust vergessen". Da Ainsworth die regionale Sprache erlernte, bekam sie einen guten Einblick in kulturübergreifende Zusammenhänge der Kindererziehung und Bindung. Auf der Basis dieser Untersuchung schrieb sie später das Buch *Infancy in Uganda* (Ainsworth 1967), in dem sie die universalen, über kulturelle, sprachliche und geografische Grenzen hinaus stets gleichbleibenden Merkmale des Bindungsprozesses beschreibt.

1958 zog Ainsworth mit ihrem Mann nach Baltimore, wo sie eine Stelle als Dozentin für Entwicklungspsychologie an der Johns Hopkins University fand. Je mehr sie an Wissen und Können dazugewann, umso gleichberechtigter wurde die Arbeitsgemeinschaft mit Bowlby, der in London geblieben war, sodass sie sich jahrelang jede Woche Briefe schrieben. Obwohl sie sich nur selten zur selben Zeit in der gleichen Stadt befanden, überlappten sich ihre Forschungsarbeiten immer stärker und begannen, miteinander zu verschmelzen.

Anfang 1960 stellte Ainsworth zum ersten Mal ihre Ugandastudie in der Öffentlichkeit vor und wurde von Entwicklungspsychologen angegriffen, die von ihr eine genauere Definition von „Bindung" forderten. Dies motivierte sie, die den Bindungsprozess beeinflussenden Elemente noch spezifischer herauszuarbeiten und diejenigen Verhaltensweisen zu benennen, durch die sich eine gesunde von einer ungesunden Bindung unterscheidet.

Bis 1965 arbeiteten Ainsworth und ihre Assistentin Barbara Wittig an ihrem Konzept der „Fremden Situation". Ihr Ziel war die Untersuchung individueller Bindungsunterschiede bei Kindern, die kurzzeitig unter Bindungsstress stehen. Dazu richteten sie ein mit Spielzeug und kindgerechten Möbeln ausgestattetes Labor ein, in dem jedes Kind acht Sequenzen aus ca. drei Minuten verbrachte.

Ablauf: Eine Mutter betritt mit ihrem zwölf- bis vierundzwanzig Monate altem Kind das Labor und lässt es den Raum erkunden. Nach drei Minuten kommt eine dem Kind unbekannte Person dazu, spricht erst mit der Mutter und befasst sich dann mit dem Kind. Anschließend geht die Mutter „deutlich wahrnehmbar" hinaus und lässt das Kind mit der fremden Person allein. Während dieser ersten Trennung versucht die fremde Person, mit dem Kind in einen gegenseitigen Kontakt zu kommen. Nach drei Minuten kommt die Mutter zurück. Sie begrüßt und beruhigt das Kind. Die fremde Person geht hinaus. Nach drei Minuten geht auch die Mutter. Das Kind bleibt zunächst allein zurück, dann kehrt die fremde Person zurück und kümmert sich liebevoll um das Kind. Dann betritt auch die Mutter wieder den Raum, begrüßt ihr Kind, nimmt es auf den Arm, während die fremde Person hinausgeht.

Die ganze Zeit über wird beobachtet, wie das Kind auf die fremde Person und dann auf die Rückkehr der Mutter reagiert. Aus dem Verhalten des Kindes lässt sich feststellen, welche Art von Bindungsbeziehung es zur Mutter hat.

Die 26 Kinder der Studie (Ainsworth & Wittig 1969) wurden je nach Kommunikation und Interaktion mit der Mutter, der emotionalen Regulationsfähigkeit und der

Reaktion auf eine wahrgenommene Bedrohung in drei Kategorien aufgeteilt, die später als Bindungsstile bekannt wurden.

- **Sichere Bindung:** Kinder in dieser Kategorie schauen sich in Gegenwart ihrer Mutter mit Vergnügen im Raum um und erkunden ihre neue Umgebung. Dies entspricht Bowlbys Vorstellung von der sicheren Basis: Die Mutter fungiert als sichere Basis, von der aus das Kind gefahrlos seine Umgebung erkunden und sich auf eine fremde Person einlassen kann, solange die Mutter dabei ist. Verlässt die Mutter den Raum, beginnt das Kind zu weinen, freut sich aber über das Wiedersehen. Diese Bindungsart steht in engem Zusammenhang mit den resilienzfördernden Schutzfaktoren (Shonkoff, Boyce, Cameron et al. 2004).
- **Ängstlich-meidende unsichere Bindung:** Diese Kinder scheinen ihre Mutter zu meiden bzw. ihr Kommen und Gehen zu ignorieren. Sie interessieren sich nicht für ihre Umgebung und können sich meist nicht dazu entschließen, sie zu erkunden. Emotional sind sie zurückhaltender und weniger ausdrucksstark, egal wer gerade im Zimmer ist oder was zu ihrer Beruhigung getan wird. Bei Nachfolgestudien wurde diese Gruppe später in zwei Untergruppen aufgeteilt: Die Kinder der ersten Gruppe ignorieren ihre Mutter bei deren Rückkehr völlig, während die der zweiten Gruppe sich ihr etwas nähern, sich dann aber von ihr abwenden oder sie ignorieren. Dieses ausweichende Verhalten betrachteten Mary Ainsworth und Silvia Bell, die damals (in den 1970er-Jahren) Forschungsassistentin war, als eine Form des Selbstschutzes. Noch später konnte man mithilfe von Pulsmessern zeigen, dass die ängstlich-meidenden Kinder emotional ebenso beteiligt sind wie die Kinder der anderen Gruppen, also zwar durchaus emotional auf die Mutter reagieren, doch aus irgendeinem Grund gelernt haben, ihre Emotionen zu verbergen oder zurückzuhalten.
- **Ängstlich-ambivalente unsichere Bindung:** Diese Kinder sind schon vor dem Weggang der Mutter gestresst. Sie klammern sich an sie und lassen sich nach ihrer Rückkehr kaum beruhigen. Auch diese Gruppe wurde später unterteilt: Während die einen mit sichtlichem Unmut reagieren, weil die Mutter hinausgegangen ist, wirken die anderen passiv und wie verloren.
  Beim ersten Versuch war die Belastung in dieser Gruppe jedoch derart hoch, dass Ainsworth vorzeitig abbrechen musste. Erst von Mary Main und Judith Solomon wurden die am stärksten gestressten Kinder zu einer eigenen Kategorie zusammengefasst:
- **Desorganisierte/desorientierte Bindung:** Diese vierte Kategorie stammt von Mary Main und Judith Solomon (Main & Solomon 1986), die auch das Adult-Attachment-Interview zur Erfassung der Bindung Erwachsener entwickelten. Ihnen war eine Gruppe von Kindern aufgefallen, die in keine der drei Bindungsstilgruppen passt. Ihnen fehlt jede Fähigkeit zur Bewältigung der Situation. Manche bewegen

sich auf ihre Mutter zu, wenn diese zurückkommt, andere von ihr weg. Beim Wiedersehen wirken sie verwirrt und verhalten sich widersprüchlich. Diese Kategorie steht in sehr engem Zusammenhang mit resilienzschädigenden Risikofaktoren (Shonkoff, Boyce, Cameron et al. 2004; Shonkoff, Levitt, Boyce et al. 2004).

In Studien zu den drei ursprünglichen Bindungsstilen (sicher, unsicher-meidend und unsicher-ambivalent) wurden mehr als 70 % der amerikanischen Kleinkinder als sicher, 20 % als unsicher-meidend und 10 % als unsicher-ambivalent klassifiziert (Ainsworth et al. 1978).

Diese Ergebnisse werden von der Metaanalyse von Van IJzendoorn und Kroonenberg (1988) bestätigt. Noch jüngere Studien zeigen einen besorgniserregenden Rückgang der sicheren Bindung, deren Anteil bei etwa 60 % der allgemeinen Bevölkerung liegt (Andreassen, Fletcher & Park 2007). Der Prozentsatz der mit desorganisierter Bindung kategorisierten Kinder hängt von der jeweiligen Stichprobe ab (Greenberg, Cicchetti & Cummings 1990; Andreassen, Fletcher & Park 2007). So beträgt die Rate laut den Untersuchungen von Mary Main (Main & Solomon 1990) in der weißen Mittelschicht 12–15 %, bei minderjährigen Müttern 30 % (Broussard 1995) und bei misshandelten und psychisch kranken oder drogenabhängigen Müttern sogar 70–80 % (Carlson et al. 1989). Und auch hier korrelieren die Ergebnisse dieser Stichproben mit denen aus Untersuchungen zur Resilienz. Kinder von Müttern mit psychischen Krankheiten oder Drogenproblemen weisen mehr Risikofaktoren auf, die mit schwacher Resilienz korrelieren (Shonkoff & Eisels 2000; Shonkoff & Phillips 2000).

Auf dem damaligen Wissensstand in Bezug auf Bindung konzentrierten sich die ersten Forschungsarbeiten von Bowlby, Ainsworth und anderen auf die Dyade zwischen Mutter und Baby. Hier lautete die Kritik, es würde zu viel Gewicht auf die Mutter und deren Sensibilität gegenüber ihrem Kind gelegt, wo doch weitere Faktoren Einfluss auf das Bindungsverhalten des Kindes hätten (etwa das Temperament des Kindes). Die zeitgemäßere Forschung zieht den Kreis der möglichen Bindungsbeziehungen weiter und schließt neben den Eltern auch Großeltern, Geschwister oder nicht verwandte Bezugspersonen mit ein. Der Begriff für dieses Modell von Ersatzeltern bzw. „Mehrelternschaft" lautet „Alloparenting". Tatsächlich zog Bowlby selbst später auch diese Möglichkeit in Betracht: In Abwesenheit der Mutter könne auch der Vater oder eine andere fürsorgliche erwachsene Person dem Kind das geben, was es zum Überleben braucht. Diese sei außerdem verantwortlich für die externe Regulation des kindlichen Nervensystems bzw. für die „Co-Regulation", wie wir heute sagen würden.

Wie außerordentlich wichtig die Regulation der kindlichen Physiologie für den Bindungsprozess ist, wurde zum ersten Mal durch Bowlby klar. Inzwischen ist uns aber auch bewusst, wie wichtig die Rolle der Co-Regulation ist, die vonseiten der Bezugspersonen gewährleistet wird. Die Entwicklung von Bindung, deren neurophysiologische

Seite wir in Kapitel 4 behandeln, ist also ein sehr vielschichtiger Prozess mit vielen Variablen. Eine davon ist das frühe Trauma.

Ungeachtet der Einflüsse auf den kindlichen Bindungsstil bieten die von Bowlby postulierten Bindungskomponenten (Zufluchtsort, sichere Basis, beständige Nähe und Trennungsstress) einen Leitfaden, mit dessen Hilfe man verstehen kann, welche Aspekte der Sicherheit und Verbundenheit die Grundlage für Bindung bilden. Die Bindungsstile liefern wiederum Hinweise darauf, was in der frühkindlichen Entwicklung schiefgegangen sein könnte und wie wir Behandler*innen unsere Interventionen am besten strukturieren.

Da sich die von Entwicklungstraumata verursachten Bindungsstörungen auch auf die Beziehungs- und Interaktionsfähigkeit der Klienten auswirkt, wendet unser Therapieansatz Bowlbys vier Bindungskomponenten in Hinblick auf die Therapeuten-Klienten-Beziehung an. So stellen wir in späteren Kapiteln einfache Methoden vor, wie Sie lernen können, in der Arbeit mit dieser Patientengruppe innerlich möglichst unerregt zu bleiben und gleichzeitig ein stärkeres Gefühl der Geborgenheit zu vermitteln.

1.2 Regulation

Regulation bezieht sich nicht nur auf die Physiologie des vegetativen Nervensystems, sondern auch auf die emotionale Steuerung der Affekte. Man versteht darunter die Fähigkeit, den eigenen emotionalen Zustand zu steuern und sich in Zeiten stärkerer Emotionalität – d.h. bei Angst, Traurigkeit, Wut oder Frustration – wieder zu beruhigen. Diesen Prozess erlernen wir unterschwellig durch die Beobachtung anderer und, was sehr wichtig ist, über die verschiedenen Phasen der Bindung, die wir im Kontakt zu den ersten Bezugspersonen unseres Lebens durchlaufen.

Säuglinge können ihre Emotionen natürlich noch nicht allein regulieren. Sie fühlen, und zwar stark! Sie drücken ihre Gefühle unmittelbar aus, ganz egal, ob sie angemessen sind oder der Moment dafür gerade günstig ist. Sie reagieren instinktiv und unreguliert.

Physiologisch gesehen aktivieren Momente intensiver Emotionalität unser Reptiliengehirn: das Hirnareal, das sich im Embryo als Erstes herausbildet. Es ist die Wurzel des vegetativen Nervensystems, das diverse Körperfunktionen steuert, zum Beispiel den Blutdruck, den Puls, die Atemfrequenz, die Körpertemperatur, die Verdauung und den Stoffwechsel – und die Angriff-oder-Flucht-Reaktion. Diese starke neurologische Reaktion wird im selben Moment ausgelöst, in dem eine Bedrohung wahrgenommen wird, weswegen es so wichtig ist, dass Eltern schnell eingreifen und Kindern buchstäblich helfen, bei Stress „ihre Nerven zu bewahren".

Säuglinge empfinden schon geringfügige Störungen als potenziell lebensgefährlich und erschrecken, etwa bei einem lauten Geräusch oder wenn ein Hund auf sie zustürmt. Weil sie sich nicht wehren (oder den Hund bändigen) können, schreien sie, damit jemand einschreitet und sie aus der Situation rettet. Eine Bezugsperson, die gut auf das Kind eingestimmt ist, wird es auf den Arm nehmen und ihm gut zureden, damit die neurologische Angriff-Flucht-Reaktion nachlässt. Ohne die Hilfe von Eltern und Betreuer*innen sind kleine Kinder ihren intensiven Emotionen ausgeliefert. Auf diese Weise entscheiden die Interaktionen zwischen Bezugsperson und Kind, ob das Kind später einmal fähig – oder unfähig – sein wird, seine Emotionen selbst zu regulieren.

Co-Regulation bedeutet, dass Erwachsene in Momenten, in denen das Kind unter Stress steht, stellvertretend für es die emotionale Regulation übernehmen. Dieser Prozess schafft die Grundlage für die neurosequenzielle Entwicklung des Kindes (Schore 1994). Mit anderen Worten: Hat sich dieses Co-Regulationsmuster etabliert, kann das Kind wie vorgesehen gesund und auf produktive Weise bis zur emotionalen Reife heranwachsen. Dabei geht es nicht allein um „bessere" Emotionen, sondern um die Regulierung der Erregungsintensität bei Aktivierung des vegetativen Nervensystems sowie um die Regulierung von Affekten in Gesellschaft anderer Menschen.

Der Transfer der Regulation von außen (wenn man also auf andere angewiesen ist) zur Regulation von innen (wenn man also selbst dazu fähig ist) ist Allan Schore (2001) zufolge die Hauptaufgabe der frühen Kindesentwicklung. Der allmähliche Erwerb der Fähigkeit zu innerer Regulation ist maßgeblich für die Verarbeitung der Umwelteindrücke, die Unterscheidung zwischen echten und wahrgenommenen Bedrohungen, für Impulskontrolle und Selbstbeherrschung. Die Selbstregulationsfähigkeit ist notwendig, um gesunde Beziehungen einzugehen, und gehört, wie in der Einleitung bereits gesagt wurde, zu den Schutzfaktoren, die mit der Entwicklung von Resilienz verbunden sind.

Co-Regulation ist also ein ganz entscheidendes Element in der Betreuung von Kindern. Wird die Bindung nicht gestört, geschieht sie wie von selbst, ohne weitere Komplikationen, indem die Eltern ganz natürlich auf die Bedürfnisse des Kindes eingehen. Sie bereitet außerdem den Boden für die neurosequenzielle Entwicklung des Kindes, d.h. für einen normalen und gesunden neurologischen Entwicklungsverlauf.

Co-Regulation erfordert die – das ist ganz wichtig – wechselseitige Interaktion zwischen Kind und Bezugsperson. Letztere nimmt die Alarmsignale des Kindes wahr, gerät vielleicht auch selbst kurz in einen Alarmzustand, schreitet aber ein, um sich liebevoll zu kümmern. Konnte sie den Zustand des Kindes herunterregeln, hat das wiederum Einfluss auf ihren eigenen Zustand. Co-Regulation hängt immer auch von der Fähigkeit der Bezugspersonen ab, die Bedürfnisse des Kindes zu verstehen, es zu trösten und die Bindungsinteraktionen wie bei einem Tanz hin- und herfließen zu lassen. Sie bereitet den Weg für entscheidende physiologische Prozesse, wie etwa das Aufrechterhalten der Homöostase (dem physiologischen Gleichgewicht).

Co-Regulation ermöglicht eine effektierte Selbstregulation in Beziehungen: „Die Möglichkeit, schnell auf die Ressourcen eines Menschen zuzugreifen, der uns nahesteht, ist sozusagen der Schnellweg zu emotionaler Regulation", schreiben David Sbarra und Cindy Hazan (2008, S. 157). Der ständig ablaufende Prozess von Co- und Selbstregulation unterstützt auch die Entwicklung höherer Denkfunktionen. Da Co-Regulation an der Basis ansetzt und das denkende Hirn quasi umgeht, bekommen wir unsere Emotionen selbst dann in den Griff, wenn unser Denken vor lauter Stress nicht so klar ist, wie es sein sollte. Co-Regulation kann also die Erregung schneller zum Abflauen bringen, weil man sich nicht selbst gedanklich damit zu beschäftigen braucht.

So sollte man sich gerade auch in der Reaktion auf Stressoren, einschließlich der potenziell traumatischen, auf seine Regulationsfähigkeit verlassen können. Denn wie in Kapitel 4 näher erläutert wird, braucht man sie, um gut mit Schwierigkeiten fertigzuwerden, um sich sicher zu fühlen, um resilient zu werden und resilient zu bleiben. Umgekehrt ist ihr Verlust, mit dem auch viele andere gesunde Funktionen auf der physiologischen, sozialen sowie der Verhaltensebene verloren gehen, häufig Folge einer traumatischen Belastung. Davon handeln die nächsten drei Kapitel.

1.3 Verbundenheit

Eine gesunde Bindung, die Erfahrung von Co-Regulation und die allmähliche Entwicklung der Selbstregulation wappnen also gegen traumatische Belastungen (Sroufe 1995). Durch die frühe Bereitschaft, mit anderen Menschen in Kontakt zu treten, kommt die Entwicklung neurologischer „Programme", die ein Grundgefühl der Sicherheit vermitteln, erst so richtig in Schwung. Eine gesunde Bindung befähigt das Kleinkind zur Selbstregulation, es bekommt Vertrauen in die gemeinsame Erfahrung von Co-Regulation und Verbundenheit. Das wechselseitige Spiel zwischen Bezugsperson und Kind fördert nicht nur eine gesunde Entwicklung des Gehirns, sondern, wie die Forschung gezeigt hat, auch die der Resilienz (Schore 2001; Shonkoff, Boyce, Cameron et al. 2004). Die Erfahrung von Sicherheit und Verbundenheit sitzt tief und ist physiologisch gesehen von großem Vorteil. Sie stärkt das Immunsystem und die Homöostase und erhöht so die Chance auf eine bessere allgemeine Gesundheit. Es ist nicht übertrieben zu sagen, dass ein starker Sinn für Verbundenheit nicht nur prophylaktisch gegen Traumatisierung wirkt, sondern auch als Mittel zur Heilung von Kindheitstraumata (Felitti et al. 1998).

Bisher wird das Gefühl von Verbundenheit und Zugehörigkeit noch nicht als zentrales Element der Traumaprävention erachtet. Wenn die Existenz von starkem Stress bedroht ist, liegt es jedoch nahe, dass es hilfreich und gesund ist, den Kontakt zu anderen zu suchen und beispielsweise um Hilfe zu bitten. Durch diesen Sinn für Verbundenheit kann der Mensch wachsen und heilen, und genau das macht resilient.

2 Woher ich weiß, dass ich geborgen bin

Mit dem Sinn für Verbundenheit, der im Kontakt zur Bezugsperson entsteht, entwickelt sich auch die Fähigkeit, Anzeichen für Sicherheit zu erkennen. Das Gefühl des Gutaufgehoben- und Geborgenseins mag etwas unbestimmt sein, doch sind dafür ganz bestimmte – von Behandler*innen manchmal übersehene – physische und psychische Mechanismen notwendig, die erst einmal heranreifen müssen. Von ihnen handelt dieses Kapitel, denn ihre Störung hat tief greifende Folgen für die Probleme, die im Zusammenhang mit Entwicklungstraumata entstehen (und im nächsten Kapitel genauer erläutert werden).

Um zu verstehen, was geschieht, wenn die Entwicklung unterbunden wird oder vom normalen Verlauf abweicht, muss man zuerst einmal über den gesunden Entwicklungsprozess Bescheid wissen.

Ein wesentlicher Schritt in der gesunden Entwicklung ist die Unterscheidung zwischen Gefahr und Erregung. Von seinen Bezugspersonen lernt das Kind zu erkennen, wann Aufregung mit Freude zu tun hat und wann mit echter Gefahr. Das sollte doch nicht allzu schwierig sein, könnte man beim Gedanken an bestimmte Erlebnisse oder Reize meinen – etwa die Situation kurz vor dem Ausflug zum Spielzeugladen versus die bei einer Verletzung. Und doch hängt die Interpretation des Kindes wesentlich vom jeweiligen Verhalten der Bezugsperson ab.

Reagiert die Bezugsperson auf einen Reiz sichtbar ängstlich oder mit Furcht, wird er vom Kind als gefährlich eingestuft. So haben Kinder ängstlicher und besorgter Eltern selbst eher eine Neigung zu Ängstlichkeit und Besorgnis (Eley et al. 2015). Wenn die Bezugsperson dagegen auf eine sensible und Sicherheit vermittelnde Weise mit dem Kind spielt, nur dann in Sorge gerät, wenn wirklich Grund dazu besteht, und das Kind aber tröstet, wenn es sich zu Recht fürchtet, kann es seine Wahrnehmung allmählich verfeinern und nuancierter auf den Reiz reagieren. Es lernt, dass Spiel (Aufregung gepaart mit Sicherheit) Freude macht und die Bindung zu seiner sozialen Gruppe fördert, während andere Dinge spannend, aber gefährlich sind und man sich von ihnen eher fernhalten sollte. So ist eine Flamme einerseits faszinierend, andererseits aber gefährlich, weil man sich daran verbrennen kann. Auf diese Weise lernt das Kind dann auch hoffentlich, die soziale Symbolsprache zu entziffern, die ihm verrät, bei welchen Menschen es nicht gut aufgehoben ist.

Charlie ist das erste Kind von Martin und Raul. Sie behandeln ihren Sohn liebevoll und verbindlich, sind aber recht unerfahren im Umgang mit kleinen Kindern. Der zehn Monate alte Charlie ist verspielt und überschwänglich, allerdings auch schreckhaft. Er neigt zu langen Weinanfällen, von denen er sich nur schwer wieder beruhigt. Die beiden Väter haben sich coachen lassen, damit Charlie mit ihrer Unterstützung lernt, differenzierter auf anregendes Spiel zu reagieren.

Harmlose Spiele wie „Kuckuck, ich seh dich!" sorgen dafür, dass Charlie angeregt, aber nicht überstimuliert wird. Heute hält Martin sich beim Spielen die Hände vors Gesicht. Von Charlies Gelächter ermutigt, nimmt er bei der nächsten Runde die Hände vom Gesicht weg und knurrt wie ein Hund. Und ... ach herrje! ... das ist zu viel für Charlie: Er bricht in Tränen aus. Martin nimmt ihn auf den Arm, tröstet ihn und versichert ihm in der für die Babysprache charakteristischen Satzmelodie, dass alles in Ordnung sei. Er entschuldigt sich für den Schrecken, den er ihm eingejagt hat: „Tut mir leid, mein Knuffelchen, das war doch nur Spiel. Ich wollte dich wirklich nicht erschrecken."

Kaum hat Charlie sich beruhigt – die Tränen auf seinem Gesicht sind noch nicht getrocknet –, lugt er seinen Vater durch die gespreizten Finger hindurch an und lädt ihn so zum Weiterspielen an. Durch das Coaching geschult, deutet Martin das Verhalten seines Sohnes als Anzeichen dafür, dass er sich von dem Schrecken erholt hat. Daher lächelt er zurück und macht „Kuckuck".

Nun beginnt das Spiel wieder von vorn, diesmal von Charlie angeführt, während Martin auf seine Reaktion achtet und sie so dosiert, dass sein Sohn sich damit wohlfühlt. Und schließlich schlägt Charlies Gelächter um, er fängt wie sein Vater vorher an zu knurren und als dieser aus Spaß zurückknurrt und ihn dabei kitzelt, lacht der Junge noch lauter.

Mithilfe des interaktiven Spielverhaltens der Eltern lernt Charlie zwischen Aufregung im sicheren Kontext und Aufregung als Folge einer tatsächlichen Bedrohung zu unterscheiden. Diese Art „Ping-Pong"-Interaktion zwischen Eltern und Kind (Shonkoff, Boyce, Cameron et al. 2004) ermöglicht das gesunde Wachstum des Gehirns und gehört zu den resilienzstärkenden Faktoren. Außerdem fördert sie die Entwicklung von Kontaktfreude sowie den Aufbau eines nuancierten „somatischen Wortschatzes", mit dem Charlie seine Reaktionen auf anregende zwischenmenschliche Interaktionen und Situationen besser regulieren kann.

Säuglinge und Kleinkinder erleben so viel Neues, dass sie die Unterstützung aufmerksamer Eltern oder anderer Erwachsener brauchen, um all diese Erlebnisse richtig einordnen und angemessen darauf reagieren zu können. Eine wertvolle Form der Unterstützung ist Spiel, weil Kinder so am besten die Unterscheidung zwischen Anregung und Bedrohung oder Schreck vollziehen können. In behutsam stimulierenden Spielen wie „Kuckuck" wird Kindern das Wissen vermittelt, dass die Erregung, die sie dabei spüren, sie nicht bedroht, sondern ihnen Freude bereitet. Durch angstfreie Erregung lernen sie, gemeinsam zu spielen, Spaß zu haben und sich mit anderen Menschen verbunden zu fühlen (Porges 2004, 2011a).

Die gesunde Fähigkeit zur Unterscheidung zwischen Gefahr und Erregung bedarf einer Basis, einer grundlegenden Struktur, die entscheidend für die weitere Entwicklung ist.

Das sind die Fähigkeiten, präzise wahrzunehmen, das Wahrgenommene zu erkennen und zu interpretieren und bei Bedarf differenziert darauf zu reagieren. Die Herausbildung dieser grundlegenden Fähigkeiten ist stark von Kontextfaktoren beeinflusst: von den sozialen Interaktionen (bzw. ihrem Fehlen), der Umwelt und der eigenen Physiologie.

Alle Aspekte dieses neuronalen, psychischen und sozialen „Sicherheitssystems" können jedoch von Entwicklungstraumata beeinträchtigt werden. Wie Bowlby später erkannte, erfährt das Kind Verbundenheit und Sicherheit nicht nur, indem es seine Bezugsperson einschätzt, sondern auch im Hinblick darauf, wie geborgen es sich innerlich fühlt (Bowlby 1998). Ein chaotisches soziales Umfeld sowie mangelndes beständiges Feedback in Bezug auf Sicherheit beziehungsweise Gefahr können die Differenzierung zwischen diesen beiden Möglichkeiten verwischen oder unterbinden, sodass die Betroffenen sich stärker auf Gefahr einstellen und nicht in der Lage sind zu erkennen, wann sie sich in Sicherheit befinden.

Wahrscheinlich haben Sie es auch schon erlebt, dass ein Klient oder eine Klientin das Gefühl mangelnder Sicherheit oder Geborgenheit beschreibt. Aber welche physiologischen und sensorischen Mechanismen tragen eigentlich zu diesem Gefühl bei? Wenn Sie dies verstehen, können Sie Ihren Klient*innen zu einem besseren „Sicherheitssystem" verhelfen.

Im vorigen Kapitel haben Sie schon einiges über die Komponenten der gesunden Bindung erfahren. Im folgenden Abschnitt konzentrieren wir uns auf die Wahrnehmungs- und Interpretationssysteme, die ebenfalls wichtig für das Sicherheitssystem sind.

2.1 Interozeption

Interozeption ist ein Prozess zur Wahrnehmung unseres inneren Zustands. Dazu schätzen wir Empfindungen und physische Prozesse ein und können daraus folgern, wie wir uns fühlen, wie es uns geht und sogar wer wir sind.

Physiologische Prozesse wie Pulsschlag, Verdauung oder zum Beispiel auch Hautveränderungen liefern Informationen, die ausgewertet werden: um danach zu handeln, Schlüsse zu ziehen, Voraussagen zu treffen (bestimmte Symptome sagen mir, dass ich eine Erkältung bekomme) und Urteile darüber zu fällen, wer ich bin und wie es mir geht, ob ich Hunger habe, mich geborgen oder geliebt fühle.

Stephen Porges nennt Interozeption „den sechsten Sinn des Säuglings“ (Porges 1993). Wenn ein Säugling nicht klar wahrnehmen kann, ob er Hunger oder Durst hat, müde ist, friert oder unter Hitze leidet, kann er diejenigen, die für ihn sorgen, nicht klar genug über seine Bedürfnisse (seinen Stress) informieren. Dies wiederum kann dazu führen, dass die betreuende Person nicht entsprechend reagiert. Der Stress des Kindes wird stärker und vermittelt ihm einen Mangel an Sicherheit und Verbundenheit. Daher ist es unbedingt erforderlich, dass Säuglinge und Kleinkinder eine präzise interozeptive Sprache für die Kommunikation grundlegender Bedürfnisse erlernen – eine essenzielle Komponente für den gesunden Bindungsprozess. Denn Bindung wird nur gestärkt, wenn die Bedürfnisse des Säuglings befriedigt werden.

Mit zunehmender Reife ist das nuancierte, interozeptive Vokabular noch wichtiger. Um die eigene Reaktion auf verschiedene Menschen, Situationen und Bedürfnisse zu verstehen, braucht man ein Referenzsystem. Dieses entsteht nicht von selbst, wie man meinen könnte, sondern kontextabhängig und erfordert regelmäßiges Feedback vom sozialen System, das sicher verlässliche Anhaltspunkte für die Anpassung liefert (Bermúdez, Marcel & Eilan 1995).

Alle Behandler*innen, die in irgendeiner Form auf der somatischen Ebene arbeiten, sollten verstehen, wie Klient*innen sich selbst und ihre Umwelt unter Einfluss der Interozeption erleben:

- Interozeption liefert einen Großteil der Informationen, auf deren Basis sich das Selbstbild formt, auch in Beziehung zu anderen Menschen. Auf ihr beruht ein Großteil der Selbstkommunikation, mit deren Hilfe geprüft wird, ob man sich in Sicherheit befindet oder nicht und ob ein Erlebnis oder ein Mensch in der Außenwelt angenehm, aufregend oder bedrohlich ist (Ceunen, Vlaeyen & Van Diest 2016; Bermúdez, Marcel & Eilan 1995; Cameron 2001; Craig 2015).
- Interozeption entwickelt sich im Kontext, d.h.: In die Wahrnehmung und Einschätzung der inneren Informationsquellen fließt alles mit ein, was man Tag für Tag erlebt, auch auf der sozialen Ebene: Die interozeptive Interpretation wird von dem beträchtlichen Feedback aus dem sozialen Umfeld sozusagen „kalibriert“.
- Interozeption ist leicht beeinflussbar, beispielsweise wenn man angeben soll, wie stark der Schmerz ist, den man empfindet, und die Einschätzung je nach Stimmung unterschiedlich ausfällt: Eine positive Stimmung erhöht die Schmerztoleranz, eine negative senkt sie (Carter et al. 2002; Zweyer, Velker & Ruch 2004). Man könnte physische Empfindungen wie Schmerz für „objektiv“ messbar halten, doch da Interozeption auch von vielen nicht-physischen Faktoren beeinflusst wird, gibt es dafür keinen festen „Normzustand“ (Craig 2015).
- Das interozeptive System ist dazu da, den Menschen mit Informationen zu versorgen, mit denen er Voraussagen über sich selbst und seine Umwelt treffen kann.

Wenn sich das System jedoch nicht kongruent zum Kontext und Feedback entwickelt hat und die Marker für Wahrnehmung und Einschätzung infolgedessen überempfindlich anspringen oder auf unzuverlässige Signale eingestellt sind, kann es auch in die Irre führen. Mit anderen Worten: Wir urteilen aufgrund unzutreffender Anhaltspunkte und gelangen zu falschen Schlussfolgerungen (Bechara, Damasio & Damasio 2000).

- Über Interozeption hereinkommende Informationen werden in der Regel als Tatsachen und nicht als Wertungen empfunden, weil sie aus dem sogenannten „inneren Wissen" oder „Bauchgefühl" herrühren. Unsere Aufgabe als Behandler*innen ist es, unsere Klient*innen dabei zu unterstützen, ihre interozeptiven „Selbstgespräche" zu revidieren und zu verändern.
- Interozeption ist flexibel: Das interozeptive Vokabular kann mit professioneller Hilfe verändert werden, was zu einer nuancierteren Einschätzung innerer Vorgänge und zu einer konstruktiveren Selbstkommunikation führt.

Da sich die Erforschung der Interozeption noch in den Anfängen befindet, herrscht noch keine Einigkeit über das Vokabular. Man weiß noch nicht einmal, woher man weiß, was interozeptiv ist und was nicht. Selbst die Grunddefinition von „Interozeption" – die Wahrnehmung innerer (endogener) Empfindungen, die zur subjektiven Erfahrung des Körperzustandes beitragen – ist noch immer strittig. Häufig wird der Interozeption die Exterozeption gegenübergestellt, d.h. die Wahrnehmung äußerer (exogener) Bereiche. Oberflächlich betrachtet scheint das auch einzuleuchten, doch sobald man „Zustand" definieren will und „innerlich" im Gegensatz zu „äußerlich", wird es schnell kompliziert.

Viele Körperempfindungen könnten einen innerlichen oder äußerlichen Ursprung haben, zum Beispiel Hitze oder Wärme. In einer warmen Umgebung ist mir warm. Habe ich Fieber, empfinde ich sie als heiß. Über die Haut als biologische Schnittstelle zwischen Körper und Außenwelt nimmt man manches als klar außerhalb des Körpers wahr – zum Beispiel eine tröstende Berührung – oder aber im Körperinneren, etwa Schmerz.

In Ermangelung einer klaren Unterscheidung zwischen „innerlich" und „äußerlich" werden in der Forschung manchmal andere Kategorisierungsformen herangezogen, wie etwa die Wahrnehmung über die inneren Organe oder die Haut. Obwohl weiterhin viel über Definitionen, Wahrnehmungsmechanismen und die Verarbeitung interozeptiver Informationen diskutiert wird, ist man sich weitgehend darüber einig, dass Interozeption ein flexibles und leicht reagierendes System bewusster Wahrnehmung ist – mit dem man in der Therapie erfolgreich arbeiten kann.

Dank der Flexibilität des interozeptiven Systems lassen sich Fähigkeiten, die man zum Lernen und zum Überleben benötigt, verbessern. Interozeption macht offen für die

Umwelt und anpassungsfähig an wechselnde Lebensbedingungen. Zugleich wird das System durch diese Beeinflussbarkeit aber auch anfällig für negative Veränderungen durch äußere Faktoren, etwa für eine frühe Traumatisierung, was die Reaktionsweise des Systems auf alltägliche und außerordentliche Umstände nachhaltig erschüttert.

Wie wichtig ein besseres Verständnis der Interozeption ist, zeigt sich an der Menge der Forschungsarbeiten, die sich derzeit in unterschiedlichen Zusammenhängen mit diesem Thema befassen: Schmerz, Emotionen, Angst- und affektive Störungen, Sucht, Sexualität, Nahrungs- und Wasseraufnahme und so weiter – die Liste ist lang. Mit Sicherheit werden wir in den kommenden Jahren noch viel mehr über die vielseitige Rolle der Interozeption erfahren, etwa bezüglich des Gefühls von Sicherheit und Verbundenheit sowie der Resilienz.

Das Thema der Interozeption ist zu differenziert und komplex für unser Buch, soll uns hier jedoch als Rahmen dienen für ein besseres Verständnis der Erfahrungen unserer Klient*innen, vor allem hinsichtlich ihres Gespürs für Sicherheit, das sich nicht nur auf die Gesundheit, sondern auf das ganze Leben auswirkt. Da uns in diesem Kapitel in erster Linie interessiert, wie sie sich aufgrund ihrer interozeptiven Wahrnehmung verhalten und wie sie sich selbst und ihre Beziehungen begreifen, verwenden wir folgende Definition: „Ob etwas interozeptiv ist, hängt einzig davon ab, ob es zur subjektiven Wahrnehmung des körperlichen Zustandes beiträgt" (Ceunen, Vlaeyen & Van Diest 2016).

2.2 Exterozeption

Während Interozeption Informationen über das Innenleben liefert und die Aufmerksamkeit auf die innere Wahrnehmung der eigenen Person richtet, beschäftigt sich das exterozeptive System mit der äußeren Umgebung. Interozeption und Exterozeption haben jedoch vieles gemeinsam. Beide …

- entwickeln sich im Kontext von Umwelt- und sozialen Faktoren,
- tragen zur Wahrnehmung von bestehender und mangelnder Sicherheit bei,
- werden von dem beeinflusst, was man Tag für Tag erlebt,
- fließen in die vorausschauende Bewertung des Erlebten ein,
- beeinflussen die Bedeutung, die Erlebnissen zugeschrieben wird.

Wie die Interozeption zieht auch die Exterozeption ihre Informationen aus verschiedenen Quellen. Doch bei der Exterozeption dienen letztere der Wahrnehmung und Interpretation der Außenwelt, nicht der physischen und psychischen Innenwelt. Die traditionell anerkannten sensorischen Systeme sind: Sehen (visuell), Hören (auditiv),

Schmecken (gustativ), Riechen (olfaktorisch) und Fühlen (taktil) – umgangssprachlich auch „Sinnesorgane“ genannt.

Bei einer gesunden Entwicklung unterstützen die sensorischen Systeme die präzise Wahrnehmung der Umwelt im Zusammenspiel mit anderen Systemen – dem physiologischen, dem sozialen und dem emotionalen –, wodurch das Wahrnehmungssystem integriert funktioniert und den Bedürfnissen der jeweiligen Entwicklungsstufe entspricht. Damit es sich gesund entwickeln kann, braucht das exterozeptive System angemessene Stimuli und Feedback, und damit das Wahrgenommene Sinn ergibt, braucht das Kind die Hilfe von Erwachsenen. Wieder einmal ist es abhängig von seiner sozialen Gruppe, die ihm hilft, die verschiedenen Eindrücke in einen Kontext zu bringen und das Ganze richtig zu erfassen.

Doch wie bei der Interozeption werden die Informationen über die Außenwelt nicht ausschließlich über die Sinnesorgane verarbeitet, auch wenn dies naheliegt. Für ein Gesamturteil über die Innen- und Außenwelt werden weitere Quellen angezapft: der Gleichgewichtssinn (vestibulares System), die Wahrnehmung der eigenen Körperbewegung und der verschiedenen Körperteile in Relation zueinander (propriozeptives System) sowie die Wahrnehmung von Temperatur, Vibration und Schmerz.

Und wieder lässt sich oft nur schwer sagen, ob die Informationen aus dem Innen oder Außen stammen. Manche scheinen äußerlich zu sein, kommen jedoch von innen. So verhält es sich beispielsweise mit der Sehstörung bei einer Migräne oder einem Ohnmachtsanfall. Die äußere Umgebung erscheint trübe oder verschwommen, dabei liegt es am eigenen veränderten Sehvermögen. Oder wenn sich das visuelle System mit dem Sättigungsgefühl überschneidet und beim Anblick von leckerem Essen die mit Sättigung verbundenen Hirnareale aktiviert werden: Dann beeinflussen äußere visuelle Reize, wie befriedigend und sättigend eine Mahlzeit ist (Cornier et al. 2007). Wie bei der Interozeption gehen wir manchmal automatisch davon aus, dass unsere sensorischen Systeme sich einfach von selbst entwickeln und präzise Wahrnehmungen über die Umgebung produzieren, während sie in Wirklichkeit erheblich von Umweltfaktoren beeinflusst werden, beispielsweise von einem Trauma.

Man darf nicht vergessen, dass der Mensch zur Beurteilung seiner Sicherheit nicht ausschließlich auf kognitive Prozesse zurückgreifen kann. Ob er sicher ist oder nicht, erfährt er vielmehr über die ganzheitliche Reaktion seines Körpers. Natürlich kann er seine Außenwelt über bewusstes Denken bewerten, doch, wie bereits gesagt, stammen die meisten Informationen, anhand derer er seine aktuelle Sicherheit beurteilt, aus seinem Inneren.

Nehmen wir als Beispiel einen sehr einfachen Vorgang: Sie gehen durch einen Garten. Dank Ihres wunderbar komplexen Feedbacksystems können Sie Ihre Bewegungen koordinieren, sich im Gleichgewicht halten und – wenn Sie Gärten mögen – sich am Anblick und dem Duft der Blumen erfreuen, Ihre Freude über die schöne Umgebung auch wahrnehmen und mit früheren angenehmen Erfahrungen in Verbindung bringen. Sind Sie jedoch in einem Umfeld aufgewachsen, wo Sie sich draußen nicht sicher fühlten, werden Sie den Garten ganz anders erleben. Statt ihn zu genießen und mit früheren genussvollen Erfahrungen in Verbindung zu bringen, werden Sie ständig auf der Hut sein, Ausschau nach Raubtieren, Feinden oder Alarmsignalen halten und Ihre Umgebung nach potenziellen Gefahren absuchen. So kann auch die Umwelt allgemein sehr unterschiedlich erfahren werden, jeweils abhängig von den verschiedenen Einflüssen auf das interozeptive System und der Interpretation des Einzelnen. Die langfristigen Erfahrungen sowie die Interaktionen zwischen den intero- und exterozeptiven Systemen bestimmen, wie Wahrnehmungen der Umwelt verarbeitet werden.

Wie bei Interozeption können die Methoden und Prozesse zur Erschließung der Außenwelt durch die Stressphysiologie verändert werden. Unter Stress nämlich verbreitet auch ein völlig gesundes Wahrnehmungssystem verzerrte Informationen über die Umgebung. Dann ist vor allem das sympathische Nervensystem am Zuge, denn es macht uns bereit zu handeln, wozu auch gehört, auf eine Gefahr zu reagieren. Es erhöht den Puls und die Atemfrequenz und aktiviert die Muskeln. Weitere vom sympathischen Nervensystem hervorgerufene Umstellungen sind subtiler und kaum zu merken: Man hört und sieht anders und konzentriert sich ganz auf die Wahrnehmung der Umgebung. Die Erkenntnis, dass man in stressigen Situationen, wenn das sympathische System oder Erregungssystem dominiert, anders hört, stammt von Stephen Porges. Veränderungen an den Mittelohrmuskeln bewirken, dass sich das Gehör auf vibrierende Geräusche mit niedrigeren Frequenzen – sogenannte „Raubtier"-Geräusche – einstellt und menschliche Stimmen nicht mehr so gut aus anderen Umweltgeräuschen herausfiltern kann. Doch es ist nicht nur das reine Gehör – auch die Wahrnehmung des Inhalts ist unter Stress anders als sonst: Im Wachsamkeitsmodus ist es schwieriger, das Gehörte zu verstehen (Porges 2004, 2011a, 2011b).

Als Behandler*innen sollten wir uns darüber im Klaren sein, dass unsere Klient*innen die Klimaanlage vor unserem Fenster womöglich besser hören können als unsere Stimme, mit der wir sie zu beruhigen versuchen. In späteren Kapiteln werden wir erläutern, wie die traumatische Stressphysiologie, besonders wenn sie schon in der frühen Kindheit auftritt, die Wahrnehmungs- und Reaktionssysteme sowie die soziale Kontaktfähigkeit von Grund auf ändert. All das hat natürlich auch Einfluss auf unsere klinischen Interventionen.

Die wichtigste Information dieses Kapitels ist für uns Behandler*innen, dass die sensorischen Systeme genau wie die Entwicklungssysteme einem Entstehungsprozess unterworfen und beeinflussbar sind. Idealerweise hatten die sensorischen Systeme die Gelegenheit, sich gesund zu integrieren. Doch vermutlich verfügen nicht alle Klient*innen über eine gesunde Wahrnehmungsgrundstruktur für die korrekte Verarbeitung der Informationen aus der Umwelt. So müssen wir mitunter auf Signale achten, die auf einen „Kalibrierungsfehler“ hinweisen, und gut überlegen, wie wir die Wahrnehmung der Betroffenen vorsichtig und gefahrlos untersuchen können. Eventuell müssen wir unsere klinischen Interventionen an die Veränderungen, die meist mit Entwicklungstraumata zusammenhängen, anpassen (siehe Kapitel 3).

2.3 Neurozeption

„Neurozeption ist, wenn neurale Schaltkreise zwischen gefahrlosen, gefährlichen und lebensgefährlichen Situationen oder Menschen unterscheiden“ (Porges 2004, S. 19), so Stephen Porges, der diesen Begriff geprägt hat. Es ist „ein dynamischer und interaktiver Prozess“, mit dem man auf Anhaltspunkte reagiert, die darauf hinweisen, ob man sich in Sicherheit oder in Gefahr befindet. Gleichzeitig vermittelt man vergleichbare Anhaltspunkte über die eigenen sozialen Interaktionen. Neurozeption bezieht seine Informationen aus Intero- und Exterozeption. Mit einem gesunden, gut entwickelten Sicherheitssystem arbeiten die intero- und exterozeptiven Systeme harmonisch zusammen, die Informationen werden beurteilt und man kann spüren, wann man in Sicherheit ist und wann nicht. Die Fähigkeit, sich in Beziehungen sicher und geborgen zu fühlen, hängt wiederum von den Sozialsystemen ab.

Neurozeption bezieht sich insbesondere auf die neurophysiologischen Prozesse bei der Wahrnehmung von Gefahr und Sicherheit – laut Porges die neuronalen Plattformen, die bestimmte Verhaltensweisen fördern (Porges 2007). Porges legt Wert auf die Differenzierung zwischen den physiologischen Prozessen und dem Verhalten. Dies müssen wir wissen, wenn wir mit Klient*innen arbeiten, deren Wahrnehmungssysteme sie unnötigerweise vor einer vermeintlichen Gefahr warnen. Obwohl eigentlich keine Gefahr besteht, auf die reagiert werden müsste, kann dieser wahrgenommene Mangel an Sicherheit die Verhaltensweisen einer Gefahrenreaktion auslösen. Dies setzt einen sich selbsterfüllenden Prozess in Gang, bei dem andere, an der Interaktion Beteiligte ihrerseits auf das Gefahrenverhalten reagieren. Auf diese Weise wird die Empfindung der mangelnden Sicherheit Wirklichkeit und rechtfertigt die ursprüngliche Reaktion der Betroffenen. So kann ein Klient auf eine als bedrohlich empfundene Situation mit aggressivem Verhalten gegenüber seiner Gesprächspartnerin reagieren. Diese wiederum fühlt sich angegriffen und reagiert daher selbst aggressiv, was dem Klienten bestätigt, dass die Bedrohung echt war. Wenn wir Behandler*innen so reagieren, als ginge es nur ums Verhalten, vernachlässigen wir eine ungemein förderliche

Quelle, aus der unsere Klient*innen schöpfen können: dass sie mit unserer Hilfe ein präziseres neurozeptives System entwickeln und ihr Umfeld sowie ihre sozialen Interaktionen besser justiert erleben.

Der Lernprozess der Bindung findet auf verschiedenen Ebenen statt: sozial, verhaltensmäßig und physiologisch. Da ein Großteil des Verhaltens auf grundlegenden neurophysiologischen Prozessen basiert, fordert Porges schon seit Langem, dass Behandler*innen mit einem psychologischen Fokus auch die hinter dem Verhalten stehenden physiologischen Prozesse verstehen sollten.

Die Entwicklung der Neurozeption kann durch ein Trauma beeinflusst und von einem Entwicklungstrauma grundlegend verändert werden. Klient*innen ohne innere „Sicherheitslandkarte“ sind vornehmlich auf Gefahr eingestellt. Da sie mit gut ausgebildeten Filtern und somatischen Narrativen ausgestattet sind, wissen sie über Gefahr genauestens Bescheid – denn Gefahr ist in ihrem Leben oberstes Gebot –, doch Sicherheit können sie nicht gut erkennen, weder innerhalb ihrer eigenen interozeptiven Selbstkommunikation noch in der Wahrnehmung ihrer Außenwelt. Wessen Waage auf Gefahr geeicht ist, wird sich gewiss bedroht fühlen. Der Referenzrahmen wird so radikal verändert, dass die Informationen, die Sicherheit signalisieren, abgetan oder ignoriert werden. Aber wie soll man Sicherheit erkennen, wenn man sie gar nicht wahrnehmen kann? Um diese fehlerhafte Neurozeption wird es im nächsten Kapitel ausführlicher gehen.

Eine gesunde Neurozeption erfordert die *Unterscheidung* zwischen Gefahr und Sicherheit. *Beides* muss wahrgenommen werden. Die Unterscheidung lernt man, indem man (1) sich auf sein Gespür für Sicherheit verlassen kann; (2) Menschen um sich hat, die sich liebevoll um einen kümmern und bei der Regulation der eigenen Reaktionen und der kontextbezogenen Interpretation von Umweltsignalen helfen; und (3) kohärentes Feedback aus der sozialen Gruppe über die Beurteilung von Erfahrungen bekommt. Diese drei Elemente zusammen fördern die Entwicklung der notwendigen und gesunden neuronalen Plattformen, die bei der neurophysiologischen Unterscheidung zwischen Gefahr und Sicherheit helfen.

> Kate machte Urlaub auf Hawaii. Sie wohnte in einem großen Hotel in Strandnähe. In der Nacht kam ein heftiger Sturm auf. Das Hotel schwankte leicht. Da Kate aus dem häufig von Erdbeben erschütterten Kalifornien stammte, hatte ihre Neurozeption ein „Wissen“ um die Verbindung zwischen schwankenden Häusern und Erdbeben entwickelt. Von Kind auf hatte sie – von ihrer Familie und auch in der Schule – gelernt, dass sie beim ersten Beben unverzüglich handeln und sich an einen sicheren Ort begeben musste. Jetzt rüttelte der Sturm an den Fenstern und jedes Mal, wenn sie davon hochschreckte, reagierte ihre Physiologie wie bei einem Erdbeben auf die – gar zu – vertrauten Bewegungen des Gebäudes. Sie redete sich selbst gut zu, es sei

nichts Lebensbedrohliches, sondern nur der Wind, brauchte jedoch eine ganze Weile, um sich wieder zu fassen.

Kate erlebte die Situation nach dem Muster des abgespeicherten Kontextes in ihrem Gedächtnis – ein Lernprozess, der Teil des neurozeptiven Systems ist. Sie hatte das Training ihrer frühen Kindheit derart verinnerlicht, dass es ihre Vernunft außer Kraft setzte. Immerhin hatte sie Zugriff auf ihr logisches Denken und konnte so den Entsetzen auslösenden neurozeptiven Prozess beruhigen. Ohne die früheren Erfahrungen mit der potenziellen Gefahr eines Erdbebens hätte sie trotz der gleichen äußeren Indizien anders auf den Sturm reagiert. Ihre Vorerfahrungen aktivierten bei ihr einen teilweise unbewussten Prozess, der unter den gegebenen Umständen so irreführend wie unnötig war.

Kontextuelles Lernen erfolgt in mehreren Gehirnarealen, unter anderem auch in der Amygdala. Obwohl diese in beiden Gehirnhälften vorhanden ist – mit unterschiedlichen Funktionen –, sprechen wir meist von ihr, als handle es sich um eine Einheit. Ihr Aufgabenbereich ist recht vielseitig, doch nur zwei sind hier relevant: Erstens spielt die Amygdala eine Rolle beim emotionalen Lernen und Gedächtnis und zweitens bei der Angstkonditionierung. Und damit ist sie sowohl auf der physiologischen Ebene als auch auf der des Verhaltens involviert (LeDoux 2015; Levine 2015).

Informationen über emotionale Erlebnisse werden mithilfe der Amygdala gelernt und im Gedächtnis gespeichert. Dies erfolgt meist implizit, d.h., wir merken nicht, was wir gerade lernen. (Explizites Lernen und Erinnern erfolgt – wie der Begriff andeutet – bewusst und geschieht über den Hippocampus.) Die Rolle der Amygdala bei Angst und Gefahr kennen wir am besten, doch da sie vermutlich die emotionale Bedeutung von Außenreizen bewertet (LeDoux 2015), ist sie auch beim Belohnungslernen und bei der Motivation sowie bei der Modulation der Aufmerksamkeit und der Wahrnehmung aktiv.

Interessanterweise wird sie von starken Emotionen dazu provoziert, dem Hippocampus zu signalisieren, dass er dem jeweiligen Erlebnis einen höheren „Wert" beimisst, worauf es im Gedächtnis einen größeren Eindruck hinterlässt (LeDoux 2015). Vor allem stark emotional besetzte Kindheitserfahrungen kumulieren zu Erinnerungen, die ihrerseits beeinflussen, wie man später auf ähnliche Erlebnisse reagiert. In der operanten Konditionierung bzw. der Angstkonditionierung lernt der Mensch das Prognostizieren von Widrigkeiten (siehe oben, die Angst vor Erdbeben) und das Unterscheiden von Reizen, die auf wahrscheinliche Gefahren und Unannehmlichkeiten hinweisen. Je nachdem, was ihm seine soziale Gruppe vermittelt hat, kann er mithilfe des von der Amygdala unterstützten kontextuellen Lernens den mannigfaltigen Informationen aus der Umwelt Wertigkeit, Bedeutung und Wichtigkeit zuschreiben und sie schneller in Kategorien einteilen: sicher/nicht sicher, Nahrung/keine Nahrung, Freund/kein Freund. Wird eine Information nicht erkannt oder falsch interpretiert, muss man sich auf andere sensorische Bewertungssysteme verlegen und reagiert dementsprechend. Ein klassisches Beispiel: Da ist etwas, das aussieht wie eine Schlange (gefährlich!), aber auch ein Stock (ungefährlich) sein könnte. Um endgültig zu entscheiden, ob das Objekt bedrohlich ist oder nicht, brauche ich mehr Informationen aus den sensorischen Systemen. Bewegt es sich? Hat es einen Kopf? Gibt es in dieser Gegend überhaupt Schlangen?

Während die zusätzlichen Informationen noch durchforstet werden, macht die Neurozeption sich auf der Basis früherer Erfahrungen schon ein Bild von der Situation und ordnet geschwind an, wie auf die vorläufige Beurteilung zu reagieren ist. Hatte ich in der Vergangenheit schon einmal mit gefährlichen Schlangen zu tun, reagiere ich physiologisch mit mehr Dringlichkeit und stärkerer Erregung. Ohne das bewusst entschieden zu haben, weiche ich womöglich zurück – *nur für den Fall*, dass es sich um eine Schlange handelt. Denn wenn es ums Überleben geht, kann man nicht riskieren, untätig zu bleiben. Die Neurozeption signalisiert, dass eine Gefahr durchaus möglich ist, und provoziert eine Reaktion.

Hat sich die Physiologie gesund entwickelt und weisen zusätzliche Informationen darauf hin, dass es sich um einen Stock und nicht um eine Schlange handelt, dann wird die Überlebensreaktion deaktiviert und die Umgebung wieder neutraler wahrgenommen. Wer jedoch in der Stadt aufgewachsen ist, ohne jemals eine lebende Schlange zu Gesicht zu bekommen, und nun durch eine Einkaufspassage geht, kommt nicht auf die Vermutung, dass es sich um eine Schlange handeln könnte, tendiert also nicht zu der vordem beschriebenen Gefahrenreaktion, sondern fragt sich eher neugierig, wie denn wohl dieser Stock dorthin gekommen sein mag. Das neurozeptive System deutet darauf hin, dass die Wahrscheinlichkeit einer Bedrohung bei diesem Reiz gering ist, weshalb die Überlebensstrategie erst gar nicht bemüht wird. An diesem Beispiel können wir sehen: Die Interpretation von Signalen und die darauf folgende Reaktion hängen wesentlich von den Erinnerungen an ähnliche Begebenheiten ab – wenn es denn welche gab.

Gesunde Neurozeption entwickelt sich im Kontext eines gesunden Soziallebens. Die soziale Gruppe – Familie, Freundeskreis, Spielgefährten – übermitteln dem Kind viele Daten, denen es entnehmen kann, was sicher ist und was nicht. Durch ihr Vorbild lernt es, die Informationen richtig einzuordnen und darauf zu reagieren. Wenn diese Unterstützung und Unterweisung fehlen, wenn von der sozialen Gruppe sogar Gefahr ausgeht oder sie nicht davor schützt, wird sich die Neurozeption kaum gesund entwickeln. So stellt sie sich bei vielen Klient*innen (siehe Kapitel 3) fast komplett auf die Wahrnehmung von Gefahr ein – als ob überall Schlangen lauerten. Was sie also brauchen, ist unsere Hilfe bei der Entwicklung eines ausgewogeneren neurozeptiven Systems zur Wahrnehmung von Sicherheit.

2.4 Die Entstehung von Narrativen

Das somatische, körperorientierte Narrativ handelt von Sicherheit, Gefahr, Verbundenheit, bewusster Selbstwahrnehmung und der sinnvollen Einordnung des Geschehens und erhält seine Gestalt in der frühen Kindheit. Da das Gehirn in dieser Phase noch nicht voll entwickelt und der Mensch noch kein kognitives, sondern ein rein somatisches Wesen ist, werden Erinnerungen nicht so abgespeichert wie später im Erwachsenenalter, wo man sich Vergangenes dadurch zu erklären versucht, indem man es so gut wie irgend möglich rekonstruiert und zu einer Geschichte formuliert. Dieses neue Narrativ des reiferen Denkvermögens überschreibt die früheren Erlebnisse, die größtenteils unbemerkt in das rein somatische Narrativ eingeflossen sind und auf recht primitiven Informationen aus der Innen- und Außenwelt des Babys stammen: *Habe ich Hunger? Ist mir kalt? Ist der Mensch, der sich um mich kümmert, in meiner Nähe?* Mit zunehmendem Alter und Reifegrad kann in Zusammenhängen gedacht werden, sodass die Empfindungen und Wahrnehmungen Sinn ergeben: *Ich habe Hunger. Da kommt Mami. Sie lächelt und hat eine Flasche in der Hand. Das heißt, sie wird mich gleich füttern und ich brauche nicht nervös zu werden.* Tatsächlich müssen der Sinn für Zusammenhänge und das entstehende Narrativ erst einmal kalibriert werden, und zwar innerhalb des Bindungssystems der Beziehungen. Aus diesem bilden sich dann allmählich die intero-, extero- und neurozeptiven Systeme, auf deren Informationen zukünftige Reaktionen und Entscheidungen basieren. Für das ursprüngliche Narrativ entwickelt das Baby ein somatisches Vokabular, das sich meist auf seine Erfahrungen mit anderen Menschen bezieht, insbesondere aber auf diejenigen, von denen es betreut wird. Verläuft dieser Prozess gut, dann stimmt das Narrativ im Großen und Ganzen mit der Realität überein und umfasst unterschiedliche Informationen, die denen der Neurozeption ähneln: sicher/nicht sicher, angenehm/nicht angenehm, freudige Erregung/gefährliche Aufregung.

So bekommt das Kind einen Bezugsrahmen, an dem es sich ausrichten kann, um zu wissen, wann es in Sicherheit oder in Gefahr ist, wann etwas Spaß macht und wann es sich gemeinsam mit anderen freut. Es lernt seine Gefühle besser kennen und versteht, woher sie kommen und wie sie sich abzeichnen: in ihm selbst, in seiner sozialen Gruppe, in seiner Umwelt. So ist das Gefühl der Sicherheit verinnerlichtes Wissen: *Mir ist warm. Ich bin satt. Ich werde durch eine sanfte Berührung getröstet. Jemand spielt behutsam mit mir, ohne mir Angst zu machen. Hier, wo ich liege, ist es still und das Licht ist angenehm.* All dies vermittelt: Ich bin in Sicherheit. Und mit der Zeit werden auch komplexere Vorgänge verstanden.

Jeder Mensch hat für die Interpretation von Erlebnissen sein eigenes Narrativ, das sich von allen anderen unterscheidet. Selbst wenn man dasselbe erlebt hat – kein Narrativ gleicht dem anderen. Es gründet sich auf frühen Kindheitserlebnissen, die (hoffentlich) zu einer nuancierten und breit gefächerten somatischen Sprache befähigen. Zu diesem somatischen Narrativ gesellen sich mit fortschreitender Entwicklung immer mehr kognitiv ausgereifte Narrative hinzu. Ungesunde Erfahrungen hingegen verhindern die vollständige Ausbildung der somatischen Sprache. Sie verwirren das Vokabular und beeinträchtigen die Interpretationsfähigkeit, sodass die meisten Situationen argwöhnisch betrachtet und als potenziell bedrohlich empfunden werden. Dies verringert die Chance auf Verbundenheit und Erfolg und setzt einen schwer zu durchbrechenden Kreislauf in Gang. Daher dürfen therapeutische Interventionen nicht allein auf das soziale, emotionale und verhaltensmäßige Ich fokussieren, sondern müssen immer auch dem Bedürfnis nach einer Korrektur des tief verborgenen somatischen und physiologischen Ichs Rechnung tragen. Die Rolle des Narrativs ist so entscheidend für die Heilung des Entwicklungstraumas, dass wir ihm ein ganzes Kapitel gewidmet haben (siehe Kapitel 8).

3 | Wenn es nicht glatt läuft

Leider verläuft die Entwicklung manchmal auch schief. In diesem Kapitel werden wir in chronologischer Reihenfolge erläutern, wie es dazu kommen kann, dass in der Kindheit kein Fundament für eine gesunde Entwicklung gelegt wird. Zum Glück ist ja überwiegend das Gegenteil der Fall. Meistens werden die Kinder ausreichend, d.h. „gut genug", versorgt: Sie fühlen sich geborgen, bilden sichere Bindungen und werden nicht traumatisiert.

Zwar führt eine ausreichende Fürsorge nicht zwangsläufig auch zur Resilienz, doch stärken die grundsteinlegenden Elemente des Bindungssystems durchaus Faktoren, die bei Resilienz eine Rolle spielen, wie beispielsweise die gesunde Entwicklung des Gehirns, die Bewältigung zumutbarer Belastungen sowie das Gefühl der Zugehörigkeit (Shonkoff et al. 2015).

Dass bei manchen Forschungsarbeiten der von einem Entwicklungstrauma betroffene Anteil der Bevölkerung bei 7–12% liegt, während bei anderen Studien mehr als 60 % der Befragten angeben, als Kind in irgendeiner Weise misshandelt worden zu sein (Felitti et al. 1998), deutet auf eine Bandbreite an Erfahrungen hin, eine Art Grauzone, in der Menschen die Schwelle zum klar definierten Entwicklungstraumas zwar nicht überschreiten, aber trotzdem nicht resilient sind oder unter bleibenden Folgen leiden.

Des Weiteren kann man daran erkennen, dass viele Menschen Hilfe brauchen, jedoch nicht ausreichend versorgt werden, was auch an den komplexen und diffusen Symptomen liegt, die sowohl physische als auch psychische und emotionale Probleme umfassen. Erfolgt die Traumatisierung in der Phase, in der die Entwicklung am schnellsten voranschreitet, wirkt sie sich auf allen Seinsebenen aus und prägt den Menschen auf einmalige Art und Weise. Die daraus folgenden Symptome lassen sich daher nicht so einfach einer einzigen Kategorie zuordnen, wie etwa Sucht-, Zwangs- oder Angststörungen. Offensichtlich sind sie so tief verwurzelt, dass sie zu einer verborgenen Gewohnheit werden. Die Betroffenen haben ihre Probleme schließlich akzeptiert und sagen sich: „So ist das Leben nun einmal" oder: „Ich bin halt so".

Nun stellt man sich ein Trauma meist als etwas Einmaliges, Außergewöhnliches und Entsetzliches vor, wie zum Beispiel ein Autounfall, ein Verbrechen mit Körperverletzung oder ein tragisches Unglück. Doch auch so landläufige Vorkommnisse wie eine Scheidung, ein Todesfall in der Familie oder eine Operation können eine traumatische Belastungsreaktion verursachen. Der medizinische Begriff „Schocktrauma", der eigentlich bei traumatischen Verletzungen verwendet wird, unterscheidet ein mit spezifischen belastenden – singulären – Ereignissen verbundenes Trauma von eher chronischen traumatischen Zuständen, wie zum Beispiel die ständige Misshandlung. Das Schocktrauma ist sozusagen eine Teilgruppe der „psychischen Traumata". Vor einigen Jahren kam ein weiterer Begriff hinzu: das Entwicklungstrauma (D'Andrea et al. 2012).

Das Entwicklungstrauma unterscheidet sich vom Schocktrauma – beziehungsweise dem allgemeineren Psychotrauma – dahingehend, dass es in den ersten drei Lebensjahren geschieht. Manchmal wird dieser Zeitrahmen jedoch auf vier oder fünf Jahre erweitert (Perry 2006). Erlebnisse, die als traumatisch eingeordnet werden, können die Gesamtentwicklung unterbinden. Wie wir aus der Forschung wissen, wird man bei einem Kind, das zu Hause schwer misshandelt wurde, wahrscheinlich ein kleineres Gehirn, eine langsamere motorische Entwicklung und einen niedrigeren IQ feststellen als bei einem Kind aus einem gesunden Umfeld (Perry 2004a). So ist ein schwer traumatisiertes fünfjähriges Kind oft so unterentwickelt, dass es sich auf der Funktionsstufe eines viel jüngeren Kindes befindet. Der häufigste Grund für das Entwicklungstrauma lässt sich wie folgt in einfachen Worten zusammenfassen: Als ich klein war, ist etwas Schlimmes passiert, und die, die sich eigentlich um mich hätten kümmern und mir in dieser Situation helfen sollen, haben mich im Stich gelassen.

Die „Adverse Childhood Experiences (ACE) Study", auf die wir in Kapitel 6 noch näher eingehen werden, hat gezeigt, welch gravierende Folgen Kinder davontragen, die in ihrem Umfeld und in ihrer Familie bestimmten Belastungen ausgesetzt sind. Bei ihnen besteht zum Beispiel ein erhöhtes Risiko, im Erwachsenenalter zu erkranken, vor allem an Diabetes, Herzerkrankungen und Asthma – alles Erkrankungen, die hier mit Vernachlässigung und Missbrauch in der Kindheit korrelieren. Die bahnbrechende ACE-Studie ist äußerst wichtig für unser Verständnis des Entwicklungstraumas, aber auch darüber hinaus. Es ist ein weites Feld, das es noch zu entdecken gilt.

In diesem Kapitel stellen wir einige der Folgen vor, die ein Entwicklungstrauma hinterlässt. Dazu gehört beispielsweise die Traumatisierung früherer Generationen mit epigenetischer Wirkung auf die Gesundheit und das Wohlbefinden der Nachfolgegeneration. Dazu muss man wissen, dass sich das Trauma nicht vorrangig über das subjektive Narrativ bzw. die Traumageschichte der Patienten offenbaren muss. Es gibt sowohl unbewusste transgenerationale Folgen als auch Fälle, wo die Betroffenen nicht wissen, dass ihre Erfahrungen traumatisch sind, und sie daher für normal halten.

Wie die gesunde Entwicklung sich langfristig auf der physischen, psychischen, emotionalen und geistigen Ebene auswirkt, so hat auch die ungesunde Entwicklung Folgen für mehrere Aspekte und Schichten des Ichs. Für einige Menschen ist dieser Einfluss so tief greifend, dass sie unter Stress sensibler und weniger resilient reagieren. In diesem und auch in den folgenden Kapiteln geht es nicht nur um die Folgen des Entwicklungstraumas, sondern auch darum, ein Verständnis für seine komplexe

Dynamik zu vermitteln und seine vielschichtigen Verkleidungen aufzudecken, hinter denen es sich häufig versteckt.

3.1 Epigenetik

Manche Klienten, die zu uns in die Praxis kommen, weisen sämtliche bekannten Zeichen und Symptome eines Entwicklungstraumas auf, sind sich jedoch keiner schwierigen Kindheit bewusst. Es habe keine besonderen Vorkommnisse gegeben, weder während der Schwangerschaft noch nach der Geburt. Woher kommen also die Zeichen und Symptome eines frühen Traumas?

Eine mögliche Erklärung stammt aus der Epigenetik. *Epi* bedeutet „dazu" oder „außerdem", d.h. nicht die zugrunde liegende DNA-Sequenz verändert sich, sondern die Gen*expression*, d.h. die Art, wie das Gen zum Ausdruck kommt. Wie an einer Konsole bestimmte Knöpfe gedrückt werden, so bestimmt der epigentische Einfluss, welche Gene angeschaltet sind und welche nicht. „Epigenetik" bezieht sich auf die Untersuchung äußerer Umweltfaktoren, die über dieses Schaltpult gesteuerte Funktionen – wie etwa die DNA-Methylierung – modifizieren und die Art beeinflussen, wie Zellen die DNA-Sequenz lesen. Des Weiteren bezieht sich der Begriff auf die Folgen dieser Veränderungen. In Forschungsarbeiten untersucht man, wie die Ausprägung der genetischen Anlagen durch äußere Reize und Belastungen beeinflusst oder modifiziert werden kann. Diese epigentischen Veränderungen können über mehrere Zellteilungen und die gesamte Lebensdauer der Zelle hinweg bestehen bleiben und sogar mehrere Generationen eines Familienzweiges überleben.

Eine neue Forschungsrichtung will mehr darüber herausfinden, wie diese Veränderungen durch die Umwelt sowie durch zellulare und biologische Mechanismen zustande kommen. Obwohl wir diese Prozesse noch nicht ganz verstehen, wissen wir immerhin, dass ein frühes Kindheitstrauma zu den Faktoren zählt, die epigenetische Veränderungen bewirken. Diese können zudem das Erbgut und die genetische Entwicklung der Folgegenerationen beeinflussen (Elsevier 2016; Kellermann 2013; Yehuda & Bierer 2007; Yehuda et al. 2016).

So bekommen Kinder von Überlebenden der Shoah zum Beispiel wahrscheinlich eher eine Posttraumatische Belastungsstörung (PTBS), eine affektive Störung oder eine Angststörung, unabhängig davon, ob sie selbst ein Trauma erlebt haben oder nicht (Yehuda et al. 1998). Damit deckt die Epigenetik „latente" Ursachen für Entwicklungsstörungen auf, unter denen Klient*innen leiden, die keine zu ihren Symptomen passende Traumageschichte aufweisen. Dies ist eine von mehreren Möglichkeiten, wie sich ein transgenerationales Trauma manifestieren kann.

Wie gesagt, beweist die ACE-Studie, dass Menschen, die in der Kindheit vernachlässigt und misshandelt wurden, weitaus anfälliger für Erkrankungen sind und bei ihnen ein erhöhtes Risiko für einen frühzeitigen Tod besteht. Kinder von Shoah-Überlebenden, Missbrauchsopfern, Flüchtlingen oder anderweitig Traumatisierten sind anfälliger für PTBS oder Angststörungen. Kinder, die das Trauma ihrer Eltern „erben" und dazu noch selbst traumatisiert werden, leiden sozusagen unter einer Art Doppelpacktrauma mit verschiedenen Symptomen, die sich mischen, einander widersprechen und zu Komplikationen führen. Der Brocken, den sie vor sich haben, und den sie durcharbeiten und entwirren müssen, ist wohl größer, als sie je gedacht haben.

Auch laufenden Forschungsarbeiten zufolge sind Kinder anfälliger für epigenetische Folgen, wenn ihre Eltern Kriegsveteranen, Überlebende eines Kriegstraumas, Flüchtlinge oder Folteropfer waren, als Kind sexuell missbraucht wurden oder eine PTBS haben (Zerach 2016). Die Übertragung epigenetischer Veränderungen scheint nicht bei der ersten Folgegeneration aufzuhören, sondern sich bei den Enkeln und Urenkeln fortzusetzen.

Untersuchungen an Tieren haben bereits gezeigt, dass die häufig auch als Stressachse bezeichnete Hypothalamus-Hypophysen-Nebennierenrinden-Achse (HHN) bereits vor der Geburt direkt von innerem Stress beeinflusst wird, mit dem die Mutter während der Schwangerschaft auf Belastungen reagiert. (Das Zusammenspiel zwischen dem Hypothalamus und zwei Hormondrüsen – der Hypophyse und der Nebenniere – bildet das wichtige Neuroendokrine System, das nicht nur die Stressreaktion steuert, sondern auch Körperprozesse wie Verdauung, Immunabwehr, Sexualität, emotionale Stimmung und Energiehaushalt.) So stellte Haley Peckham 2013 epigenetisch übertragene Veränderungen in der HHN-Achse von Mäusen fest. Wurden die Weibchen zu Anfang der Schwangerschaft leichtem Stress ausgesetzt, war bei den ausgewachsenen männlichen Nachkommen im Vergleich zu Mäusen, deren Mütter keinen pränatalen Stress erlebt hatten, die Konzentration von Stress aktivierenden Botenstoffen wie z.B. Corticoliberin erhöht, die Anzahl der Rezeptoren, die die Stressachse regulieren, jedoch niedriger. Außerdem entsprach ihr Verhalten dem einer typischen Depression. Bei Menschen wiederum ist mütterlicher Stress mit Frühgeburt und einem niedrigen Geburtsgewicht des Kindes verbunden (Duncan, Mansour, & Rees 2015; Wadhwa et al. 2011). Auch postnataler Stress korrespondiert mit bleibenden epigenetischen Veränderungen, die die Reaktivität der HHN-Achse verändern. So korrelierte bei einer Untersuchung an Menschen die Erfahrung von Trauma und Vernachlässigung mit Veränderungen der Genexpression (Peckham 2013).

Menschen sind nach der Geburt sehr lange von Betreuung abhängig, und entsprechend lange dauert auch die Entwicklung des Gehirns. In den ersten drei Lebensjahren geht sie rasch voran, es entsteht ein Überschuss an Synapsen (Huttenlocher 1979; Huttenlocher et al. 1982). Die Umgebung wird aufmerksamer wahrgenommen, infolgedessen ist der Außeninput größer und löst mehr Reaktionen aus. Im Anschluss an diese Phase der beschleunigten „Erfassung" des Erlebten und Erlernten beginnt das Gehirn mit dem Ausbau seiner Strukturen und Funktionen, es festigt die Nervenbahnen, die ihm wichtig sind, und kappt überflüssig gewordene Synapsen (Huttenlocher et al. 1982; Huttenlocher & de Courten 1987; Huttenlocher & Dabholkar 1997). Diese Selbstumformungsfähigkeit wird als Plastizität bezeichnet.

Die Plastizität des Gehirns befähigt uns Menschen schneller zur Anpassung an die Umwelt als Gene allein. Im Fall einer gesunden Entwicklung ist dies eine gute Nachricht, da wir direkt in Reaktion auf den Input und die Anforderungen von außen heranwachsen und uns entsprechend verändern können. Andererseits sind wir so aber auch anfälliger für gravierenden Stress. Dessen Folgen können die Genexpression derart verändern, dass wir eher erkranken, uns beispielweise ein Herzleiden zuziehen, als dies sonst der Fall gewesen wäre (mehr dazu in Kapitel 6). Plastizität hat noch einen Vorteil: Neu ausgerichtete Nervenbahnen können die Heilung von Traumafolgen bewirken. So waren Rattenbabys, die mit einer Tendenz zu Ängstlichkeit herangezüchtet wurden, nicht mehr ängstlich, wenn sie mit besonders kompetenten Rattenmüttern zusammenkamen (Weaver et al. 2004).

Peckhams Forschungsarbeit aus dem Jahr 2013 zeigt außerdem, dass eine wechselseitig bereicherte Umwelt – d.h. eine Umwelt mit verschiedenen nicht bedrohlichen physischen und mentalen Herausforderungen wie Spielzeugen, Laufrädern und Spielgefährten – eine andere und positive Genexpression anregen kann. Aus der klinischen Erfahrung der Autorin und den von ihr gesammelten Einzelberichten haben wir wichtige Informationen erhalten, die darauf hinweisen, dass sich die Gesundheit noch im Alter drastisch verbessern kann, wenn man sich mit den Folgen traumatischer Belastungen auseinandersetzt. Diese Sichtweise wird von der Resilienzforschung bestätigt (Ong, Bergeman & Boker 2009).

Epigenetik unterstreicht, wie wichtig die gründliche Aufarbeitung der Geschichte unserer Klient*innen ist, und liefert diesen manchmal das fehlende Teil im Puzzle, wenn sie zwar unter den Symptomen eines Traumas leiden, selbst aber keines erlitten haben. Aus diesem Grund müssen wir uns über die üblichen Fragen und Tests hinauswagen und zum Wohle aller nicht nur die Vorkommnisse, die die Klient*innen selbst erlebt haben, in Betracht ziehen, sondern auch die Vergangenheit ihrer Bezugspersonen. Was ist ihren Eltern und Großeltern widerfahren und beeinflusst deren Verhalten und Symptome in der Gegenwart? Die Beschäftigung mit der weiter zurückliegenden

Geschichte bewirkt, dass die Behandlung potenziell besser anschlägt und die Verbesserung auch beständig bleibt.

3.2 Pränatales und perinatales Trauma

Dass sich die Erfahrung voriger Generationen überträgt, ist hinreichend bekannt, doch manchmal wird vergessen, dass das, was Mutter und Fötus während der Schwangerschaft erleben, genauso stark prägen kann (siehe die oben erwähnte Forschungsarbeit über gestresste schwangere Frauen). Auf diese prägenden Momente in der Entwicklung des Fötus wollen wir nun zum besseren Verständnis des prä- und perinatalen Traumas näher eingehen.

Während der ersten Schwangerschaftswochen entsteht der Hirnstamm (auch Überlebens- oder Reptiliengehirn genannt), das Areal, das gleich nach der Geburt für überlebenswichtige Körperfunktionen zuständig ist, unter anderem die Atmung und den Herzschlag. Im Gehirn des Embryos wächst als Erstes das Neuralrohr. Nach ca. zwei Wochen bildet sich die Neuralplatte, eine spezielle Zellschicht, die sich biegsam wie ein Omelette allmählich zusammenfaltet. Daraus entstehen wulstartige Gebilde, deren Enden etwa am 28. Tag vollkommen zu Röhren zusammenwachsen. Diese formen sich im Laufe eines kontinuierlichen Veränderungsprozesses zu Gehirn und Rückenmark.

Im Rückenmark entwickeln sich wahrscheinlich in der siebten Woche nach der Empfängnis die ersten Neuronen und Synapsen. Davon angeregt beginnt der Fötus, sich zu bewegen, was wiederum den sensorischen Input und die Weiterentwicklung des Gehirns aktiviert. Die Bewegungen sind allerdigs noch schwach und zufällig und werden erst allmählich kräftiger und gezielter. Zu diesem Zeitpunkt sind der Fötus und seine Bewegungen so klein und zart, dass die Mutter sie kaum wahrnimmt, obwohl die Veränderungen in ihrem Körper bemerkenswert und beachtlich sind.

Im zweiten Drittel der Gehirnentwicklung formen sich Gyri und Sulci, die typischen Windungen und Furchen an der Gehirnoberfläche. Um die Nervenzellen bildet sich Myelin, eine fetthaltige, elektrisch isolierende Membran, die die Informationsübertragung beschleunigt; dieser Prozess dauert bis in die Adoleszenz hinein. Reflexe treten in den Vordergrund, die die Atmung und die Reaktion auf Außenreize beeinflussen. Bis zum dritten Lebensjahr entsteht ein Überschuss an Synapsen, wodurch das Gehirn Neues leichter aufnehmen und verarbeiten kann – eine Phase, die von erheblicher Bedeutung für den Lernprozess ist.

Da Gehirn und Nervensystem während der Schwangerschaft noch im Werden begriffen sind, sind sie sehr anfällig, sodass jede Störung den Entwicklungsverlauf radikal verändern kann. Laut Bruce Perry von der ChildTrauma Academy in Houston kann eine Verletzung in der Schwangerschaft und den ersten drei Lebensjahren, der Phase also, in der sich der Hirnstamm entwickelt, den Entwicklungsverlauf des gesamten Gehirns, der inneren Organe und einen Großteil des Körpers zum Erliegen bringen (Perry 2009). Dies sei die Phase, in der das denkende Hirn sozusagen angeschlossen wird. Perry sieht drei Gefahren für die normale neurologische Entwicklung: ein vorgeburtliches (intrauterines) Trauma, ein nachgeburtliches Bindungstrauma und andere postnatale Traumata (Perry 2009).

Zu den häufigsten Ursachen für ein intrauterines Trauma gehören mütterlicher Stress und Angst, was mit einem erhöhten Risiko für Fehl-, Früh- und Totgeburten sowie ein niedriges Körpergewicht bei Geburt verbunden ist. Von einem intrauterinen Trauma betroffene Säuglinge sind meist schwieriger zu trösten und beruhigen sich nach kleinen Irritationen nicht so schnell wieder. Im Allgemeinen reagieren sie schneller, sind sensibler bzw. launischer, was sich negativ auf die mentale Entwicklung auswirkt. Bei Jungen zeigt sich dies eher als Hyperaktivität, bei Mädchen in Form von Verhaltensproblemen. Beide – Jungen wie Mädchen – haben mehr emotionale Probleme (Perry et al. 1995).

Abhängig von der Schwere des Traumas scheint es eine direkte Verbindung zu später auftretenden psychischen Erkrankungen wie Schizophrenie und schweren Depressionen zu geben. Manche Forschungsarbeiten deuten darauf hin, dass leichter bis moderater Stress während der Schwangerschaft einen eher positiven Einfluss auf den Säugling ausübt, etwa in Form einer besseren motorischen Entwicklung und einem robusteren Immunsystem, wohingegen der Einfluss von starkem Stress eher negativ sei (DiPietro 2004). Der Grat zwischen moderat und stark ist natürlich recht schmal, daher passen die allgemeinen Definitionen aus der Perspektive der wissenschaftlichen Forschung nicht auf jede einzelne Schwangerschaft.

Bei starken Belastungen werden zur Vorbereitung auf eine Gefahrenreaktion Stresshormone wie Kortisol, Adrenalin und Noradrenalin abgesondert. Steht die Mutter während der Schwangerschaft ständig unter Stress, übertragen sich die Hormone mit negativer Wirkung auf den Fötus und beeinträchtigen dessen Entwicklung.

Dass mütterlicher Stress mit langfristigen Folgen für das Kind verbunden ist, gilt als weithin bekannt. Am gravierendsten sind die Folgen für die Entwicklung des Gehirns, doch das Spektrum der Folgen ist groß: Allergien und Asthma, verminderte Versorgung mit Sauerstoff und anderen für die normale Entwicklung des Fötus wichtigen Nährstoffen, erhöhte Ausschüttung von CRH (Corticotropin-releasing Hormone) in der Placenta, was wiederum die Stressreaktion des Fötus verstärkt. „Frühe

Widrigkeiten prägen die Stressneurobiologie, führen zu Störungen bei der Regulierung endokriner und autonomer Prozesse (z.B. die Hypothalamus-Hypophysen-Nebennierenrinden-[HHN]-Achse und das Sympathiko-adreno-medullare System) … Säuglinge von Müttern mit pränatal programmierten biobehavioralen Stressfolgeerscheinungen können daher biologische Schwachstellen erben, die die Reaktionsweise auf spätere Herausforderungen modifizieren“ (Wright & Bosquet Enlow 2008, S. 535).

Nicht wenige Forschungsarbeiten deuten darauf hin, dass ein hohes Maß an Stress die Fähigkeit zu vernünftigem Denken und logischer Entscheidungsfindung behindert (Porges 1995). Dies kann beispielsweise dazu führen, dass eine Mutter sich für eine ungesunde Ernährungsweise entscheidet und noch dazu raucht oder sich anderweitig riskant verhält, was den Fötus negativ beeinflusst. Da Stress auch das Schlafverhalten beeinträchtigt, sind Frauen dann auch schneller von den für die Schwangerschaft typischen Schwierigkeiten überfordert. Dazu gehören etwa die hormonalen und körperlichen Veränderungen, aber auch Zeitplanung und Organisation der Geburtsvorbereitung. Eine ungute Spirale wird so in Gang gesetzt: Die Belastung erzeugt mehr Stress für Mutter und Fötus und blockiert gleichzeitig den Weg zu potenziell hilfreichen Schwangerschaftsvorsorgemaßnahmen. Diese neuen Erkenntnisse in Bezug auf die fötale Entwicklung haben das Verständnis massiv verändert, nicht nur in Bezug auf den Prozess selbst, sondern auch auf dessen Komplexität. „Einer der großen Irrtümer in der Wissenschaft ist der, dass vor der Geburt alles genetisch und danach alles erlernt sei. Dies ist nicht der Fall“, schreibt Allan Schore (2013). Das Gehirn eines zehn Monate alten Säuglings enthalte mehr genetisches Material als bei der Geburt.

Perry und Schore sind sich darin einig, dass von allen Hirnarealen nur der Hirnstamm – der primitive, für die Autoregulation zuständige Teil – bei Geburt entwickelt ist. Über die folgenden zwei, drei Jahre wächst das Gehirn extrem schnell weiter, da die myelinierten Neuronen komplexe Verbindungen zueinander herstellen. Es gibt kein festgelegtes Rezept für die ideale Gehirnentwicklung, doch Umweltfaktoren spielen auf jeden Fall eine zentrale Rolle, zuallererst natürlich die vonseiten der Hauptbezugsperson.

Die neurobiologische Entwicklung wird ganz direkt von dem beeinflusst, was der Säugling/das Kleinkind während der ersten beiden nachgeburtlichen Jahre erlebt. Die ersten neun Monate haben den stärksten Einfluss auf das Gehirnwachstum. „Es sind bestimmte Erlebnisse notwendig, die in der Beziehung zwischen Betreuung und Säugling verankert sind“ (Schore 2013). Davon würde der Teil des Gehirns direkt beeinflusst, der mit den „emotionalen und sozialen Fähigkeiten des Kindes“ zu tun hat, meint Schore. „Das Gehirn des Menschen braucht den zwischenmenschlichen Kontakt, damit es wachsen kann. Damit handelt es sich sozusagen um eine ‚Use-it-or-lose-it‘-Situation: Zellen, die miteinander feuern, vernetzen sich miteinander. Die

Zellen, die das nicht tun, sterben miteinander", so Schore. Ohne die notwendigen Stimuli während der kritischen Wachstumsphasen werden bestimmte Funktionen nie entwickelt. Wenn nicht richtig auf den Fötus und nachher auf den Säugling eingegangen wird und die Interaktion nicht stimmt, da sind sich Schore und Perry einig, wird sich das Gehirn nicht zu seinem vollen Potenzial entwickeln.

3.3 Ungesunde Bindungen

Zeitgleich mit den Nervenbahnen entstehen auch die eng miteinander verwobenen und für die frühe Kindesentwicklung überaus wichtigen Bindungsmuster. Wird die Bindung gestört oder untergraben, wie etwa durch eine längere Trennung von der Bezugsperson oder durch Missbrauch, löst dies eine Überlebensreaktion beim Säugling oder Kleinkind aus. In diesem Fall wird das Verhalten des Kindes von einem ungelösten Überlebenskonflikt (Angst ohne Abhilfe) gesteuert, was zu ungesunden Bindungsmustern beiträgt und sich beispielsweise in ängstlichem Anklammern und unaufhörlichem Kummer selbst im Zusammensein mit der Bezugsperson zeigt. Somit betrachten wir die verschiedenartigen Bindungsstile (siehe Kapitel 1) als verschiedenartige Überlebensstrategien des Säuglings und Kindes.

Wie gesagt, brauchen Säuglinge und Kleinkinder Menschen, die ihnen einen Sinn für Sicherheit vermitteln und ihnen Feedback darüber geben, was positiv aufregend und was bedrohlich ist, damit sie zwischen beiden unterscheiden lernen. Bindungsprobleme jedoch erschweren, dass sich diese Unterscheidungsfähigkeit herausbildet. Das Ergebnis ist ein gefahrenorientiertes System mit wenigen bis gar keinen Erfahrungen von Sicherheit: Anderen wird misstraut und Geborgenheit bleibt unerreichbar. Kommt ein Säugling mit seinem Erregungszustand nicht zurecht, wird er womöglich in ein Bindungsverhalten gezwungen, mit dem er seine auf ihn einstürmenden Emotionen bändigen kann. So wurde ja bei dem Fremde-Situations-Test beobachtet, dass manche Kinder als Maßnahme gegen den Trennungsschmerz ihre Mutter nicht wahrnehmen bzw. den Kontakt zu ihr meiden, wenn sie ins Zimmer zurückkommt. Diese Reaktionsweise zieht sich bis ins Erwachsenenleben fort, mit Folgen für alle zwischenmenschlichen Beziehungen. Wie das Bindungsverhalten des Kindes von der Beziehungsfähigkeit der Bezugsperson abhängt, sehen Sie in Abbildung 1.

Es gibt inzwischen sehr viele Informationen über Bindungsstile und ihren Einfluss auf Beziehungen. Sie alle hier en détail aufzuführen, würde den Rahmen dieses Buches sprengen. Ein Bindungsstil ist jedoch besonders relevant: die desorganisierte Bindung.

Verhalten der Bezugsperson		Der sich entwickelnde Bindungsstil des Kindes
Zugänglich, verwendet Babysprache	⟶	Sichere Bindung
Unzugänglich, verweigert Babysprache	⟶	Unsichere Bindung (meidend)
Ärgerlich, findet Beziehungen verwirrend	⟶	Unsichere Bindung (ambivalent)
Furchterregendes Auftreten	⟶	Desorganisierte Bindung

Abbildung 1: Wie die Fähigkeit der Bezugsperson, mit dem Kind in Kontakt zu treten, dessen sich entwickelnden Bindungsstil beeinflusst

Das neugeborene Kind ist vollkommen auf die ihn betreuenden Menschen angewiesen; gehen diese nicht auf seine Bedürfnisse ein, ist sein Leben in Gefahr. Es schreit vor Hunger und Durst oder weil es Trost braucht. Es verlangt nach Befriedigung seiner Bedürfnisse. Ist die betreuende Person nicht wirklich für den Säugling da oder unfähig, auf seine Bedürfnisse einzugehen, schafft er zur Kompensation der fehlenden Zuwendung ein neues Überlebenssystem. Durch eine inkompetente und unzuverlässige Betreuung wird er in einen dauerhaften Zustand von Angst und Schrecken hineingezwungen, den er erst einmal zu bewältigen lernen muss. Sicherheit ist für ihn nicht wahrnehmbar und infolgedessen wird er sich in den meisten Situationen so verhalten, als drohe ihm Gefahr. Wenn niemand wirklich für das Kind da ist, hemmt dies die Entwicklung des Gehirns und damit auch die der Resilienz, wie wir aus der neuen Resilienzforschung wissen (Shonkoff et al. 2012).

Bowlby und Ainsworth sahen nur drei Bindungsstile vor. Doch als Mary Main und Judith Solomon später auf Kinder mit problematischer Verhaltensregulierung und Bewältigungsfähigkeit aufmerksam wurden und diese in keine der Kategorien passten, fügten sie eine vierte hinzu: den desorganisierten/desorientierten Bindungsstil (Main & Solomon 1986). Mains Studie ergab: Die Wahrscheinlichkeit für eine desorganisierte Bindung zwischen Eltern und Kindern ist hoch, wenn Trauma – insbesondere ein Entwicklungstrauma – und Verlust aufseiten der Eltern nicht verarbeitet werden. Bei ihren Adult-Attachment-Interviews beobachtete sie, dass Eltern, die ihre schmerzvolle Vergangenheit nicht hinter sich lassen konnten und immer neue Narrative dafür schufen, ihre Kinder eher gleichgültig behandelten und sich ihnen gegenüber in allem stets distanziert verhielten (Main & Hesse 1990, S. 163).

Vermutlich wurden sie selbst als Kind traumatisiert, etwa weil sie vernachlässigt oder misshandelt oder aufgrund einer ärztlichen Behandlung von ihren Eltern getrennt wurden. Dadurch waren sie nicht in der Lage, ihre eigenen Erregungszustände zu regulieren, was häufig zu einem völligen Mangel an Impulskontrolle führte. Die Eskalation zu einem Verhalten, das das Kind erschreckt oder eine Situation herbeiführt, in der die Bezugsperson offensichtlich selbst Angst hat, schien der hauptsächliche Risikofaktor für eine desorganisierte Bindung zu sein. Wir könnten sagen, dass die Eltern ihren Mangel an Resilienz über die aus dem ungelösten Trauma resultierende Bindungsdynamik zumindest teilweise an ihren Nachwuchs weitergegeben haben.

Obwohl die desorganisierte Bindung in Studienergebnissen am seltensten vorkommt, besteht bei sage und schreibe 80 % der von ihren Eltern misshandelten Kinder die Gefahr, dass sie genau diesen Stil entwickeln und ihn womöglich an die folgenden Generationen weitergeben. Was sich bei den Eltern als Zorn manifestiert, ist meist nichts anderes als deren eigene Regulationsunfähigkeit. Dem Kind wiederum mangelt es an Bewältigungsfähigkeiten, die ihm dabei helfen könnten, die Furcht einflößenden Eltern auszuhalten. Daher ist es ständig auf der Hut, bereit für den nächsten Schrecken, Wutanfall oder Angriff, und kann es sich kaum einmal leisten, in seiner Wachsamkeit nachzulassen.

Werden Kinder mit einem desorganisierten Bindungsstil nicht therapiert, behalten sie ihn im Erwachsenenalter wahrscheinlich bei, verhalten sich im Umgang mit eigenen Kindern, so sie denn welche haben, selbst chaotisch und unberechenbar und lösen damit wiederum desorganisierte Bindungsmuster aus. Mit diesen erwiesenermaßen stark korreliert sind sogenannte „affektive Kommunikationsfehler“: widersprüchliche Verhaltensweisen wie etwa die, wenn sich die Bezugsperson von dem kontaktsuchenden Kind entfernt und gleichzeitig aber tröstend auf es einredet (Lyons-Ruth & Spielman 2004).

Können desorganisiert gebundene Eltern dem Kind weder einen Zufluchtsort für seine Entwicklung noch die für Selbstregulation nötige Co-Regulation gewährleisten, dann wird es im Erwachsenenalter eher mit mangelnder Gelassenheit und Beziehungsproblemen zu tun haben.

Doch kein Bindungsstil, auch nicht der desorganisierte, muss ein Leben lang derselbe bleiben. So haben Mary Mains Forschungsarbeiten sowie Folgestudien bestätigt, dass ein erwachsener Mensch mit einem desorganisierten Bindungsstil unter günstigen Umständen durchaus einen *erworbenen sicheren Bindungsstil* entwickeln kann – ungeachtet seiner Geschichte. Ausschlaggebend dafür ist die Fähigkeit, die eigene Vergangenheit zu durchschauen und ein neues Narrativ zur Erklärung der Gegenwart zu gestalten. Oft erfolgt der Übergang zu dem erworbenen sicheren Bindungsstil dann, wenn die Betroffenen eine engere Beziehung zu jemand eingehen konnten, die oder der ihnen hilft, sichere Bindungsmuster zu entwickeln (Siegel 1999).

3.4 Unzuverlässige Neurozeption

Kinder, denen es an Geborgenheit fehlt und für die nicht verlässlich gesorgt wird, haben Schwierigkeiten, zwischen Sicherheit und Bedrohung zu unterscheiden, weil das Erlernen dieser Fähigkeit bei ihnen nicht gefördert wird. Infolgedessen ist ihre Wahrnehmung, wann und bei wem sie gut aufgehoben sind oder eben nicht, verzerrt, das heißt, ihre „Unterscheidungsfilter" funktionieren nicht richtig. Denn wie in den vorigen Kapiteln erklärt wurde, braucht das Kind für diese Unterscheidung immer Zugang zu Geborgenheit und einer sozialen Gruppe, die stimmiges und konsistentes Feedback über die Umwelt liefert, damit es die Signale, die auf Gefahr oder Sicherheit hinweisen, erkennen lernt. Ohnedem entwickeln sich die neurozeptiven Systeme so, dass das Kind (und später der erwachsene Mensch) aus dem Innen und Außen kommende Informationen falsch einordnet und missinterpretiert. Mit anderen Worten – die intero- und exterozeptive Datenverarbeitung liefert ungenaue und irreführende Informationen.

Wie bei vielen Arten von Funktionsstörungen kommt es auch hier zu verzerrten Reaktionen, die übertrieben oder unangemessen sind, wie Sie an dem folgenden Beispiel sehen können. Es geht um zwei Kinder, die beide in der derselben Klasse sitzen, sich aber ganz unterschiedlich verhalten:

Das eine Kind wirkt sehr unruhig, wie in Alarmbereitschaft. Es kann sich kaum auf den Unterricht konzentrieren, weil es seine Umgebung ständig nach möglichen Gefahren abscannt. Es ist aufbrausend, kann sein Verhalten nicht kontrollieren und lenkt die anderen absichtlich ab. Jeder Ermahnung, sich zu beruhigen, scheint es sich hartnäckig zu widersetzen, doch wir können wohl davon ausgehen, dass der Erregungszustand sein Gehör verzerrt hat und es deshalb die Stimme der Lehrerin nicht vom Hintergrundgeräusch der Klasse herausfiltern kann (siehe Kapitel 2). Vielleicht hat es Angst vor der Mittagspause in einer lauten, überfüllten und chaotischen Umgebung. Es fühlt sich permanent überfordert und kompensiert dies, indem es ausrastet. Es besteht die Gefahr, dass es den Unterricht massiv stört, andere Kinder angreift und so implizit oder explizit das Etikett „Problemkind" bekommt. Das so stigmatisierte Kind verhält sich wiederum den Erwartungen entsprechend, rebelliert manchmal aber auch gegen dieses Etikett – mit noch mehr Störverhalten. Es fühlt sich weiterhin missverstanden und unbeachtet und arbeitet so an der Erfüllung der „Prophezeiung" mit.

Ein anderes Kind hockt eher still an seinem Platz und scheint ganz in die Aufgabe vertieft, während es sich in Wahrheit von seiner Umgebung abschottet, mit seiner eigenen Erfahrung nicht im Kontakt ist und sich jedem echten zwischenmenschlichen Miteinander und auch der Lernsituation entzieht. Es bleibt beim Mittagessen für sich allein und hält sich auch sonst von anderen Kindern fern. Zwar wird es wohl kaum aufgrund von Verhaltensproblemen in Verruf geraten, doch unterhalb seines Leistungspotenzials bleiben. Dass es nach außen hin keinen Stress zeigt, wird von der Physiologie Lügen gestraft, weil sie in seinem Inneren Stresshormone ausschüttet, die die Funktionsfähigkeit des Gehirns behindern.

Beide Kinder empfinden einen Mangel an Sicherheit, drücken dies jedoch auf sehr unterschiedliche Art und Weise aus. Die anderen Kinder hingegen fühlen sich mit ihren Mitschüler*innen und ihrem Umfeld wohl. Sie empfinden ausreichend Sicherheit, um sich sowohl auf die Aufgaben als auch auf ihre Mitmenschen einzulassen. Sie erleben sich selbst im Einklang mit der Umgebung und wie sie diese wahrnehmen. Wahrscheinlich ohne sich dessen bewusst zu sein, reagieren sie auf die Informationen aus dem somatischen inneren Dialog sowie aus der äußeren Umgebung. Sie überprüfen sie auf Bedrohung und Sicherheit, differenzieren zwischen beiden und reagieren darauf mit physiologischen Zuständen, die das Verhalten der jeweiligen Situation anpassen.

Die achtjährige Rebecca geht auf die Grundschule. Über ihr Vorleben ist wenig bekannt. Ihre leibliche Mutter hatte nach mehrmaligen Verhaftungen wegen Prostitution und Drogen auf das Sorgerecht verzichtet. Rebecca erinnert sich an sie und auch an die fremden Männer im Zimmer des Motels, in dem sie wohnten. Und daran, wie ihre Mutter sie im Badezimmerschrank einsperrte, damit die Männer sie nicht sahen. Mit fünf wurde sie von Diana adoptiert, die sie nun allein erzieht. Die Schulpsychologin hat bei Rebecca oppositionelles Trotzverhalten diagnostiziert. In ihrer Akte steht, dass sie zu Erwachsenen, Lehrerinnen und Kindern aggressiv sei. Außerdem habe sie Probleme mit Impulsivität. Häufig fiele es ihr schwer, den Anweisungen ihrer Adoptivmutter und ihrer Lehrerinnen Beachtung zu schenken und ihnen zu folgen.

Diana wurde angeraten, Rebbeccas schweres Kindheitstrauma und ihre Bindungsprobleme therapeutisch behandeln zu lassen. Zu Hause fängt Rebecca manchmal aus heiterem Himmel an zu schreien und geht auf ihre Mutter los. Sie hat auch schon öfter ins Bett gemacht und Dinge zerbrochen. Sie kann ihre wahren Gefühle nicht zeigen und hat keine engen Freunde.

Rebeccas Lehrerinnen berichten, dass sie während des Unterrichts im Klassenzimmer umhergeht und dazwischenredet. Bitte man sie, sich hinzusetzen, tue sie dies für kurze Zeit, stehe dann aber wieder auf und laufe herum. Immer wieder schaue sie zur Tür, als ob sie nach anderen Erwachsenen Ausschau hielte. Zu Hause ist es nicht anders: Es ist, als sei sie ständig auf der Hut, jederzeit zum Angriff bereit. Bei lauten Geräuschen fahre sie aus der Haut, etwa wenn es an der Tür klopft, so die Mutter.

Dieses hohe Maß an Nervosität nimmt bei Beginn der Therapie erst einmal zu und lässt später allmählich nach. Da die Therapeutin auf Regulation und Sicherheit bedacht ist, kann Rebecca über ihre frühe Kindheit erzählen und den Mangel an Geborgenheit schildern, den sie damals erfahren hat. Sie sehne sich nach ihrer biologischen Mutter und habe Angst, ihre neue Mutter könne sie ebenfalls im Stich lassen. Immer wieder sagt sie, dass sie eines Tages weglaufen werde, zurück zu ihrer „alten Familie".

Die Therapeutin veranstaltet ein Treffen mit der Schulpsychologin, der Lehrerin und Diana. Durch den Bericht über Rebeccas Verhalten im Unterricht wird ihr klar, dass die Schulpsychologin sich mit der Diagnose geirrt hat. Die Therapeutin erklärt das Konzept der Neurozeption und nutzt dafür das Bild eines inneren Sicherheitsradars. Da Rebeccas Fähigkeit zur Wahrnehmung von Gefahr und Sicherheit in ihrer unmittelbaren Umgebung zurzeit gestört sei, könne sie gar nicht merken, wenn sie in Sicherheit sei. Dianas Bemerkung, dass Rebecca stets auf der Hut und bereit zum Angriff sei, sei also eine akkurate Beschreibung des inneren Zustandes des Mädchens. Rebeccas Aggression, ihr Aufmerksamkeitsdefizit und ihr Herumlaufen seien Symptome für eine Fehlregulation und einen wahrgenommenen Mangel an Sicherheit. Rebecca hat sich noch nie geborgen gefühlt, und ihre frühe Kindheit trug sicher nichts dazu bei, dass sie überhaupt die Fähigkeit entwickeln konnte, dies wahrzunehmen. Die Verwechslung von verzerrter Neurozeption mit oppositionellem Trotzverhalten oder anderen psychischen Problemen ist bei der Diagnosestellung jedoch kein Einzelfall, sondern geschieht sogar recht häufig.

Weil Rebecca in der frühen Kindheit unter einem chronischen Mangel an Vorhersagbarkeit und Geborgenheit gelitten hat, schlägt ihre Therapeutin vor, sich vor allem auf diese beiden Punkte zu konzentrieren. Infolgedessen wird der Lehrerin eine Schulbegleiterin an die Seite gestellt, die sich speziell um Rebecca kümmert. Es handelt sich explizit um eine Frau, da Rebecca auf Männer ängstlich reagiert. Damit Rebecca die Kontinuität und Vorhersagbarkeit erlebt, die sie so sehr benötigt, darf die Schulbegleiterin ihren Dienst nicht tauschen und kommt jeden Tag.

Oberste Priorität ist, dass Rebecca sich im Unterricht sicher fühlt und sich durch die Vorhersagbarkeit besser zu regulieren lernt. Durch den Hinweis der Therapeutin auf den Mangel an wahrgenommener Sicherheit ist allen klar geworden, dass die Aufforderung, sich wieder hinzusetzen, nichts bringt. Rebeccas Nervosität erfordert eine andere Reaktion: Die Schulbegleiterin wandert zusammen mit Rebecca im Klassenzimmer umher und geht dabei auf sie ein. Im Flüsterton sprechen die beiden miteinander.

„Sind da Leute in diesen Schränken?"

„Ich glaube nicht, aber zur Sicherheit können wir ja mal nachschauen."

Mit der Zeit werden die „Wanderungen" zielgerichteter und schließlich sitzt Rebecca mit ihrer Schulbegleiterin auf dem Boden und bekommt von dieser leise vorgelesen. Häufig schlummert sie dabei ein.

Für Vorhersagbarkeit, Sicherheit und Regulation sorgt auch Rebeccas Adoptivmutter. Sie gibt ihr rechtzeitig Bescheid, wenn jemand kommt, erklärt ihr, um wen es sich handelt und was der Grund für den Besuch ist. Zur Stärkung der Bindung und der Co-Regulation bietet man ihnen eine Auswahl repetitiver rhythmischer Übungen an, die sie gemeinsam zu Hause machen können. Sie entscheiden sich für eine Gehübung im Gleichschritt. Diese Übung mag Rebecca besonders gern, sie nennt sie: „Mit Mami marschieren". Diana achtet mehr darauf, wann Rebecca nervös oder unsicher wird, und beruhigt sie, indem sie ihr Nähe anbietet.

Diana und Rebecca werden ermutigt, zu Hause, in der Schule und in der Therapie darauf zu achten, was in ihrem Inneren vorgeht, und sich über die Interozeption der eigenen Gefühle und Erwartungen bewusst zu werden. Diese Regulation zu Hause und in der Schule verändert Rebeccas Leben. Sie ist fähig zur Freundschaft und erzielt bessere Zensuren. Sie macht nicht mehr ins Bett und reagiert nicht mehr so stark auf Schlüsselreize.

Ist das neurozeptive System schlecht eingestellt, stimmt die Erfahrung der Umwelt nicht mit dem Ausmaß an Gefahr bzw. Sicherheit überein. Selbst in relativ sicheren Situationen fühlen sich die Betroffenen bedroht oder übersehen umgekehrt Gefahrensignale. Das Ganze wird dadurch erschwert, dass dieser Reaktionsprozess nicht kognitiv, sondern von in der frühen Kindheit entwickelten neurophysiologischen Prozessen gesteuert wird und hauptsächlich im Unterbewusstsein abläuft.

Neuartige Umwelterfahrungen werden über das implizite und explizite Referenzsystem bestehend aus Amygdala und Hippocampus eingeschätzt. Sind sie mit starken Emotionen verbunden, werden sie umso eindrücklicher im Gedächtnis abgespeichert und bilden so eine Art Filter zur Einschätzung von Sicherheit und Gefahr. Gab es in der frühen Kindheit viele emotional starke Erfahrungen von nicht sicheren Situationen, bekommen diese wahrscheinlich einen höheren Stellenwert und kalibrieren das System auf die Wahrnehmung von Gefahr. So entsteht eine „innere Landkarte der Gefahrenzonen“, die wegweisend wird, aber den Zugang versperrt zu einer erlebnisorientierten Gedächtniskartierung, die sowohl gefährliche als auch ungefährliche Bereiche erfasst.

Neurozeptiv betrachtet bedeutet dies, dass neue Reize, (innere und äußere) Veränderungen – beziehungsweise einfach alles, das irgendwie unangenehm ist – als potenziell gefährlich interpretiert werden. Genau aus diesem Grund ist eine gesunde interozeptive Entwicklung so entscheidend.

3.5 Interozeptive Funktionsstörungen

Interozeption entwickelt sich im Kontext. Trifft dieses Selbstkommunikationssystem nicht den Ton des Sicherheitskontextes oder entwickelt es sich ohne das zuverlässige Feedback aus dem sozialen Umfeld, dann ist auch der innere Dialog unzuverlässig, besonders aber auf der somatischen Ebene. So werden gesunde Sinneswahrnehmungen und Emotionen – ohne dass man es merkt – falsch interpretiert und bekommen eine übertriebene oder einseitige Bedeutung, die der äußeren Umgebung nicht angemessen ist. Das Missverhältnis zwischen der inneren Erfahrung und der unseres Umfelds kann sogar erheblich sein. Die Informationen werden zwar durchaus verarbeitet, doch oft genug zu unserem Nachteil. So entsteht ein konstruiertes Narrativ, das dieses Missverhältnis entweder rechtfertigt oder ausblendet. Die Betroffenen halten ihre Mitmenschen für naiv und blind für all die Gefahren, die auf die Menschheit lauern.

Mit die „lauteste" interozeptive Informationsquelle ist das viszerale System (der inneren Organe), besonders aber der Verdauungstrakt. Über das vegetative Nervensystem gelangen die Informationen aus den Organen zum Gehirn. Da von den Fasern des Vagusnervs (dem größten Nerv des Parasympathikus) 80 % sensorischer Natur sind und das Gehirn von ihm folglich enorm viel Informationen über die Sinnesempfindungen der Organe bekommt, ist die Interozeption hauptsächlich ein Bottom-up-Prozess (Porges 2011a). Zu verstehen, welche Rolle das Vagussystem spielt, ist für die Behandlung eines Entwicklungstraumas von entscheidender Bedeutung. Aus diesem Grund werden wir uns in Kapitel 4 ausführlich damit befassen.

Fürs Erste reicht es zu wissen, dass die aus den inneren Organen kommenden interozeptiven Sinnesempfindungen diffuser sind als die, die über das Rückenmark, etwa von der Haut ans Gehirn gehen. Daher lassen sie sich nicht genau beschreiben und sind nur schwer lokalisierbar. Viszerale Informationen fühlen sich häufig an, als wären sie irgendwie beachtenswert und verführen zu falschen Interpretationen und Zuschreibungen. Solche Interozeptionsprobleme treten bei vielen Störungen auf, die mit einem Entwicklungstrauma korrelieren: Angststörungen, Traumaspektrumstörungen, Essstörungen sowie Drogen- und Alkoholabhängigkeit (Garfinkel & Critchley 2013).

Interozeptive Sensibilität (eine erhöhte Bewusstheit für jede noch so kleine interozeptive Information) (Paulus & Stein 2010) wird schon seit geraumer Zeit im Zusammenhang mit Angststörungen genannt. Wer unter nervöser Angst leidet, reagiert tendenziell extrem sensibel auf die eigenen interozeptiven Signale, achtet verstärkt auf sie und assoziiert damit negative Folgen (Garfinkel & Critchley 2013). Untersuchungen zufolge verhält es sich so: Je mehr undeutliche Informationen man vom interozeptiven System erhält bzw. je „lauter" man körperliche Informationen dreht (und damit die Wahrnehmung sogar noch verfälscht), umso stärker ist man auf eine aktive und akkurate Interpretation der körperlichen Erfahrungen durch das Gehirn angewiesen. Damit wird jedoch eine Top-down-Evaluation der Interozeption erzwungen, ein ewiger selbstbezogener Kreislauf aus körperlicher Empfindung und Sinnzuschreibung, der das eigene Erleben jedoch nur sehr unzuverlässig wiedergibt (Ceunen, Vlaeyen & Van Diest 2016).

Quinn identifiziert sich als genderqueer und möchte nicht mit „er" oder „sie" bezeichnet werden. Quinn leidet schon seit einiger Zeit an verschiedenen psychischen Problemen und an schweren Angstzuständen. Selten erlebt Quinn eine Woche ohne Panikattacke. Die alleinerziehende Mutter war bei einem Autounfall ums Leben gekommen, als Quinn noch ein kleines Kind war. Es kam zur Großmutter. Die komplette Verantwortung für ein kleines Kind aufgebürdet zu bekommen erfüllte sie mit Unmut. Sie kümmerte sich zwar um die körperlichen Bedürfnisse des Kindes, doch ansonsten ignorierte und vernachlässigte sie es. Quinns früheste Erinnerung ist die, allein vor dem Haus der Großmutter zu sitzen, mit Steinen und Stöckchen zu spielen, weil weder Freund*innen noch Spielsachen oder Bücher da sind und Fernsehschauen verboten ist.

Quinn leidet unter physischen Symptomen wie Schwindelanfällen, Ermüdung, Verdauungsproblemen nach dem Essen, Migräne, Licht- und Geruchsempfindlichkeit sowie Schmerzen im unteren Rücken, die auch nach einer Lendenwirbel-OP nicht verschwinden. Wegen der Verdauungsprobleme wurde eine Darmspiegelung durchgeführt; weitere Tests sollten die Ursache für die Schwindelanfälle abklären.

Mit Achtsamkeitsübungen aus dem Internet hatte Quinn versucht, die Angst in den Griff zu bekommen, doch sie hatten den gegenteiligen Effekt und steigerten die Angst zu täglichen Panikattacken. Denn jedes Mal, wenn die Aufmerksamkeit auf körperliche Empfindungen ruhte, war Quinn völlig davon in Bann geschlagen. Schon ein kleiner Stich löste die entsetzliche Angst aus, es könne sich womöglich um ein Symptom für eine weitere kräftezehrende Krankheit handeln.

So saß Quinn in einer ausweglosen Zwickmühle fest: Einerseits war der Wunsch da nach medizinischer Betreuung, um sicherzugehen, dass kein relevantes Symptom übersehen wurde, andererseits lösten die Untersuchungen starke Panikattacken aus.

Mit dem Therapeuten arbeitete Quinn über mehrere Monate hinweg systematisch an der Fähigkeit, Emotionen zu regulieren und Sicherheit zu empfinden. Gleichzeitig wurde dazu angeregt, nach positiven Empfindungen zu suchen und ihnen nachzuspüren, erst die weniger beunruhigenden, dann die offensichtlich „positiven". Schließlich begannen die Symptome nachzulassen. Mit einem wachsenden Gefühl der Sicherheit ließ auch das Bedürfnis nach, sorgfältig auf jede Empfindung zu achten. „Ich neige nicht mehr so stark dazu, mir mit meiner eigenen Physiologie Angst einzujagen", sagte Quinn. Je besser der Zugang zur Selbstregulation wurde, umso seltener und schwächer wurden die Panikattacken. Langsam veränderten sich auch die anderen Symptome, wie zum Beispiel die Verdauungsprobleme, die nur noch bei Stress wiederkehrten.

Unsere interozeptiven Systeme ermöglichen Prognosen über innere Zustände. Beispiel: Man spürt einen Druck in der Blase und weiß, dass man bald auf die Toilette muss. Man sammelt Informationen und reagiert darauf. Dieser offenbar routinierte Prozess ist Teil des dynamischen Wechselspiels zwischen Physiologie, Verhalten und emotionalem Zustand. Es bestimmt, wie man sich selbst und in der Beziehung zu anderen Menschen erlebt. Innere Zustände, besonders aber die viszeralen, motivieren das Verhalten wie zum Beispiel Essen, Trinken oder Sex, sowohl bewusst als auch unbewusst (Critchley & Harrison 2013).

Die Fähigkeit zur Wahrnehmung innerer Zustände und zur Entscheidung, was man mit dieser Information anfängt, ist unbedingte Voraussetzung für die Fähigkeit, die eigene Physiologie, Gemütserregung und soziale Interaktion auf gesunde Art und Weise zu regulieren. Wie Porges feststellt: „Ein wichtiges Merkmal von Autismus, aber auch von anderen Störungen, ist die Unfähigkeit, den viszeralen Zustand in der Gegenwart anderer Menschen zu regulieren“ (Porges 2011b, S. 4). Die zunehmende Erforschung der Interozeption bestätigt die Verbindung zu Panik, Angstzuständen und anderen Traumasymptomen. Dabei korreliert die interozeptive Sensibilität mit Sozialängsten (Garfinkel & Critchley 2013) und die Fehlzuschreibung körperlicher Empfindungen mit Panik- und Angststörungen. So neigen Menschen mit einer Angststörung zu interozeptiver Sensibilität, die selbst bei abflauender Angst erhöht bleibt (Ehlers & Breuer 1992; Garfinkel & Critchley 2013; Pollatos, Matthias & Keller 2015). Die Betroffenen achten meist intensiver auf interozeptive Empfindungen, nehmen diese stärker wahr und schreiben ihnen eine negativere Bedeutung zu (Paulus & Stein 2010).

Wie inzwischen wohl klar sein dürfte, kann sich das Kind unter bestimmten Bedingungen nur schwer gesund entwickeln. Schon ein einziger Faktor kann problematisch sein, doch häufig treten mehrere gleichzeitig auf. Und was noch schlimmer ist: Sie machen die Betroffenen unfähig zu richtigem und angemessenem Sozialverhalten, wie wir im Folgenden näher erklären werden. Denn wer keinen präzisen Rahmen zur Orientierung hat und sich seiner Gefühle nicht bewusst ist, also beispielsweise auch nicht weiß, ob er geborgen ist oder nicht, verhält sich in den Interaktionen mit anderen Menschen wahrscheinlich eher dissonant.

3.6 Unangemessenes oder dissonantes Sozialverhalten

Ohne zuverlässiges Feedback der Bezugspersonen wird sich die Fähigkeit, die soziale Symbolsprache des Umfelds richtig zu interpretieren und mit anderen adäquat in Kontakt zu kommen, wohl kaum vollständig entfalten. Wenn die neuro- und interozeptiven Systeme unausgewogen und ungenau arbeiten und infolgedessen die Gestik und Mimik der anderen falsch bewertet wurden, kommt es zu unangemessenem, ungesundem oder gar toxischem Beziehungsverhalten. Besonders schädlich sind die Faktoren, die zu einer desorganisierten Bindung führen, etwa in Form von chaotischen Signalen vonseiten der Bezugsperson. Wenn diese sich einladend und fürsorglich zeigt, dann aber eisig blickt, das Gesicht zornig verzieht und eine aggressive Körperhaltung einnimmt, wird das Kind sozial falsch konditioniert und kann die subtilen Signale seiner Mitmenschen, etwa deren Gesichtsausdruck, nicht richtig deuten. Die Unfähigkeit zu erkennen, ob jemand anderes beispielsweise Angst hat, kann aber auch durch eine Schädigung der Amygdala verursacht sein (Adolphs 2008).

Porges zufolge erfordert das Sozialverhalten die Regulation des viszeralen Zustandes durch eine funktionierende neuronale Plattform (Porges 2011a). Diese kann jedoch durch ein Entwicklungstrauma beeinträchtigt werden.

In den ersten Interaktionen seines Lebens kalibriert der Mensch seine Fähigkeit, das Ausdrucksverhalten anderer Menschen sowie Geborgenheit vermittelnde Signale zu interpretieren und darauf zu reagieren. Der gesunde Bindungszyklus verläuft so: Der Säugling schläft; er wacht auf, weil er etwas braucht (Nahrung oder eine saubere Windel); das Bedürfnis wird gestillt; der Säugling schläft wieder ein. Spürt er nicht, dass seine Bedürfnisse befriedigt werden, wird er lauter schreien und das Gesicht noch stärker verziehen, als Ausdruck seiner negativen Reaktionen auf das Verhalten seiner Betreuung. Schon das Neugeborene erwartet ein gewisses Maß an Interaktionen von Angesicht zu Angesicht mit lebhafter Mimik und Stimme. Wie die Studien von Olga Bazhenova (Bazhenova, Plonskaia & Porges 2001; Bazhenova et al. 2007) und anderen zeigen, hat ein zugängliches Gesicht der Bezugsperson zur Folge, dass der Säugling zunächst über den lebhaften Gebrauch von Stimme und Mimik Kontakt zu ihr herzustellen versucht (und damit die nonverbale Kommunikation im Grunde lauter dreht). Hat dies keinen Erfolg, steigert er sich derart in einen emotional aufgewühlten Zustand hinein, bis er schließlich erschöpft aufgibt und kollabiert.

Je älter wir werden, desto komplexer werden die Anforderungen an unsere sozialen Fähigkeiten. Wem es schwerfällt, zwischen einem freundlichen und einem wütenden Gesicht zu unterscheiden oder Gestik und subtile Mimik zu interpretieren, wird sich wahrscheinlich schlecht auf soziale Interaktionen einstellen können. Vielleicht wird er sich irgendwann sogar auf eine Weise verhalten, die dem jeweiligen sozialen Kontext überhaupt nicht entspricht. Dadurch haben die Betroffenen es natürlich schwer, Zugehörigkeit und Verbundenheit zu empfinden, und bekommen das Gefühl, nicht Teil der Gemeinschaft zu sein. Dies vereitelt das Bestreben nach gesunden und engen Beziehungen und kann auch den Arbeitsplatz gefährden, weil man nicht in der Lage ist, sich auf die beruflichen Interaktionen einzustellen.

Wie im nächsten Kapitel noch ausführlicher erläutert wird, erfordert die Entwicklung der Kontaktfähigkeit gesunde Interaktionen mit Bezugspersonen, eine angemessene Intero- und Neurozeption sowie die Fähigkeit zur Selbstregulation.

4 Die neuronalen Plattformen für Regulation und Verbundenheit

In diesem Kapitel geht es vornehmlich um das physiologische System, das von frühkindlichen Traumata besonders radikal beeinflusst wird: das vegetative Nervensystem (VNS). Wie in den vorigen Kapiteln bereits gesagt wurde, gibt es einen engen Zusammenhang zwischen der Entwicklung des Bindungsstils bzw. dem System des Sozialverhaltens und der Entwicklung des physischen und somatischen Systems. Vor allem die frühen Erfahrungen mit einem Sicherheit und Geborgenheit vermittelndem sozialen Kontakt – oder eben dessen Fehlen – tragen zur Grundeinstellung der physiologischen Reaktion bei und bilden die Fundamente, auf denen alle gesunden – oder ungesunden – Funktionen später einmal aufbauen werden.

Bevor wir zu den Problemen kommen, die durch eine Störung der entscheidenden physiologischen Systeme entstehen, wollen wir zunächst einmal die spezifischen vegetativen Prozesse erläutern, die von einem Entwicklungstrauma beeinträchtigt werden.

4.1 Polyvagaltheorie und Entwicklungstrauma

Die Polyvagaltheorie wurde von Stephen Porges zur weiteren Differenzierung des vegetativen Nervensystems entwickelt. Das VNS reguliert die Funktion der Organe wie zum Beispiel die von Lunge, Herz und Verdauung, aber auch andere lebenswichtige Prozesse wie Blutdruck und sexuelle Erregung.

Zuvor verstand man das VNS in der Regel als ein wechselseitig arbeitendes zweiteiliges System. Das *sympathische Nervensystem* bereitet physiologisch auf Aktivität vor – Bewegung, aktives Spiel und Gefahrenreaktionen, so auch auf die überlebenswichtige Angriff-Flucht-Reaktion. Das sympathische System können Sie sich wie eine Art Startknopf vorstellen, mit dem das VNS eingeschaltet wird.

Das *parasymphatische Nervensystem* hingegen hat die Aufgabe, das sympathische System zu bremsen. Es bereitet physiologisch auf Ruhe und Entspannung vor, auf wenig Energie verbrauchende und bewegungsarme Tätigkeiten wie etwa das Stillen eines Babys. Damit schaltet das VNS auf „PAUSE“ oder „ZEITLUPE“.

Das VNS wurde immer so verstanden, dass das sympathische und das parasympathische System gemeinsam für eine Mischung aus Aktivität und Passivität sorgen, je nachdem, was gerade anliegt: Das sympathische System regt Tätigkeiten wie Angriff oder Flucht an, das parasympathische System ist für Ruhezeiten und geselliges Beisammensein zuständig. Dieses herkömmliche Modell erweitert Porges um zwei weitere, dem parasympathischen System untergeordneten Subsysteme.

Mit dieser Unterscheidung hat Porges enorm dazu beigetragen, dass wir die „neurophysiologischen Grundlagen von Emotionen, Bindung, Kommunikation und Selbstregulation" besser verstehen, wie es im Untertitel seines Buches steht (*The Polyvagal Theory*, 2011a). Durch seine Theorie wird klar, wie komplex die Dynamik ist, mit der die physiologischen Grundvoraussetzungen für die soziale Kontaktaufnahme, die Wahrnehmung von Sicherheit und die Selbstregulation gelegt werden. Geht etwas dabei schief, werden alle anderen Ebenen davon in Mitleidenschaft gezogen.

Porges ist derselben Meinung wie Peter Levine, der Urheber des Somatic-Experiencing-Ansatzes zur Heilung von Psychotraumata: Die Arbeit mit Menschen, die auf irgendeine Weise unter den Folgen eines Psychotraumas leiden, erfordert ein Verständnis der VNS-Gefahrenreaktion – der Neurobiologie des Traumas. Das gilt erst recht für das Entwicklungstrauma.

Da es inzwischen schon ziemlich viele Veröffentlichungen gibt, die sich mit dem VNS, dem Einfluss der traumatischen Stressphysiologie darauf sowie mit Porges' Polyvagaltheorie befassen, werden wir nicht allzu ausführlich darauf eingehen. Überdies ist das VNS nicht das einzig involvierte System – auch innerhalb des Gehirns und des endokrinen Systems werden Signale abgesetzt, die eine ganze Lawine physiologischer Reaktionen in Gang setzen, die noch weitaus komplexer sind als hier beschrieben werden kann. Eine kurze Zusammenfassung der Eckdaten zu diesem Thema soll als Orientierung dienen und ist für unsere Zwecke völlig ausreichend.

Das VNS ist für die Selbst- und Co-Regulation so ungemein wichtig, weil es die physiologischen Systeme reguliert, die sowohl für das aktive als auch für das Ruheverhalten zuständig sind. Diese neurophysiologischen Grundvoraussetzungen verschiedener Verhaltensweisen nennt Porges „neuronale Plattformen". Eine gesunde Bindung und die damit zusammenhängende Empfindung von Sicherheit unterstützt die Entwicklung eines normal funktionierenden VNS, welche seinerseits ein tiefes Gefühl der Verbundenheit ermöglicht, und die Fähigkeit, sich davon bereichern zu lassen. Porges' Modell liefert eine Erklärung dafür, weshalb das frühkindliche Bindungsverhalten und die Kontaktbereitschaft so wichtig für den gesunden Wachstumsprozess sind und die frühe Bindungsstörung sich in den wichtigen neuronalen Plattformen fortsetzt.

Der Begriff „polyvagal" erklärt sich folgendermaßen: Der Vagusnerv – der zehnte Gehirnnerv – ist der Hauptnerv des parasympathischen Nervensystems. Porges unterschied noch einmal zwischen ventralem und dorsalem Vagus (d.h. nach dem bauch- bzw. rückenseitigem Verlauf der Fasern vom Hirnstamm aus) und nannte sein Modell „Polyvagaltheorie". Dieser zufolge verfügt der Mensch über zwei verschiedene, aber miteinander verbundene Nervenbahnen, die seine Physiologie verlangsamen, gewissermaßen zwei Formen der parasympathischen Pausentaste, durch die dem sympathischen System Einhalt geboten wird. Laut Porges entspricht dies der Evolutionsgeschichte der Wirbeltiere. Wir brauchen hier nicht auf die Einzelheiten der Phylogenese einzugehen – um das Rätsel der physiologischen Gefahrenreaktion zu verstehen, reichen die wichtigsten Punkte.

Als Erstes sei darauf hingewiesen, dass wir bei Gefahr evolutionsgeschichtlich gesehen einen Riesenschritt zurückspringen, d.h., wir regredieren von den sozial und physiologisch komplexesten zu den ältesten und primitivsten Reaktionen.

Zunächst versuchen wir, die Bedrohung abzumildern, und zwar über das Sozialverhalten: Wir suchen den Kontakt zu anderen, geben uns freundlich oder unterwürfig, beschwichtigen oder verhandeln. Dafür ist das *ventrale Vagussystem* zuständig. Falls dieses ausfällt oder bei einer rein physischen Bedrohung soziales Verhalten unangebracht ist, mobilisieren wir unsere aktive Gefahrenreaktion, also Angriff-Flucht-Verhaltensweisen wie Treten, Schreien oder Rennen. Dafür ist das *sympathische Vagussystem* zuständig. Können wir die Gefahr nicht auf aktive Weise abwehren, geraten wir in einen physiologischen Erstarrungszustand, der uns schmerzunempfindlich und unbeweglich macht. Dafür ist das *dorsale Vagussystem* zuständig. Dieser Zustand ähnelt dem Dissoziieren, doch laut Porges läuft Dissoziation auf der psychischen Ebene ab, die Erstarrungsreaktion hingegen auf der physischen.

Abbildung 2 fasst die Abläufe der drei Zweige des VNS gemäß dem polyvagalen Modell zusammen.

Wie die Hierarchie der hier beschriebenen Gefahrenreaktion direkt mit der Dynamik des Entwicklungstraumas zusammenhängt, erläutern wir etwas genauer in Kapitel 5.

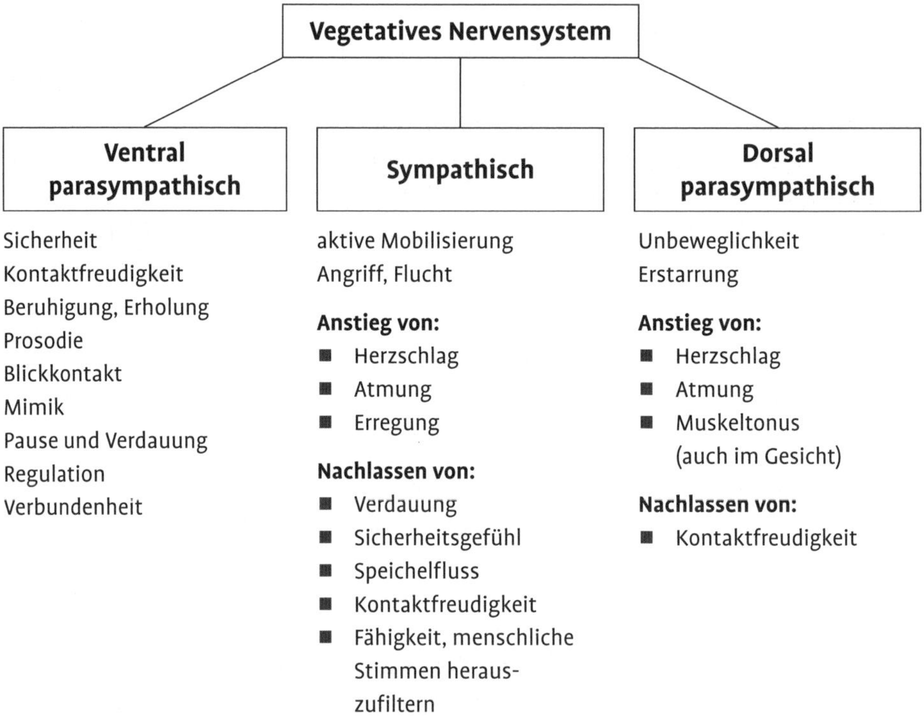

Abbildung 2: Die drei Zweige des VNS nach dem polyvagalen Modell

Nun darf man keineswegs außer Acht lassen, dass jeder Mensch ein komplexes, einzigartiges Individuum ist und dieselbe „Gefahr" bei zwei verschiedenen Menschen nicht dieselbe Reaktion auslöst (und genau diese Tatsache haben Porges und andere bei ihren Theorien mit einkalkuliert). Mit anderen Worten: Der oben dargestellte Ablauf wird nicht bei jedem Menschen gleich aussehen, selbst wenn der „Input" oder die Ausgangssituation gleich ist. Trotzdem sollte man sich mit den physiologischen Prozessen auskennen, um Porges' – polyvagale – Sichtweise zu verstehen. Sie ist auch die dominante Perspektive für biophysiologische Modelle traumatischer Belastungen, wie zum Beispiel Somatic Experiencing.

Unser Ansatz zur Behandlung von Entwicklungstraumata stützt sich auf die Polyvagaltheorie (Porges 2007) und das biophysiologische Modell traumatischer Belastungen. Um wirklich zu begreifen, was genau ein Entwicklungstrauma ist und welche Symptome es verursacht, muss man jedoch erst einmal verstehen, wie diese beiden verlangsamenden Prozesse (der ventralen und dorsalen Vagusnerven) sich in ihrer Funktion vom sympathischen System unterscheiden.

4.2 Der ventrale Vagus

Dieser Teil des Vagusnervs geht vom Nucleus ambiguus im Hirnstamm ab. Er ist myeliniert, d.h. von einer elektrisch isolierenden Fettschicht geschützt, und kann dadurch schneller und genauer funktionieren. Warum dies wichtig ist, dazu kommen wir später. Der ventrale Vagusnerv kommt nur bei Säugetieren vor und fördert die Kontaktfähigkeit (*social engagement*). Und tatsächlich wird Porges' Modell manchmal auch die polyvagale Theorie der Kontaktfähigkeit genannt.

Der ventrale Vagus versorgt die oberhalb des Zwerchfells liegenden Strukturen und Organe wie z.B. die Speiseröhre und Bronchien sowie den für das Sprechen wichtigen Kehlkopf und Rachen mit Nervenfasern. Da er überdies mit dem Nerv kommuniziert, der für die Gesichtsmuskeln zuständig ist, sind wir Menschen fähig zu Prosodie, d.h., wir können Intonation, Rhythmus, Tonfall und Akzent unseres Sprechens je nach Situation und Zuhörerschaft variieren. Außerdem reguliert er zum Teil auch die Herzfunktion. Indem er den Herzschlag verlangsamt und den Blutdruck senkt, bremst er das sympathische System. Durch seine Myelinierung funktioniert er präzise und nuanciert.

Diese „Vagusbremse“ (wie Porges dazu sagt) kann auch ebenso präzise und vorsichtig gelöst werden, sodass das Herz wieder selbst den Puls steuern und ihn ohne die Ausschüttung von Stresshormonen beschleunigen kann. Das Herz verfügt nämlich über eine Art körpereigenen Schrittmacher, den Sinusknoten, eine Zellgruppe, deren spontane elektrische Signale die Kontraktionen verursachen. Geht der Fuß auch nur ein wenig vom Bremshebel herunter, steigt der Puls, ohne Aktivierung des sympathischen Systems durch neurochemische Stresssignale. Dieser Prozess – die Lockerung der Vagusbremse – ist eine Voraussetzung für soziales Kontaktverhalten. Mit anderen Worten: Dank unserer Vagusbremse können wir differenzierter und physisch ungestörter reagieren. Wir spüren zwar die Beschleunigung des Herzschlags, aber nicht den Adrenalinschub der vom Sympathicus ausgelösten Aktivierung. Dieses fein abgestimmte Zusammenspiel von Vagusbremse und Herz ist wie ein gut choreografierter Tanz der Physiologie, durch den wir mit anderen Menschen in Kontakt treten können (Porges 2009).

Ein Zugang zu dieser physiologischen „Plattform“ unterstützt konstruktives soziales Verhalten: die Fähigkeit, mit anderen so zu interagieren, dass eine Beziehung entsteht und die Verbindung aufrechterhalten bleibt. Die Lockerung der Vagusbremse hat zudem den Vorteil, dass man körperliche Ressourcen nicht an den Aktivierungsprozess „verschwendet“ (dazu kommen wir später).

Durch die schnelle und präzise Arbeit der Vagusbremse kann das Herz von einem Moment auf den anderen schneller oder langsamer schlagen, was dem Sozialverhalten zugutekommt, weil man auf diese Weise wunderbar gestikulieren, Geschichten erzählen und lachen kann. Wir können unsere Prosodie und Mimik auf lebendige und gewinnende Weise variieren, und zwar ohne störende Stresschemikalien abzusondern. Haben wir uns gut entwickelt und wurden von einer gesunden Umwelt unterstützt, profitieren wir von einer neuronalen Plattform, durch die wir mehr Sicherheit und Zufriedenheit erfahren, weil es uns relativ leichtfällt, mit unserer Sozialgruppe zu interagieren, auf sie einzugehen und uns zugehörig zu fühlen.

Porges zufolge ist der ventrale Vagus der Bereich des Nervensystems, der die Empfindung von Sicherheit begünstigt (Porges 2011a). Zugang zu diesem Bereich zu haben bedeutet: Wahrscheinlich haben wir als Kind ausreichend Sicherheit und Verbundenheit für den Aufbau dieser neuronalen Plattformen erfahren. Hatten wir jedoch keinen zuverlässigen Zugang zu diesem Bereich, entwickeln wir unweigerlich Anpassungsmechanismen, die die Lücken in unseren neuronalen Plattformen überbrücken sollen. Das gelingt zwar „irgendwie", ist aber mühevoll oder sogar kontraproduktiv. Mehr darüber im nächsten Kapitel.

In Bezug auf die Rolle, die der ventrale Vagus beim Entwicklungstrauma spielt, muss man unbedingt wissen, dass der Myelinierungsprozess nicht sofort einsetzt, sondern erst im letzten Drittel der Schwangerschaft. Während der ersten sechs Monate nach der Geburt verläuft er am schnellsten und dauert bis in die Adoleszenz hinein (Porges 2011a). Demzufolge braucht der Mensch in den ersten Monaten und zum Teil auch in den ersten Jahren seines Lebens jemand anderen, der oder die für ihn all die unterschiedlichen Funktionen des ventralen Vagusnervs übernimmt. Dies geschieht unter anderem über das normale Eltern-Kind-Verhalten. So sind die beim Saugen und Kauen involvierten Muskeln über das Vagussystem so „verkabelt", dass sich der Herzschlag währenddessen verlangsamt. Dies ist mit ein Grund, weshalb der Säugling sich über das Saugen und den Hautkontakt zu beruhigen sucht (Porges 2011a). Später geschieht dies mittels Umarmungen und gemeinsamer Mahlzeiten mit Freund*innen und Familienangehörigen.

Abgesehen von diesen „eingebauten" Mechanismen sind Säuglinge und Kleinkinder darauf angewiesen, dass jemand sie aktiv beruhigt und tröstet und ihnen auf diese Weise ein Gefühl der Sicherheit und der Zugehörigkeit innerhalb der Beziehungsbindung vermittelt. Durch diese dauernde Interaktion, die in dem auf Kontakt und Kommunikation ausgerichteten System verortet ist, werden die neurophysiologischen „Plattformen" angelegt und gefestigt und damit überhaupt erst die Grundvoraussetzungen für den Zugang zu gesunder Regulation und Resilienz geschaffen.

4.3 Der dorsale Vagus

Auch der andere Nebenzweig des parasympathischen Systems, der dorsale Vagus, verlangsamt die Physiologie, jedoch weniger differenziert als der ventrale Vagus. Er entstammt dem dorsalen Motorneuron des Hirnstammes und steuert in der Hauptsache die unterhalb des Zwerchfells liegenden Organe, interagiert jedoch auch mit der Lunge und dem Herz (siehe unten). Da er im Gegensatz zum ventralen Vagus nicht myeliniert wird, arbeitet er langsamer und weniger präzise als dieser – halt „schlampig", wie Porges es ausdrückt.

Das dorsale System ist vermutlich das Überbleibsel eines evolutionsgeschichtlich primitiveren Systems, das später für andere physiologische Zwecke adaptiert wurde. Meeressäuger, die länger als einige Minuten unter Wasser bleiben können, entwickelten es zuerst. Gemeinhin wird es mit der Erstarrungsreaktion assoziiert, doch im Rahmen unseres Buches ziehen wir die Formulierung vor, dass es zur Erhaltung von Körperressourcen adaptiert wurde. Dieser Teil des VNS dominiert beispielsweise während der Schlafphase, wenn es nicht notwendig ist, auf Umweltreize zu reagieren, sich zu bewegen oder sonst wie aktiv zu sein.

Wie das dorsale System funktioniert und zum Erhalt der Körperressourcen beiträgt, möchten wir nun am Beispiel der Meeressäugetiere erklären. Wenn Meeressäuger längere Zeit unter Wasser sind und nicht atmen können, müssen sie ihren Sauerstoffverbrauch drosseln, damit der Vorrat so lange wie möglich reicht. Zu diesem Zweck fahren sie alle nicht unbedingt notwendigen oder viel Energie verbrauchenden Funktionen wie die der großen Muskeln zurück oder stellen sie ganz ein. Über diesen sogenannten „Tauchreflex" verfügen alle lungenatmenden Wirbeltiere, auch wir Menschen: Tauchen wir das Gesicht in kaltes Wasser, schlägt unser Herz unversehens langsamer und pumpt das Blut nur noch an lebenswichtige Organe. Die größeren, aktiven Muskelgruppen werden vernachlässigt und hauptsächlich Herz und Gehirn versorgt.

In Zeiten starken Überlebensstresses wird eine Extremversion dieser lebenserhaltenen Physiologie benötigt, die die Herz- und Atemfrequenz rapide verlangsamt und die Muskeln immobilisiert. Zudem schüttet sie körpereigene Analgetika aus, um die Schmerztoleranz zu erhöhen. Denn wenn man nicht merkt, dass man verletzt ist, wird man nicht davon aufgehalten und hat so eine größere Überlebenschance. Dieser „Totstellreflex", wie die Immobilisierungsreaktion auch genannt wird, schützt vor Raubtieren, die von Bewegung angelockt werden. Wie viele Studien jedoch andeuten, ist die mit dem dorsalen System assoziierte klassische Muskelhemmung oder -starre eine hoch riskante Überlebensstrategie, die tödlich enden kann, wenn das Herz nicht nur langsamer schlägt, sondern ganz stehen bleibt (Porges 2007). Da das dorsale Vagussystem weniger nuanciert und präzise arbeitet als das ventrale – also wie gesagt

„schlampig" reguliert –, ist seine Überlebensstrategie weitaus riskanter. Ihm fehlt einfach die schnelle Präzision des ventralen Vagussystem und daher unterlaufen ihm potenziell auch mehr Fehler.

Das dorsale System erfüllt außerdem noch zwei weitere wichtige, jedoch häufig unbeachtete Überlebensaufgaben: Es unterstützt prosoziales Bindungsverhalten und erhält die Gesundheit durch die Regulierung von Körperfunktionen wie etwa die Verdauung.

Die Unterstützung prosozialen Verhaltens erfolgt durch einen Prozess, den Porges „angstfreie Immobilisierung" nennt (Porges 2011a, S. 172). So erfordern Tätigkeiten wie Kuscheln oder Stillen ein gewisses Maß an Bewegungslosigkeit. Wenn eine Mutter ihr Kind stillt, darf sie sich nicht zu sehr bewegen, damit das Baby in Ruhe saugen kann. Diese Funktionen werden vom dorsalen Vagussystem mit seinem niedrigen Muskeltonus unterstützt. Hier agiert es also nicht innerhalb des Überlebensspektrums einer extremen lebenserhaltenden und von Angst getriebenen Physiologie, sondern sorgt für eine moderate Bewegungslosigkeit und die Erhaltung von Körperressourcen, während man Dinge tut, die wenig Energie benötigen, oder man einfach das ruhige und wohltuende gesellige Beisammensein genießt.

Dieses stresshormonfreie und ressourcenschonende „Setting" der Immobilisierung stärkt außerdem das Gespür für Sicherheit und gegenseitige Verbundenheit. Wie eine Studie von Sue Carter (2014) und Mitarbeitern gezeigt hat, unterstützt der mit Bindungsverhalten assoziierte Neurotransmitter Oxytocin offenbar Sozialverhalten, das das Erleben von Sicherheit fördert – eben jene Qualität angstfreier Bewegungslosigkeit. Oxytocin wird nicht nur bei der Geburt und beim Stillen ausgeschüttet, sondern auch bei prosozialen Aktivitäten, die sich positiv auf die Empfindung von Sicherheit auswirken (Porges 2011a).

Im Gegensatz dazu steuert die *nicht* angstfreie Bewegungslosigkeit die Physiologie in eine potenziell gefährliche Richtung – wie etwa in die oben erwähnte plötzliche Verlangsamung der Herzfrequenz –, die natürlich nicht mit Verhaltensweisen kompatibel ist, die mit Geborgenheit und Bindung einhergehen.

Damit sich die notwendigen neuronalen Plattformen für die Erfahrung angstfreier Bewegungslosigkeit überhaupt entwickeln können, muss man sich in sozialen Interaktionen als geborgen erlebt haben. Ohnedem wird die Bewegungslosigkeit riskant und gefährlich. Wer der Erfahrung: „Ich bin klein und schwach, werde aber im Arm gehalten und gewiegt" nicht über den Weg trauen kann, wehrt sie ab und verbaut sich damit zukünftige Kontaktmöglichkeiten (Carter 2014; Kozlowska et al. 2015).

Doch das dorsale Vagussystem unterstützt nicht nur prosoziale Verhaltensweisen, sondern auch die Steuerung wichtiger Funktionen für die Homöostase: Es stimuliert die für die Nahrungsaufnahme und die Verdauung dienliche Absonderung von

Magensäure und anderen verdauungsaktiven Stoffen, hält die Darmschleimhaut intakt und regelt die Immunreaktion im Darm (Browning & Travagli 2014; Stakenborg et al. 2013).

4.4 Laufende Geschäftskosten: Der Balanceakt physiologischer Reaktionen

Während das sympathische und das dorsale Vagussystem sofort nach der Geburt aktiv werden, braucht das nuanciert funktionierende ventrale Vagussystem Zeit für die Myelinisierung. Solange diese Funktion nicht zur Verfügung steht, ist der Mensch in seiner frühen Kindheit also auf andere angewiesen, die für Co-Regulation und Trost sorgen.

Wenn ein Säugling unter Stress steht und vom sympathischen System dominiert wird, braucht er einen Menschen, der ihn beruhigt, indem er ihn füttert, in den Arm nimmt, ihm gut zuredet und die Ursache für seinen Kummer beseitigt, ihm beispielsweise die Windeln wechselt oder brennende Hautstellen mit Salbe bestreicht. Kümmert sich längere Zeit niemand um das Baby, stehen ihm physiologisch gesehen wenig Möglichkeiten offen:

1. Es gibt keine Ruhe, lässt sich auch dann nicht trösten, wenn irgendwann doch jemand kommt, weint unentwegt, so lange, bis es schließlich erschöpft einschläft. Es befindet sich im Erregungszustand des sympathischen Systems.
2. Es kann sich aber auch in die Überlebensreaktion des dorsalen Systems hineinsteigern, in die Schutzhaltung gehen und gänzlich verstummen. Dies ist nicht die angstfreie Bewegungslosigkeit, sondern die ressourcenschonende und lebenserhaltende Erstarrungsphysiologie in Form eines erschlafften Muskeltonus – ein Resultat unbewältigter Angst. Hier ist das dorsale Vagussystem am Werk: Es macht bewegungslos und verordnet einen Shutdown.

Beide Male – in der extrem starken Erregung des sympathischen Systems wie auch in der dorsalen Erstarrung – verharrt der Säugling in einem physiologischen Zustand, der einzig und allein dazu dient, um jeden Preis am Leben zu bleiben. Diese lebenserhaltende Funktion ist jedoch nur für den kurzzeitigen Schutz vorgesehen und so konzipiert, dass sie sich im Nu an- und abschaltet. Sie ist kein Dauerzustand und als Langzeitmodus ungeeignet. Daher beeinträchtigen häufige oder chronische Belastungen langsam, aber sicher den Erhalt der Homöostase (d.h. die Stabilität, Balance und Konstanz der körperinneren Funktionen).

Die physiologischen Folgen dieser Stresserfahrung werden als „allostatische Überlastung“ bezeichnet, ein Begriff, der auf McEwen und Stellar (1993) zurückgeht. Ein Beispiel für allostatische Überlastung ist ein häufig erhöhter Blutdruck durch regelmäßigen beruflichen Stress. Damit man sich besser an Stresssituationen anpassen kann, lässt der Körper den Blutdruck hin und wieder kurzzeitig hochschießen. Diese gesunde Allostase ist also sehr hilfreich. Wenn der Stress jedoch nicht vorübergeht und der Blutdruck chronisch erhöht bleibt, kommt es zur allostatischen Überlastung (McEwen, Seeman & Allostatic Load Working Group 2009) – ein Prozess, den Porges (2011a, S. 95) einst sehr treffend als „laufende Geschäftskosten“ bezeichnete.

Jeder Mensch bewältigt Schwierigkeiten auf eigene Art und Weise, je nach Veranlagung, Umwelteinflüssen (wie Kindheitstraumata oder andere Stressfaktoren), Resilienzfähigkeit und Lebensstil (etwa durch Angewohnheiten wie Rauchen, übermäßiges Essen oder Alkoholgenuss). Allostase hat jedoch immer ihren Preis – egal was der Auslöser ist. Je intensiver die Physiologie auf Stressoren reagiert, desto höher die Kosten für diese Verausgabung. Ist der Körper gezwungen, sich immer wieder an Herausforderungen anzupassen, wird die physiologische Reaktionsbereitschaft ansteigen, was wiederum die allostatische Last bzw. „die laufenden Geschäftskosten“ erhöht.

Es ist ein ständiger Balanceakt: Immer ist der Körper damit beschäftigt, seine Ressourcen an die notwendigen Funktionen zu verteilen und diese mit ausreichend Energie zu versorgen – nicht zu viel und nicht zu wenig. Der Verbrauch der Überlebensphysiologie ist hoch. Sie fordert vom Körper einen Tribut, der dessen homöostatischen Idealzustand übersteigt. Im verlängerten sympathischen Erregungszustand werden mehr Sauerstoff und Nährstoffe benötigt, dafür aber mehr chemische Stresssubstanzen ausgeschüttet. Dominiert das sympathische System, kommen andere Funktionen wie Verdauung und Immunreaktion zu kurz. Daraus schließt der Körper, dass das Leben in Gefahr ist. Also legt er die Funktionen, die ein längerfristiges Überleben gewährleisten, still und leitet die so freigesetzten Ressourcen um zum aktiven Überlebenskampf.

Nehmen wir an, Sie wären dabei, Ihr Haus zu renovieren und Ihr Keller würde überflutet. Natürlich würden Sie die Malerarbeiten unterbrechen und sich stattdessen um das akute Problem kümmern. Ein plötzlicher Notfall erfordert Ihre sofortige Aufmerksamkeit, Sie lassen die alltäglichen Wartungsaufgaben zeitweise ruhen und leiten die frei gewordene Energie auf eine gezielte Reaktion um. Genauso vernachlässigen Sie Ihren physiologischen „Haushalt“ vorübergehend, damit Sie im Notfall Ihr Leben retten können. Wenn man so will, hat ein erhöhter sympathischer Erregungszustand also einen entsprechend hohen Preis bzw. bringt eine schwerere allostatische Last mit sich. Denn je mehr Bereiche des „Hauses“ vernachlässigt werden, desto mehr verschlechtert sich der allgemeine Zustand.

Am anderen Ende des Spektrums der Überlebensphysiologie hat auch der schlaffe Muskeltonus der dorsalen Unbeweglichkeit seinen Preis, allerdings aus einem ganz anderen Grund. Da die dorsale Physiologie auf Schonung ausgelegt ist, läuft es im Extremfall auf einen Totstellreflex hinaus. Im Zustand der totalen Bewegungslosigkeit reagiert der Körper, als würde er sich in ernster Gefahr befinden und müsste alle körperlichen Ressourcen um jeden Preis zurückhalten.

Das ist dann so, als würden Sie die Renovierung Ihres Hauses verschieben, weil Sie arbeitslos geworden sind und kein Geld mehr haben. Also konzentrieren Sie sich ganz darauf, alle verbleibenden Ressourcen für Nahrungsmittel und andere lebensnotwendige Dinge aufzusparen und das Renovierungsprojekt so lange auf Eis zu legen, bis Sie genug zum Überleben haben und Geld für die Renovierung „übrig haben“. Um dem Verlangen Ihres dorsalen Systems nach unbedingter Bewahrung nachzukommen, werden Sie auch hier wieder Ihren „Haushalt“ vernachlässigen und so die allostatische Last vergrößern.

Werden physiologische Wartungsfunktionen wie die Immunreaktion und die Aufnahme von Nährstoffen über den Verdauungsprozess chronisch gedrosselt, erholsame Ruhepausen gestrichen und gleichzeitig aber die Funktionen der Überlebensphysiologie angekurbelt (und damit die allostatische Überlastung), dann verschleißt das physiologische System zusehends. Auf diese Weise erhöht ein Entwicklungstrauma mit der Zeit das Risiko für schwere Erkrankungen. Dass hier eine Korrelation besteht, hat die „Adverse Childhood Experiences Studie“ (ACE), die wir in Kapitel 6 ausführlich behandeln, klar nachgewiesen.

Unserer Meinung nach hängen diese Ergebnisse mindestens teilweise damit zusammen, dass ein Entwicklungstrauma zu einer größeren physiologischen Abhängigkeit von der Überlebensreaktion führt (hoher sympathischer Erregungszustand und/oder hoher dorsaler Rückzugsmechanismus). Hauptsächlich aufgrund der mangelnden Erfahrung von Sicherheit ist die Entwicklung der neuronalen Plattformen für soziales Kontaktverhalten und angstfreie Unbeweglichkeit weniger weit fortgeschritten als sonst. Infolgedessen bleiben auch die physiologischen Plattformen unterentwickelt, die andere wichtige gesunde Funktionen wie die Immunreaktion, Verdauung und Schlaf fördern. Kurz, es mangelt an den typischen Kennzeichen eines Haushaltes, der gut geführt, gut gewartet – und zudem resilient ist.

Der Tribut in Form einer unterentwickelten VNS-Reaktion macht sich jedoch nicht nur physisch, sondern auch psychisch und emotional bemerkbar. „Die Daten unseres Forschungsprogramms stützen die Hypothese, dass die Fähigkeit zur Wahrnehmung und Regulation innerer physiologischer Zustände von grundlegender Bedeutung ist für die Kompetenz höherrangiger behavioraler, psychischer und sozialer Prozesse" (Porges 1993, S. 16). Mit anderen Worten: Die Fähigkeit zur physiologischen Selbstregulation legt das prägende Fundament für den Bau komplexerer Fähigkeiten, die für das Verhalten, die Psyche und das Sozialleben notwendig sind.

In der Phase zwischen der Empfängnis und dem dritten Lebensjahr entwickelt sich der Mensch am rasantesten. Wer sich in diesem Zeitfenster zu oft im Zustand der Überlebensphysiologie befindet, kann nicht die neurophysiologische Architektur konstruieren, die zur emotionaler Regulation und zur Verbundenheit mit anderen Menschen befähigt. Da wir nun wissen, wie stark diese frühe Entwicklungsphase die neurologische Verdrahtung prägt, leuchtet es ein, dass Störungen, die in jener Zeit geschehen, womöglich aber in Vergessenheit geraten sind, die Art, wie man die Welt, sich selbst und andere erlebt, drastisch verändern können.

5 Die Nebenwirkungen des Entwicklungstraumas

Wenn jemandem eine gesunde Bindung und eine konsistente Co-Regulation vorenthalten werden, und damit auch das davon abhängige Gespür für Sicherheit, sind die neuronalen Plattformen der Selbstregulation gestört. Deshalb wird dieser Mensch generell Schwierigkeiten mit der Regulation überhaupt haben. In diesem Kapitel geht es darum, wie eine mangelhafte Regulation wahrscheinlich alle Seinsebenen des Menschen erfasst und dort Symptome hervorruft: in seinem Körper, in seiner Seele, in seinem Verhalten und in seinen sozialen Beziehungen. Wie in der Einleitung bereits gesagt wurde, zählt die Fähigkeit zur Selbstregulation zu den Schutzfaktoren, die zur Resilienz beitragen (Shonkoff et al. 2015).

Im vorigen Kapitel ging es ja bereits um die Rolle des VNS beim Aufbau der neuronalen Plattformen für soziale Verbundenheit, die Wahrnehmung von Sicherheit sowie das Überlebensverhalten. Obwohl die Gefahrenreaktion laut Polyvagaltheorie je nach Situation unterschiedliche Teile des VNS betrifft – das sympathische System für die aktive Gefahrenreaktion, das parasympathische System für das soziale Kontaktverhalten beziehungsweise die Erstarrungsreaktion – räumt auch Porges ein, dass die Mechanismen der Gefahrenreaktion in der Praxis nicht klar voneinander getrennt sind, sondern gewissermaßen wie eine „Übergangsmischung" erscheinen (Porges 2011a). Dabei ist jeweils ein anderer Aspekt jedes Systems dominant, während die anderen in den Hintergrund treten. Auch beim Prozess der Kontaktaufnahme sind viele verschiedene, miteinander verwobene physiologische Bereiche involviert, je nachdem wie aktiv die Interaktion ist und wie stressig die Situation erscheint.

Dies wird nicht nur in physiologischen Reaktionen offenbar, sondern auch im Verhalten. So sieht man nicht selten, wie ein Kind sich an seine Mutter oder seinen Vater klammert und gleichzeitig um sich schlägt. Es ist wütend und aggressiv, braucht aber auch Nähe und Geborgenheit.

Eine Frage, die die Forschung sehr beschäftigt, ist die nach der Stressreaktion und der Funktion des VNS bei Kindern in Bezug auf Konflikte zwischen Eltern und Kindern, Ehepartnern, Familienangehörigen sowie in Bezug auf Sozialstress. Wir möchten uns hier auf einen bestimmten Aspekt des VNS konzentrieren, der besonders relevant ist in der Arbeit mit Menschen, deren Regulation durch eine fehlende gegenläufige Wechselbeziehung der vegetativen Funktionen schwer gestört ist.

5.1 Dysregulation – die Axt an der Wurzel

Was passiert, wenn Sicherheit in so weiter Ferne liegt, dass eine umfassende Fehlsteuerung den ganzen Menschen von Grund auf in seiner Entwicklung beeinträchtigt? In der Regel deckt sich diese *grundlegende Dysregulation* mit dem desorganisierten Bindungsstil.

In Abbildung 3 haben wir die im vorigen Kapitel erläuterte gegenläufige Wechselseitigkeit des VNS schematisch dargestellt. Ist der Tonus des sympathischen Systems hoch (d.h. auf „laut“ gedreht), befindet sich das parasympathische System im niedrigen Tonus (d.h., sein Mechanismus, mit dem er das sympathische System bremst, ist ausgeschaltet) – und umgekehrt. Etwa beim Sport sollte das parasympathische System niedrig gestellt sein, damit das sympathische System die Herzfrequenz, den Sauerstoffverbrauch und die Nährstofffreisetzung hochtreibt und wir längere Zeit aktiv bleiben können. So verhalten sich die verschiedenen Bereiche des VNS in einer gegenläufigen Wechselbeziehung zueinander.

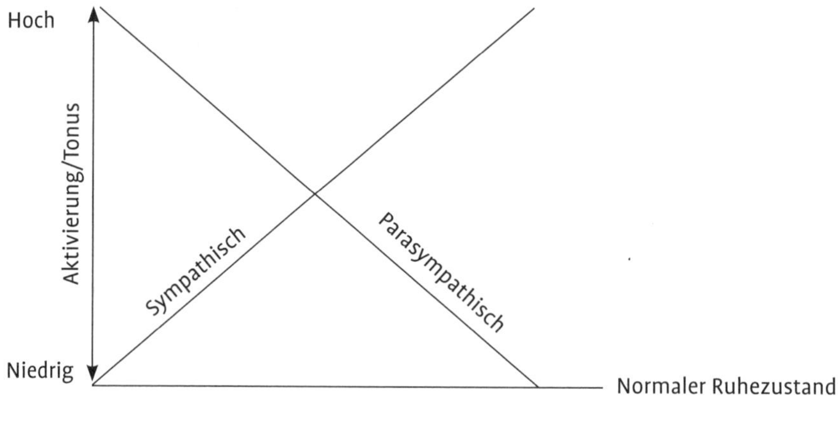

Abbildung 3: Die gegenläufige sympathisch-parasympathische Wechselbeziehung

Innerhalb dieser gegenläufigen Wechselbeziehung ist Spielraum für die Stressreaktion bzw. für fehlangepasste Reaktionen des VNS. Zum Beispiel zeigen sich ein strenger Erziehungsstil, Paarbeziehungskonflikte oder Machtspiele oft im Zusammenhang mit Kindern, deren Vagaltonus niedrig ist, was bedeutet, dass ihr sympathisches System über längere Zeit hoch aktiv ist, während die Bremse des parasympathischen Systems chronisch ausfällt. Diese Reaktion des VNS wird wiederum mit Angst, Verhaltensstörungen und anderen psychischen Problemen assoziiert. Ein Kind, das in seinem Familienumfeld mit chronischen Stressoren konfrontiert wird, reagiert auf diese Gefahr vermutlich mit einem ständig aktiven sympathischen System, was zur allostatischen Überlastung und potenziell zu aggressiven Verhaltensweisen o.Ä. führt. Die ursprünglich gut angepasste Stressreaktion wird mit der Zeit fehlangepasst und erhöht das Risiko für physische und psychische Erkrankungen (Erath, El-Sheikh & Cummings 2009; Hinnant, Erath & El-Sheikh 2015; Krishnakumar & Buehler 2000).

All dies ist innerhalb der vegetativen Wechselbeziehung möglich. Einige Forscher gehen allerdings davon aus, dass die Responsivität des VNS komplexer ist. Ernst Gellhorn, Gary Berntson und Peter Levine zum Beispiel sehen Verbindungen zwischen der nicht-gegenläufigen vegetativen Wechselbeziehung und der akkumulierten Stressreaktion (Payne & Crane-Godreau 2015). Besonders Berntsons Modell des autonomen Raumes hat viel zur Erklärung dieser Beziehung beigetragen (Berntson et al. 1994).

Doch kehren wir zu Abbildung 3 zurück. Hier rufen die klaren Signale der Wechselbeziehungen die gleiche Reaktion in der Physiologie hervor: Die Kopplung von sympathischer Aktivierung und parasympathischer Hemmung regelt physiologische Reaktionen wie die Herzfrequenz und die Atmung hoch, während die Kopplung von parasympathischer Aktivierung und sympathischer Hemmung die physiologischen Reaktionen herunterregelt und somit ausgleichend und beruhigend wirkt. Mit anderen Worten: Der stimmige Verlauf der Reaktionen auf dem Kontinuum zwischen Aktivität und Ruhe ist ein Ergebnis der guten Zusammenarbeit innerhalb der Physiologie.

Ohne die gegenläufige Wechselbeziehung wird das VNS auf dem Kontinuum in beide Richtungen gleichzeitig aktiviert bzw. gehemmt oder, wie Berntson es formuliert, „co-aktiviert" bzw. „co-inhibiert". Da der Körper sich bemüht, die gegensätzlichen Aktionen des sympathischen und des parasympathischen Systems gleichzeitig auszuführen, verursacht er zweideutige physiologische Reaktionen (siehe Abbildung 4). Das heißt, er arbeitet gegen sich selbst.

Laut Forschungsergebnissen lässt sich aus der Wechselbeziehung des VNS schließen, dass sich der Körper über evolutionär weiter entwickelte Reaktionen ausreichend anpassen kann, so wie es in der Polyvagaltheorie beschrieben ist. Die nuancierteren ventralen parasympathischen Reaktionen stünden also jederzeit zur Verfügung. Bei der fehlenden vegetativen Wechselbeziehung ist dies nicht der Fall. Infolge des akkumulierten Stresses kommt die Regulation nahezu komplett zum Erliegen, was bei fehlangepasstem Verhalten bei Kindern und zahlreichen Gesundheitsproblemen eine Rolle spielt (El-Sheikh & Erath 2011). Auf die gesundheitlichen Folgen dieser Dysregulation werden wir in Kapitel 6 noch genauer eingehen.

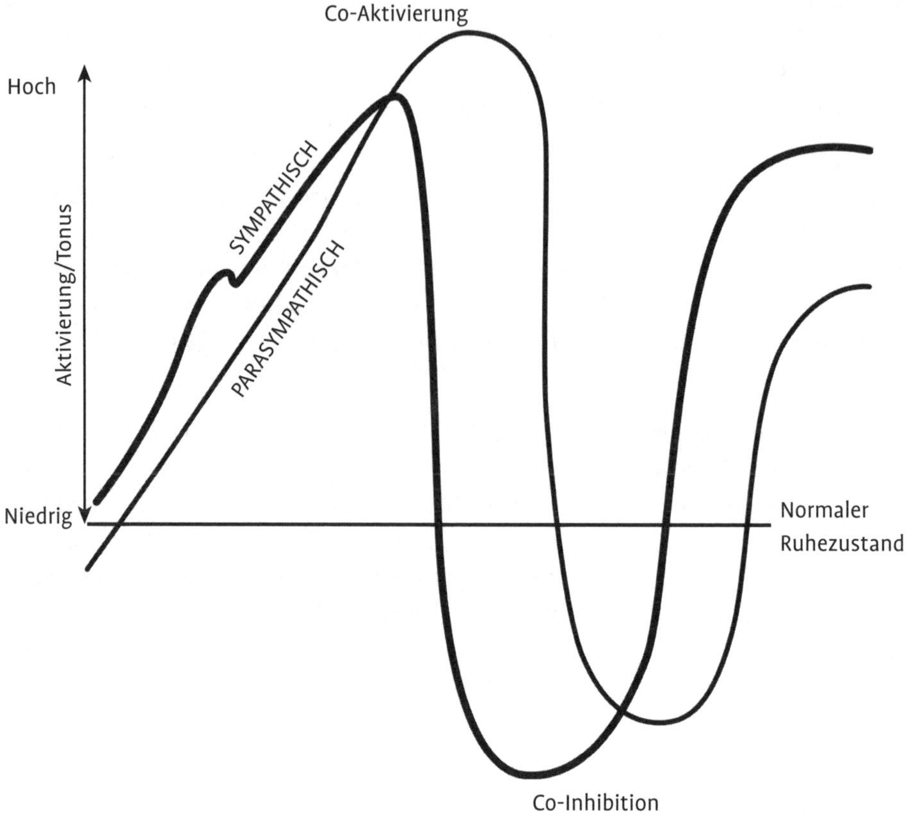

Abbildung 4: Reaktion des Körpers auf die gegensätzlichen Aktionen des sympathischen und des parasympathischen Systems

Im Somatic Experiencing nach Levine gilt die nicht gegenläufige Wechselbeziehung innerhalb des VNS – die Physiologie traumatischer Belastungen – als besonders problematisch, weil sie in einen Teufelskreis fehlgesteuerter Reaktionen hineinführt. In der Regel geht diese Physiologie auf ein Kindheitstrauma zurück und ist mit Ereignissen verbunden, aufgrund derer dem Kind eine gesunde Bindung und Co-Regulation vorenthalten werden. Die Fehlsteuerung führt beim Kind zu übertriebenen oder chaotischen Reaktionen, sodass spätere Bemühungen um eine gesunde Bindung und Co-Regulation nur teilweise effektiv sind. Das Kind kann sich und seine Emotionen nicht adäquat regulieren, da ein Komplott aus Physiologie und äußeren Umständen das Gerüst für Sicherheit und Regulation ins Wanken gebracht hat. Mit einem wackligen Fundament aber ist jedes Gebäude vom Einsturz bedroht.

Die Dysregulation auf der fundamentalen Ebene erschwert die Regulation von Reaktionen und Interaktionen, unter anderem auch deshalb, weil die Herstellung von Kontakt und Nähe sowie die Wahrnehmung von Sicherheit nicht von der Physiologie unterstützt werden. In vielen Fällen signalisieren die physiologischen Reaktionen – wahrscheinlich sogar ständig – Gefahr. Eine mangelnde Regulation verursacht extremere Reaktionen auf furchterregende Situationen (und bewirkt, dass mehr Situationen als furchterregend wahrgenommen werden). Erinnerungen und Muster werden von der Amygdala und dem Hippocampus mit einem höheren „Wert" versehen und bleiben durch die so entstandenen neurochemischen Marker deutlicher und länger wirksam (Janak & Tye 2015). Kramen wir in diesen Erinnerungen und den aus der Vergangenheit abgeleiteten Lektionen herum, „finden" wir mehr Informationen über Gefahren, die uns wiederum bestätigen, dass unsere Umwelt gefährlich ist. Damit befinden wir uns im Teufelskreis: Dysregulation signalisiert Gefahr, das Gedächtnis bestätigt dies, die Gefahrenreaktion kommt in Fahrt. Andere Menschen, Freunde oder Angehörige, werden jetzt wahrscheinlich reagieren, als ob auch sie in Gefahr seien, gehen in die Defensive oder suchen den Konflikt und bestätigen damit das Gefühl, dass man angegriffen oder bedroht wurde, obwohl es in Wahrheit das eigene Verhalten war, das die defensive Reaktion überhaupt erst provoziert hat.

Durch das unbewusste Filtern der Umwelt bekommen selbst allerkleinste Anzeichen für Gefahr (bzw. für einen Mangel an Sicherheit) mehr Gewicht und Aufmerksamkeit (Janak & Tye 2015). Tut man dies schon von klein auf, wird die Neurozeption „falsch kalibriert" und mehr auf Gefahr geeicht als auf Sicherheit, selbst wenn diese gegeben sein sollte. Man fühlt sich ständig bedroht und verhält sich entsprechend – aggressiv –, sodass auch die Mitmenschen entsprechend – aggressiv – reagieren und damit den Eindruck bestätigen, dass man sich in Gefahr befindet. Die Betroffenen erstarren, weisen angebotene Nähe und Unterstützung ab oder werden unempfänglich dafür, und das nicht wahrgenommene Angebot wird wieder zurückgezogen.

Erfahrene Therapeut*innen erkennen die fundamentale Dysregulation vor allem an der fehlenden Wechselbeziehung innerhalb der physiologischen Funktionen. Die Co- und Selbstregulation ist dadurch so gestört, dass ein Entwicklungstrauma auf der Hand liegt. Entscheidungen über die Behandlungsmaßnahmen werden auf der Basis einer durch und durch konservativen Perspektive getroffen. Hängt die auf der fundamentalen Ebene erfolgte Dysregulation offensichtlich mit einem frühen Trauma zusammen, muss man langsam vorgehen. Veränderungen sind nicht so leicht möglich, da die Physiologie der Klient*innen im Nu von starker Erregung in dorsale Erstarrung umschlagen und ihnen die Annahme von Nähe und Bestätigung, ja schon die Teilhabe am Gespräch, erschweren kann. Höchstwahrscheinlich sind sie schreckhaft und lauern gleichzeitig auf Gefahr. Sie mögen sich aufrichtig darum bemühen, geistig anwesend im Hier und Jetzt zu sein, aber von ihrer Überlebensphysiologie getrieben, werden sie es vielleicht nicht schaffen.

John, 45, ist seit über 20 Jahren mit Maria verheiratet. Kennengelernt haben sich die beiden an der Uni bei einem Blind Date. Zwei Wochen später wollten sie schon heiraten, und obwohl es von Anfang an in der Ehe kriselte, blieben sie zusammen. Bei der Hochzeit habe es ja geheißen: „In guten wie in schlechten Zeiten", pflegt Maria zu sagen, und leider habe sich das Leben mit John nun einmal als „schlecht" entpuppt.

Nach dem Studium eröffnete John ein kleines Reisebüro. Zuerst war er ganz eifrig dabei, doch binnen kurzer Zeit veränderte sich die Wirtschaftslage, Kunden buchten ihre Reisen online und blieben weg. Er war gestresst und sein Gesundheitszustand wurde zunehmend schlechter – vor allem litt er unter Schlafstörungen. Nach fünf Jahren war er pleite, auch die Miete und die Angestellten konnte er nicht mehr bezahlen. Um sich zu entspannen, fing er an zu trinken, doch der Alkohol verschlimmerte seine Schlafstörungen nur.

John bekam schwere Migräneanfälle, ausgelöst durch helles Licht und laute Geräusche. Durch den Stress und die Migräne hatte er erheblich abgenommen, zudem waren seine Blutdruck- und Zuckerwerte erhöht.

Nach dem Konkurs zog er sich zurück, blieb meistens in seinem abgedunkelten Zimmer. Stundenlang hockte er vor irgendwelchen geisttötenden Fernsehsendungen, schlief nicht mehr mit Maria. Er vernachlässigte seine Körperhygiene und wusch sich noch nicht einmal mehr. Immer öfter verkrachte er sich mit Maria, bekam Magenkrämpfe.

Johns Physiologie erzeugte die typischen Begleiterscheinungen einer fundamentalen Dysregulation. Er war gestresst und nervlich auf 180, dabei in sich zurückgezogen und schlapp. Er schlief schlecht und döste den ganzen Tag lang in seinem dunklen Zimmer.

Sein sympathisches System trat sporadisch und ohne offensichtliche Gefahr in Aktion. Er konnte sich dann nicht wieder beruhigen, fühlte sich überfordert und ausgelaugt. Er sagte, er habe keine Hoffnung mehr und wolle sterben. Schließlich unterzog er sich auf Marias Drängen einer somatischen Traumatherapie. Die erfahrene Therapeutin schloss aus seinen Symptomen auf traumatische Erfahrungen in der frühen Kindheit. Doch sobald sie das Gespräch auf diese Lebensphase brachte, wehrte er wütend ab. Er bestand darauf, dass seine Symptome nur von dem Stress wegen des Geschäftsverlustes kamen.

Nach der Sitzung, in der die Therapeutin auf seinen Erregungszustand einging, fiel er über drei Tage in eine Mischung aus Schlafkoma und Migräne. So schlimm war es noch nie gewesen. In der Folge klärte ihn die Therapeutin ganz behutsam über den Zusammenhang zwischen seinen Symptomen und einer möglichen Dysregulation auf, und so konnte John schließlich seine Stimmungsschwankungen durchschauen. In derselben Sitzung offenbarte er ihr, dass sein Vater Alkoholiker gewesen war. Er und sein Bruder hätten als Kinder mit ansehen müssen, wie der betrunkene Vater ihre Mutter schlug.

Da der Therapieprozess offensichtlich sehr viel Zeit brauchen würde, war John eher bereit, sich seinen Stressreaktionen in kleinen Schritten zu nähern. Allmählich erkannte er, was sich hinter seiner Zurückgezogenheit und Kraftlosigkeit verbarg und welchen Einfluss die fehlende Sicherheit in seiner frühen Kindheit auf seine Symptome ausübte.

So hatte John zum ersten Mal in seinem Leben das Gefühl, wieder nach vorne schauen zu können und einen Plan zu haben. Er würde an seiner Regulationsfähigkeit arbeiten, was viel Zeit in Anspruch nehmen dürfte, aber nach und nach würden sich all seine Symptome entwirren und bessern.

5.2 Die zwingende Physiologie des Überlebens

Um die Physiologie der Gefahr von der normalen, gefahrlosen Physiologie zu unterscheiden, bezeichnen wir sie als „Überlebensphysiologie". Damit beschreiben wir den durch die Wahrnehmung von Gefahr ausgelösten hochfrequenten sympathischen Zustand (starker Erregung) bzw. den hochfrequenten dorsalen parasymphatischen Zustand (der Erstarrung). Stellen Sie sich diese beiden physiologischen Reaktionen am äußersten Ende des sympathischen bzw. des parasympathischen Spektrums vor. Wie im vorigen Kapitel erklärt wurde, sollten beide eigentlich zeitlich begrenzt sein. Wer hingegen zu lange in diesem Zustand der allostatischen Überlastung verharrt, zahlt einen immens hohen physischen Tribut.

Die Überlebensphysiologie funktioniert etwa wie ein führerloser Zug. Einmal außer Kontrolle geraten, ist er kaum noch aufhaltbar, weil man nicht in Ruhe überlegen kann, ob es für die Gefahr eine rationale Erklärung gibt oder ob sie nicht so ernst ist wie anfangs angenommen. Stattdessen drängt der Überlebenstrieb zur unverzüglichen Reaktion. Und wenn das Leben auf dem Spiel steht, kann man es nicht darauf ankommen lassen. Es wäre zu riskant.

Die Überlebensphysiologie macht Druck und bedeutet das Ende für Neugier und Kreativität. Unter dem Einfluss des stark aktivierten sympathischen Systems ist der Mensch erheblichen physischen Veränderungen ausgesetzt. Nicht nur sein Gehör, auch die Verarbeitung von Informationen und Erinnerungen im Gehirn ist davon betroffen, sodass er aus seiner Umgebung Gefahren und Widerstände „herausfiltert". Unter dem Einfluss des hochtonalen dorsalen Parasympathikus wiederum stumpft die körperliche Empfindung ab und man verliert den Kontakt zu sich selbst und der Umwelt. Der Höhepunkt des dorsalen Tonus ist der physiologische Erstarrungszustand.

Diese physiologischen Extreme sind natürlich nicht kompatibel mit logischem Denken, zwischenmenschlicher Nähe und einer gut abgestimmten Reaktion auf die Umwelt und andere Menschen. Unter Lebensgefahr geht man unweigerlich in eine Schutzhaltung. Ein gesunder Start ins Leben hätte hingegen bewirkt, dass diese Überlebensreaktionen nur in wirklich lebensbedrohlichen Situationen erfolgen und zudem zeitlich begrenzt sind. Dann entspricht die Reaktion in etwa dem wahren Ausmaß der Gefahr. Ist sie vorüber oder war alles nur Fehlalarm, kehrt man in den ausgeglichenen physiologischen Zustand zurück, in dem man sich um andere Dinge kümmern kann als ums schiere Überleben.

Porges beschreibt dies so: „Um effektiv von abwehrenden zu Kontakt herstellenden Strategien überwechseln zu können, muss das Nervensystem eines Säugetieres zwei wichtige zur Anpassung notwendigen Aufgaben erfüllen: 1. das Risiko einschätzen und, falls die Umgebung als sicher wahrgenommen wird, 2. die primitiveren limbischen Strukturen hemmen, die das Angriffs-, Flucht- oder Erstarrungsverhalten steuern. Jeder Reiz, der potenziell dazu führt, dass der Organismus sich sicherer fühlt, kann potenziell die evolutionär fortschrittlicheren Kreisläufe in Gang setzen, welche die prosozialen Verhaltensweisen des kontaktherstellenden Systems unterstützen" (Porges 2009, S. 88).

Das heißt: Je mehr Sicherheit empfunden wird, desto besser kann man im System der Kontaktaufnahme verbleiben (ventraler Vagus) und die primitiveren Überlebensreaktionen Angriff, Flucht und Totstellreflex sein lassen.

Menschen, die sich jedoch nicht darauf verlassen konnten, in Sicherheit zu sein, waren wohl kaum in der Lage, ihre Anpassungsaufgaben auszuführen und adäquat einzuschätzen, ob ihre Umwelt gefährlich oder sicher ist. Und so geht alles, was sie tun und erleben, durch den Filter ihrer chronisch im Hintergrund operierenden Überlebensphysiologie. Sie werden in einen Überlebenskampf hineingedrängt, der zur Eile mahnt, und ihre Physiologie reagiert, als ob sie sich in höchster Gefahr befänden. Wahrscheinlich reagieren sie übertrieben heftig oder – falls die dorsale Physiologie dominiert – übertrieben zurückhaltend. Bewegt sich das VNS aus der gegenläufigen Wechselbeziehung heraus, wird die Physiologie chaotisch und ist selbst bei den schwachsten Reizen nicht zu einer gut organisierten Reaktion imstande. „Lauf weg!", brüllt sie, „Stell dich tot!", „Wehr dich!" – alles auf einmal! Wie soll man zwischen all diesen verschiedenen Signalen richtig unterscheiden? Vor lauter Überforderung können Betroffene nicht erkennen, was wirklich los ist, und wissen nicht, wie sie reagieren sollen.

Die Überlebensphysiologie ist wie ein bis an den Rand mit Steinen beladener Schlitten, der einen verschneiten Abhang hinunterschlittert. Je mehr Steine, umso schwerer der Schlitten und umso größer die Triebkraft. Je extremer die Überlebensphysiologie ist, umso „aufgeladener“ wird die Reaktion, umso zwingender wird wiederum die Überlebensphysiologie und umso mehr gerät man außer Kontrolle. Ist man schon von klein auf existenziell bedroht, ist die Überlebensphysiologie nicht zeitlich beschränkt und wird zum „Normalzustand“. Wessen „Ruhezustand“ (s.o.) die starke sympathische Erregung ist, kann sich nicht auf die ventrale parasympathische Physiologie des sozialen Kontaktes verlassen. Eine zu dominante dorsale Physiologie hingegen macht taub und apathisch. In beiden Fällen wird sich die Funktionsfähigkeit radikal ändern. Wird die Fähigkeit, aus einem Sicherheit erkennenden Inneren heraus mit sich selbst und anderen Menschen in Kontakt zu kommen, von der Überlebensphysiologie aus den Angeln gehoben, dann ist jedoch nicht nur die Physiologie betroffen, sondern der Mensch in seiner Ganzheit.

Eine Physiologie, die ihre Aufgaben nicht erfüllen kann, verzerrt die Überlebensimpulse auf absehbare und klar erkennbare Art und Weise: physisch und psychisch, auf der Ebene des Verhaltens sowie in sozialer Hinsicht. Ohne die neuronalen Plattformen, die wichtig sind für die Herstellung zwischenmenschlicher Nähe, sind Co- und Selbstregulation, oder allein ein Gefühl der Zugehörigkeit und Verbindung, kaum möglich. Dann fehlt also ausgerechnet das, was der Mensch am dringendsten braucht, um aus der Überlebensphysiologie herauszukommen. In Ermangelung einer gesunden Regulation blockieren maladaptive Reaktionen den Zugang zu eben dem Regulationszustand, der angestrebt wird.

Wir Therapeut*innen müssen wissen, wie die Überlebenspyhsiologie das Verhalten auf eine Weise beeinflusst, dass es außerhalb einer lebensbedrohlichen Situation unverständlich erscheint. Erst wenn wir die im frühkindlichen Überlebenskampf entstandene Dynamik wirklich begreifen, können wir unseren Klient*innen besser helfen.

5.3 Die Verortung der eigenen Kontrolle

In den 1950er-Jahren entwickelte der US-amerikanische Psychologe Julian Rotter das Modell der sogenannten „Kontrollüberzeugung“ (Engl.: internal and external locus of control“). Inzwischen hat man sich auch in anderen Bereichen mit dieser Theorie beschäftigt, und so wird sie nicht nur in der Psychologie angewandt, sondern auch in der Wirtschaft und im Coaching, wo sie dazu dient, sich selbst besser kennenzulernen. Die Theorie erklärt, auf welchem Wege man zu seiner Einstellung findet und wie das eigene Verhalten zum Teil auch mit dem Wunsch nach Kontrolle in verschiedenen mehr oder weniger gelungenen Lebenslagen zusammenhängt.

Verortet man die Kontrolle ganz und gar in seinem Inneren, ist man fest davon überzeugt, dass man die Konsequenzen seines Handelns beeinflussen kann, und übernimmt die Verantwortung dafür. Menschen, bei denen das so ist, kümmern sich weniger um die Meinung der anderen, sind leistungsstark und führen negative Folgen auf ihr eigenes Versagen zurück. Im Gegensatz dazu glauben diejenigen, die ihre Kontrolle im Außen verorten, dass ihr Leben von anderen Menschen oder äußeren Dingen wie Schicksal oder Glück bestimmt wird, auf die sie keinen Einfluss haben. An dem, was ihnen geschieht, sind ihrer Ansicht nach also tendenziell die anderen schuld. So überlassen sie es meist den anderen, Dinge zu Ende zu führen, im guten Glauben, dass sich irgendwie schon alles fügen wird. Später dann rückte Rotter (1975) von seiner ursprünglichen Auffassung etwas ab. Er sprach nicht länger von zwei einander ausschließenden Kontrollüberzeugungen, sondern von einem Kontinuum. Demnach sei jeder Mensch, mit seinen Stärken und Schwächen, eine Mischung aus beiden Arten. Es gilt außerdem als erwiesen, dass Menschen, die sich mehr vom Außen bestimmen lassen, gestresster sind und häufiger zu klinischen Depressionen neigen (Benassi, Sweeney & Dufour 1988), während Selbstwirksamkeit und eine im Inneren empfundene Kontrolle zu den Schutzfaktoren der Resilienz zählen (Shonkoff & Phillips 2000).

Wir haben dieses Modell in unseren Ansatz mit einbezogen, weil es unserer Meinung nach die Dynamik der frühen Traumatisierung zu erklären hilft. Säuglinge verorten ihre Kontrolle natürlich ganz und gar im Außen. Sie sind vollkommen auf andere angewiesen, werden von ihnen gefüttert, sauber gehalten und beruhigt. Im Prozess der Co-Regulation und am Übergang zur Selbstregulation braucht das Baby jemanden, der es zuverlässig betreut und die Störungen seines inneren Zustandes beseitigt, es beispielsweise in eine Decke wickelt, wenn ihm kalt ist. Aus diesem Stadium des zuverlässigen Umsorgtwerdens kann das Kind dann allmählich in seine Außenwelt vordringen: Es weiß sich in Sicherheit, ist neugierig und kontaktfreudig. In Porges Worten: „Reaktionsstrategien sind ein Spiegelbild des Zustands, wenn die inneren Bedürfnisse weniger wichtig werden als die äußeren – wenn das Baby (nach dem Füttern, Bäuerchen und Windeln) bereit ist für die Welt der Menschen und Dinge und wenn es gern mit ihnen interagieren will“ (Porges 2011a, S. 80). Braucht das Kind nicht auf innere Bedürfnisse wie Hunger oder Kälte zu achten, ist es frei, sich für seine Außenwelt zu interessieren.

BEISPIELE FÜR DIE VERORTUNG VON KONTROLLE

Verortung der Kontrolle im Inneren

- nicht sehr interessiert daran, was andere denken oder meinen
- geht selbstbewusst mit Herausforderungen und Konflikten um
- ist in der Regel körperlich gesünder
- starke Selbstwirksamkeit; kann Ziele setzen und bemüht sich, diese zu erreichen
- ist eigenen Aussagen zufolge glücklicher und legt Wert auf Unabhängigkeit
- arbeitet meist besser im eigenen Tempo

Verortung der Kontrolle im Äußeren

- gibt häufig anderen die Schuld an der Situation
- hält ohne Weiteres andere Menschen, das Schicksal oder die Umstände für verantwortlich
- hat das Gefühl, machtlos zu sein, keinen Einfluss auf die Umstände zu haben und nichts verändern zu können
- begegnet Schwierigkeiten ohne Hoffnung und mit dem Gefühl der Machtlosigkeit; ist anfällig für erlernte Hilflosigkeit

Aufmerksame Eltern, die angemessen auf die Bedürfnisse des Säuglings eingehen, unterstützen den Entstehungsprozess des Kontinuums von im Innen und Außen verorteter Kontrolle. Dadurch kann der Prozess der gesunden Co-Regulation einsetzen, mit dessen Hilfe das Kind langsam die Fähigkeit der Selbstregulation erwirbt. In diesem Kontext würde ihm irgendwann das ganze Kontinuum der verorteten Kontrolle zur Verfügung stehen – das Gefühl, eine handelnde Person zu sein, die Einfluss auf seine Umwelt hat und gleichzeitig die Fähigkeit besitzt zu erkennen, wann etwas außerhalb ihrer Kontrolle liegt, und sich diesem Umstand anzupassen, ohne andere dafür zu beschuldigen.

Die gleichen Erfahrungen, die ein Entwicklungstrauma verursachen, unterbinden auch die gesunde Entwicklung von Selbstbestimmung. Bei einer desorganisierten Bindung, vor allem einhergehend mit nicht wechselseitigen Reaktionen des Nervensystems, ist wahrscheinlich auch das Gefühl von Selbstbestimmung desorganisiert. In Anbetracht der Tatsache, dass das Entwicklungstrauma in eine Phase der Abhängigkeit von anderen fällt – wenn die Kontrolle im Außen verortet ist –, überrascht es nicht, dass viele früh Traumatisierte ihre Kontrolle eher ganz am Ende des Kontinuums ansiedeln, wo sie von Außen bestimmt werden. So haben sie manchmal das Gefühl, von ihrer Umwelt oder von einer bestimmten Gruppe von Menschen, die sie als Autorität empfinden – beispielsweise der Polizei, dem Arbeitgeber oder der Regierung –, zum Opfer gemacht zu werden. Andererseits fühlen sie sich extrem stark verantwortlich für alles, was in ihrem Leben geschieht – sogar für Dinge, über die sie gar keine Kontrolle haben können. So glauben sie etwa, dass sie an allen schlimmen Zuständen und Ereignissen Schuld tragen oder nichts Besseres verdient haben, weil sie von Grund auf böse sind. Auf diese wichtigen Nebenwirkungen des Entwicklungstraumas werden wir in Kapitel 7 noch detaillierter eingehen.

Nach und nach fügen sich die Elemente zu dem Bild zusammen, das bei Menschen, die von einem Entwicklungstrauma betroffen sind, gesundheitsschädliche maladaptive Reaktionen hervorruft: Dysregulation verschiedener Systeme; eine Überlebenspyhsiologie, die auch dann ein ums Überleben bemühtes Verhalten auslöst, wenn der Kontext das gar nicht verlangt; und ein verzerrtes Kontrollbewusstsein bzw. das Gefühl, keine Macht zu haben. Ihr Zusammenspiel wird unweigerlich zu Anpassungs- und Bewältigungsstrategien führen, für den wir den Begriff „defensive Anpassung" verwenden.

5.4 Defensive Anpassung

In den vorhergehenden Abschnitten dieses Kapitels haben wir uns mit der Dynamik befasst, die zu einem tatsächlichen oder wahrgenommenen Gefühl der Ohnmacht führt – in Bezug auf die eigene Physiologie, die Reaktionen auf die Umwelt und der Menschen darin –, und mit der Fähigkeit, die Konsequenzen des eigenen Handelns zu beeinflussen. Säuglinge oder Kleinkinder, die ohne Regulation und Kohärenzerfahrung aufwachsen, werden diesen eklatanten Mangel an Sicherheit als unerträglich empfinden und mithilfe eigens dafür entwickelter somatischer und physiologischer Mechanismen zu kompensieren versuchen. So entstehen als Ersatz für die echte Regulation zum Teil recht ausgefeilte Verhaltens- und Glaubenssysteme.

Statt mit dem von Bernard Brandchaft geprägten Begriff „pathologische Anpassung" (Brandchaft 2007) bezeichnen wir diese Strategien lieber als „defensive Anpassung". Und während die meisten Modelle sich in Bezug auf die Bewältigung des als lebensbedrohlich empfundenen Entwicklungstraumas in erster Linie auf die Fehlanpassungen von Psyche und Verhalten beziehen, schließen wir auch den Körper mit ein.

Die Anpassungs- bzw. Kompensationstheorie geht auf Sigmund Freud zurück. Jean Piaget passte dieses Konzept in seine Theorie zur kognitiven Entwicklung ein, und in diesem Sinne verstehen wir es heutzutage. Piagets Modell erklärt, wie Erlebnisse und Erkenntnisse in die kognitive Entwicklung mit einfließen. Die Organisation der Erkenntnisse – über die Menschen sozusagen zu ihrem persönlichen Weltbild gelangen – bezeichnete er als „Schema" (Gruber & Vonèche 1977).

Mit dem Begriff „pathological accommodation“ beschreibt Brandchaft (2007) eine tief sitzende Form der Anpassung nach einem frühen Trauma. Dem Autor zufolge gibt das Kind zur Bewahrung der vom Trauma bedrohten Nähe und Bindung die eigene Art zu denken und zu fühlen auf und übernimmt dafür die der anderen. Damit wolle es sich gegen den „unerträglichen Schmerz und die existenzielle Angst“ schützen (Brandchaft 2007, S. 667), wenn die Eltern ihm die Regulation vorenthalten und stattdessen verlangen, dass es auf *ihre* Bedürfnisse eingeht. Deren eigene unsichere Bindung und der Mangel an Regulation hindern sie daran, dem Kind Co-Regulation zu gewähren. Stattdessen muss das Kind ihre Defizite kompensieren. Selbstverständlich laufen diese Bedürfnisse und Impulse in der Regel unbewusst ab.

Brandchaft beschreibt diese Dynamik der Kindesentwicklung folgendermaßen: „Bei einem sicheren Bindungssystem entstehen aus dem sensiblen Verhalten der Bezugsperson und dem ganz eigenen Verhalten des Kindes harmonische Sequenzen. Wird das Kind jedoch immer wieder traumatisiert, lösen seine Rhythmen und psychischen Zustände keine harmonischen Reaktionen aus. In Wahrheit überträgt die Bezugsperson ihre eigenen unsicheren Bindungsmuster auf die Bindung zum Kind” (Brandchaft 2007, S. 674).

Im Kontext des frühen Traumas erscheint uns der Begriff „defensiv“ zutreffender als „pathologisch“, da das Kind durch seine Art der Anpassung ja sein Leben verteidigt. Es sind Schutzmechanismen gegen das überwältigende Gefühl der Hilflosigkeit, gegen die entsetzliche Angst und den Näheverlust, weil der Schmerz darüber zu groß ist, um ihn wirklich an sich heranzulassen. Laut Brandchaft zeigt sich diese Art der Anpassung manchmal in Verhaltensweisen, die für den unsicheren Bindungsstil typisch sind. Und manchmal kommt sie eben auch körperlich zum Ausdruck, etwa indem die Erregung über das dorsale parasympathische System gedämpft werden soll.

Diese Dynamik setzt sich dann im Erwachsenenleben fort, wo sie die Fähigkeit zu gesundem Beziehungsverhalten und eine gesunde physiologische Reaktionsweise unterbindet. Wie Brandchaft ganz richtig erkannt hat, gehen diese aus einem frühen Trauma herrührenden Anpassungsmechanismen mit Zwanghaftigkeit einher. Sie haben die unbedingte Dringlichkeit der Überlebensphysiologie, weil sie direkt mit einer lebensbedrohlichen Erfahrung verbunden sind. „Wir haben es hier mit einer grundlegenden Verschmelzung zu tun“, so Brandchaft, „wo es keinen Unterschied mehr gibt zwischen der zwanghaft sich anpassenden Unterordnung und dem freiwilligen Wunsch zu gefallen, und dies wird dann undifferenziert als charakteristisch für ‚Liebe‘ betrachtet. Anpassung aus Liebe, mit Respekt für die legitimen Bedürfnisse des Partners, ist das erfolgreiche Ergebnis einer gesunden Entwicklung und immer die Conditio sine qua non jeder heilsamen Beziehung. In der pathologischen Anpassung zeigt sich der andauernde Einfluss einer in der Entwicklung stattgefundenen traumatischen Bindungserfahrung. Sie hat etwas essenziell Zwanghaftes" (Brandchaft 2007, 670).

Genau hier überschneidet sich die defensive Anpassung mit der Einstellung zur Selbstbestimmung: Sie ist umso stärker, je gefährlicher die Umwelt zu sein scheint und je weniger man sich selbst als handelnd und einflussnehmend auf den persönlichen Werdegang erlebt und/oder wahrnimmt.

„Je weiter ein Erlebnis von der Normalität entfernt ist und je größer die Lebensgefahr dabei, desto schlechter können die normalen mentalen Mechanismen es verarbeiten und bewältigen", schreibt Bruce Perry (2002, S. 6) über den Einfluss früher traumatischer Erfahrungen. Ein Entwicklungstrauma kann selbst so lebensnotwendige Dinge wie Nahrung und Zuneigung ins Abseits der Normalität rücken, und wenn sie fehlen, dann ist das in der Tat lebensbedrohlich.

Wie ja bekannt ist, hinterlässt ein Trauma in der nonverbalen Entwicklungsphase buchstäblich seine Fingerabdrücke auf dem sich in der Entstehung befindenden Neuronenmuster und wird zur Schablone für die neuronalen Systeme, an denen sich alle späteren Erfahrungen wie an einem Bezugsrahmen ausrichten. Vergleichen wir das einmal mit der Traumatisierung Erwachsener, die bereits ein stabiles neuronales System besitzen, dann stellen wir fest: Das Trauma kann das neuronale System zwar verändern, doch die Fundamente sind bereits gelegt und halten stand. In der Regel macht das Trauma den jahrelangen Entstehungsprozess der neuronalen Muster nicht zunichte. Es wird die Muster vielleicht durcheinanderbringen, doch ein gesundes Fundament, das im Laufe des Säuglingsalters, der Kindheit und der Jugend gebaut wurde, ist so stabil wie ein Tisch aus Massivholz. Alles, was sich auf diesem Tisch befindet, kann drastisch verändert werden, doch der Tisch selbst bleibt intakt und kann sehr gut zum Wiederaufbau verwendet werden. Beim Entwicklungstrauma verhält es sich anders: Der Tisch wurde unüberlegt oder unsachgemäß gebaut und steht vielleicht schief, sodass alles, was sich darauf befindet, nicht ausreichend gesichert ist.

Bei der gesunden neuronalen Programmierung wird die Physiologie auf die Homöostase hin „designt". Unter dem Einfluss eines Entwicklungstraumas hingegen wird es merklich mehr adaptive Veränderungen geben in Bezug auf die Kognition, die Affekte, das Verhalten, die Neurophysiologie und die Physiologie –mit unterschiedlichen Auswirkungen bei Kindern und Erwachsenen. Kinder reagieren hauptsächlich mit Übererregung oder Dissoziation, die meisten mit beidem. Oft heißt es dann, sie seien „trotzig", „aufsässig", „geistig abwesend", „kalt", „renitent" oder „agierten ihre Wut impulsiv aus", dabei sind sie voller Angst. Mit ihrem schwer verständlichen Verhalten ärgern, frustrieren oder irritieren sie andere, erreichen also nur das Gegenteil und manövrieren sich immer weiter ins Abseits. Womöglich überinterpretiert das

Kind die nonverbalen Signale eines verärgerten Erwachsenen und gerät dadurch in einen primitiveren oder desorganisierten Zustand.

Je genauer wir das Entwicklungstrauma und seinen Einfluss auf die Neuroentwicklung durchschauen, desto mehr Mitgefühl und Verständnis können wir für betroffene Kinder oder Erwachsene aufbringen. Ein Grundwissen über das Entwicklungstrauma ermöglicht natürlich schon bessere Interaktionen, doch der Schlüssel zur Heilung liegt in der Erkenntnis, welche Folgen die fehlerhaften neuronalen Plattformen und die defensive Gefahrenanpassung haben: Vom instinktiven Drang zur Selbsthaltung und dem grundlegenden Mangel an Regulationsfähigkeit gesteuert, führt die defensive Anpassung bei den Betroffenen zur Überzeugung, keine Macht über den eigenen Körper und die eigene Reaktion zu haben.

Stellen Sie sich Folgendes vor. Sie setzen einen Topf mit Wasser auf den Herd in der Erwartung, dass es die perfekte Temperatur für eine Tasse Tee erreichen und dann allein vor sich hin brodeln wird. Gleich werden Sie mit Ihrer Verwandten, die zu Besuch da ist, bei einer schönen Tasse Tee nett plauschen, so zumindest ist Ihr Plan. Doch plötzlich kocht das Wasser über, blitzschnell eilen Sie zum Herd, um den Topf wegzureißen, und verbrennen sich dabei ganz schlimm. Jetzt muss Ihre Verwandte Sie zur Notaufnahme fahren, damit Sie verarztet werden. Aus dieser Erfahrung lernen Sie, niemals wieder Tee trinken zu wollen, weil das einfach zu gefährlich, zu riskant ist und Sie sich womöglich verbrennen. Und in der Annahme, dass die Verwandte wahrscheinlich nicht wieder zu Besuch kommen wird, weil alles bei Ihnen offensichtlich immer in einer Katastrophe endet, laden Sie sie gar nicht erst ein.

Mit dieser Geschichte wollen wir eine bestimmte Art von defensiver Anpassung veranschaulichen, nämlich wie das Nervensystem mit stark belastenden Situationen umgeht, sie hinter sich bringt, um einfach irgendwie weiterzuleben. Es will schützen und verteidigen, geht jedoch ins Extreme und führt zu Trennungen oder in die Isolation. Grundsätzlich kann man also sagen: Die defensive Anpassung schränkt die Fähigkeit ein, das Beste aus seinem Leben herauszuholen.

Beim Entwicklungstrauma haben wir es mit primitiveren Arten von Anpassungsmanövern zu tun. Je primitiver sie sind, desto weniger effektiv sind sie im Erwachsenenleben, wo ein „normatives“, differenziertes und berechenbares Verhalten erwartet wird. In die Kategorie der defensiven Anpassung gehören auch Verhaltensweisen wie Selbstverletzung, Essstörungen, Zwangsstörungen – alles, was die Regulation ersetzt oder zu einem Gefühl verhilft, dass man die Kontrolle hat, sich in Sicherheit befindet und mit anderen verbunden ist.

Frank ist in der 8. Klasse und hat es schwer, weil er keine Freunde hat. Als er zwei war, wurden seine Eltern von einem Betrunkenen überfahren und getötet. Seitdem wohnt er bei seinem Onkel und seiner Tante. Offensichtlich kann sich Frank nicht selbst an seine Eltern erinnern, erzählt aber Geschichten, die er von seinen Verwandten gehört hat.

Frank wurde von seinem Onkel regelmäßig nach dem Zubettgehen sexuell missbraucht. Er wagte nicht, sich jemandem anzuvertrauen, weil sein Onkel ihm gedroht hatte, ihn in ein Waisenhaus zu stecken, wenn er es jemandem erzählen würde, und so ging der Missbrauch jahrelang weiter.

Frank hat noch nie in Frieden und Harmonie mit seinem Körper gelebt. Er bekam Albträume, seine Zensuren wurden schlechter. Aufgrund seines störenden Verhaltens wird er häufig zum Schuldirektor geschickt. Er versuchte es mit Haschisch und anderen Drogen. Doch das brachte nichts. Die ersehnte Erleichterung fand er erst durch Schneiden. Zuerst fügte er sich nur leichte Schnitte in den Arm zu. Das wirkte sofort: Schon ein oder zwei Sekunden später spürte er keinen Schmerz mehr, weder emotional noch physisch. Er war im Frieden.

Frank ritzte sich weiter, immer öfter und immer stärker. Er schnitt sich nun auch in der Leistengegend, unter den Achseln, an Armen und Beinen. Auf seiner Haut bildeten sich Narben. Diese defensive Anpassung war zwar effektiv, doch da die Beruhigung nur von kurzer Dauer war, musste er sich umso öfter schneiden. Frank hungerte nach Ruhe und Geborgenheit und fand eine Methode, dies – wenigstens vorrübergehend – zu erreichen. Durch die defensive Anpassung des Schneidens war er in der Lage, die starken Erregungs- und Stresszustände auszuhalten, doch aufgeben konnte er sie erst, als man ihm zu einer echten Regulation verhalf.

Die Sucht nach Selbstverletzung, ist nur ein weiteres Beispiel für die vielfältige Art der defensiven Anpassung, mit der unsere Klient*innen versuchen, ihr Nervensystem zu regulieren, ihre Erregung zu mindern und den überwältigenden Gefühlen der Panik und Verwirrung zu entkommen. In Tabelle 1 sind verschiedene Arten und Ausdrucksweisen der Anpassung aufgeführt, insbesondere die der für das Entwicklungstrauma charakteristischen primitiveren Kategorie.

Anpassung	Beschreibung	Beispiel
Verleugnung (primitiv)	Blenden äußere Erlebnisse aus; weigern sich, Realität oder Fakten zu akzeptieren; verhalten sich, als wäre das, was ihnen Schmerzen verursacht, nicht da, weil es sie überfordert.	Jemand trinkt so viel Alkohol, dass es Probleme im Alltag gibt, behauptet aber trotzdem, kein Alkoholproblem zu haben.
Regression (primitiv)	Kehren in die psychologische Phase zurück, in der sie sich erstmals in Gefahr oder unter Stress befanden.	Ein Kind wird bei Einschulung angetriggert und macht wieder ins Bett.

Anpassung	Beschreibung	Beispiel
Impulsives Ausagieren (primitiv)	Können manche Gefühle nur auf extreme Art ausdrücken.	Jemand rast in blinder Wut rücksichtslos mit dem Auto die Straße hinunter.
Verdrängung (primitiv)	Geschieht unbewusst, damit störende oder bedrohliche Gedanken nicht wahr werden.	Eine Studentin fühlt sich vom Dozenten ungerecht behandelt, zeigt ihm gegenüber aber keine Aggression.
Dissoziation (primitiv)	Ein Gefühl, als würde man schweben oder gleich in Ohnmacht fallen, als hätte man jegliches Gefühl für die Zeit verloren. Eine Form der Flucht, die vor dem Erleben gefährlicher oder bedrohlicher Situationen bewahrt. In schweren Fällen entstehen in der betroffenen Person unterschiedliche und voneinander getrennte Persönlichkeiten.	Ein Zahnarztpatient dissoziiert, um den Schmerz beim Bohren nicht zu fühlen.
Gespaltene Realität (primitiv)	Leben in zwei oder mehreren voneinander getrennten Realitäten mit unterschiedlichen Moralvorstellungen und Wertesystemen.	Ein streng religiöser und moralisch denkender verheirateter Mann geht zu Prostituierten, ohne sich des Widerspruchs bewusst zu sein.
Projektion (primitiv)	Unangebrachte Übertragung oder Zuschreibung negativer Gedanken und Impulse auf eine andere Person, eine Art verlagerte Schuldzuweisung.	Die Eltern ärgern sich über das Kind, weil es das Licht anlässt, obwohl ihnen das selbst manchmal passiert.
Reaktionsbildung (primitiv)	Unerwünschte oder wütende Gedanken werden ins Gegenteil verkehrt.	Jemand ist wütend auf die Chefin, schenkt ihr aber trotzdem immer wieder selbst gebackenen Kuchen.

Anpassung	Beschreibung	Beispiel
Intellektualisierung (zwischen primitiv und reif)	Intellekt und Verstand funktionieren als Abwehr gegen unbewusste innere oder emotionale Konflikte; Vermeidung durch zu viel Nachdenken.	Ein mit einer unheilbaren Krankheit diagnostizierter Patient vermeidet den zusätzlichen emotionalen Stress, indem er seine ganze Energie darauf richtet, sich über die Krankheit zu informieren.
Rationalisierung (zwischen primitiv und reif)	Die kognitive Verzerrung von „Fakten" zur Verringerung einer Bedrohung.	Die Eltern schlagen ihr Kind und behaupten dann, es wäre zu seinem Besten.
Sublimierung (reif)	Sozial akzeptierte Ersatzbefriedigung; bewusst herbeigeführt, um ein negatives Gefühl ins Positive zu verkehren, sodass es guttut.	Sich über den Chef ärgern und dann zu Hause putzen.

Tabelle 1: Defensive Anpassung

Defensive Anpassungsmechanismen funktionieren unbewusst. Menschen im Umfeld eines von Entwicklungstrauma Betroffenen verstehen deshalb oft nicht, dass das, was sie für schwierige Gewohnheiten oder anstrengende Persönlichkeitsmerkmale halten, eigentlich Abwehrreaktionen sind. Sie müssen begreifen, dass diese Art der Anpassung den Betroffenen buchstäblich geholfen hat zu überleben. Kurzfristig oder vorrübergehend sind diese Strategien ja auch höchst wirksam.

Nehmen Sie zum Beispiel eine der primitiveren Formen der Anpassung: Verleugnung. Ein Kleinkind, das etwas Schreckliches erlebt hat, wird das besser überstehen, wenn es das Erlebnis abspaltet und so tut, als sei es nie geschehen, oder es in eine Fantasiegeschichte einbaut. Auch Erwachsene machen sehr oft Gebrauch von primitiveren defensiven Anpassungsmechanismen, beispielsweise wenn jemand seinen Kummer mit Alkohol unterdrückt und dies leugnet – was dann zum Problem werden kann. Primitivere defensive Anpassungsmechanismen beobachtet man erwartungsgemäß eher bei Erwachsenen, die in einem chronisch aktivierten Teufelskreis feststecken und deswegen weniger fähig sind, neue effektivere Techniken zu erlernen.

Wenn man sich defensive Anpassungsmechanismen näher anschaut, muss man wissen, dass sie eigens dafür entwickelt wurden, um koste es, was es wolle, zu überleben. Sie werden jedoch aus dem Unterbewusstsein heraus aktiviert und nicht aus dem logischeren präfrontalen Kortex, was heißt: Sie erfolgen weder absichtlich noch geplant, sondern sind eine unmittelbare Reaktion auf eine lebensbedrohliche Situation.

Die defensive Anpassung führt häufig zu maladaptiven Verhaltensweisen. Im Kontext eines Entwicklungstraumas passiert das sogar häufig und noch dazu auf extreme Weise, weil das zugrunde liegende Bedürfnis mit der Steuerung überwältigender Überlebensimpulse zu tun hat. Oft gerät dann auch die Physiologie außer Kontrolle.

5.5 Defensive Anpassung in Form von somatischen Steuerungsmechanismen

Bisher ging es um defensive Anpassungsmechanismen auf der psychischen und der Verhaltensebene. Sie können jedoch leicht auf die somatische und physiologische Ebene übergreifen und das Gefühl auslösen, man hätte keine Kontrolle mehr über den eigenen Körper. Manchmal geschieht dies infolge der Verkopplung eines Stressors mit einer somatischen/interozeptiven Erfahrung.

Beispiel: Ein Kleinkind hat Hunger und bittet seine Bezugsperson um etwas zu essen. Diese reagiert zunächst ärgerlich, zwingt das Kind dann aber, eine zu große Portion aufzuessen. Das kann dazu führen, dass das Kind Hunger künftig mit Angst assoziiert und sie dadurch zu bewältigen versucht, indem es seinen Hunger unterdrückt und weniger isst. Somit hat es einen defensiven Anpassungsmechanismus geschaffen, der sowohl behaviorale als auch somatische Trigger und Reaktionen umfasst.

Im Abschnitt „Die zwingende Physiologie des Überlebens“ haben wir ja bereits darauf hingewiesen, dass chronischer Stress notgedrungen zu maladaptiven physiologischen Reaktionen führt. Stressoren verursachen die Bildung defensiver Anpassungsmechanismen, die dann jedoch nicht auf der Ebene des unbewussten Verhaltens wirken, sondern eine schleichende physische Veränderung verursachen.

So beobachten wir häufig eine Überbeanspruchung der dorsalen parasympathischen Bremse. In Ermangelung einer zuverlässigen Co-Regulation der Bezugsperson entwickelt das Kind einen Mechanismus zur Bewältigung der zu starken stressinduzierten Erregung. Weil diese von der dorsalen Physiologie gedämpft wird, lernt das Kind möglicherweise — somatisch und physiologisch –, auf Überstimulierung automatisch mit dem Totstellreflex zu reagieren. Mit der Zeit wird diese Reaktion zur wichtigsten Bewältigungsstrategie bei allen übermäßig starken Aufregungen — selbst bei positiver Vorfreude, zum Beispiel auf eine Geburtstagsfeier. Das bedeutet: Die Physiologie hat eine neue Umgangsweise mit Erregung gefunden. Statt differenziert reagieren zu lernen, also auch positiv, quittieren die Betroffenen jeden Reiz mit einer Überreaktion in Form von Taubheit oder gar Shutdown.

Jede maladaptive somatische Strategie wird zu allostatischer Überladung führen und die Gesundheit langfristig beeinträchtigen. Welche Begleiterscheinungen die physiologischen und somatischen Folgen eines Entwicklungstraumas mit sich bringen, wird ausführlich in Kapitel 6 erläutert.

Teil II

Regulation und Resilienz: Woran man ein Entwicklungstrauma erkennt und wie man es heilt

Damit Sie in der Lage sind, bei Ihren Klient*innen die Symptome zu erkennen, die auf ein Entwicklungstrauma hinweisen, haben wir uns im ersten Teil dieses Buches explizit mit dessen Nebenwirkungen beschäftigt und Ihnen die verschiedenen Möglichkeiten aufgezeigt, was es mit dem vegetativen Nervensystem macht, wie es das Gespür für Sicherheit blockiert und dadurch enorme physiologische Kosten verursacht.

Ergänzend dazu befassen wir uns in Teil II mit den spezifischen Mechanismen der chronischen Traumastressphysiologie und mit der Art und Weise, wie der Dauerkampf ums Überleben zu Symptomen führt, die die Bewältigungsfähigkeit und damit letztlich auch die Resilienz beeinträchtigen.

In den abschließenden Kapiteln erfahren Sie, was Sie bei Ihren Behandlungsmaßnahmen in Betracht ziehen sollten und wie Sie unser regulationsgestütztes somatisches Modell bei Klient*innen anwenden, die Nachholbedarf an Regulation und Resilienz haben.

6 | Spätfolgen einer schweren Kindheit

Während sich Teil I dieses Buches mit den grundlegenden Voraussetzungen für eine gesunde Entwicklung unter idealen Bedingungen beschäftigte – wie man sie schafft oder was passiert, wenn sie fehlen –, konzentriert sich Teil II auf die wichtigsten Nebenwirkungen des Entwicklungstraumas und deren Symptome. Er enthält unter anderem auch fachspezifische Erklärungen, die für die Arbeit mit den zutiefst somatischen Traumafolgestörungen notwendig sind.

Viele Klient*innen, die eine schwere Kindheit hatten, kommen an den Punkt, wo sie nicht mehr weiter wissen und sich für eine Therapie entscheiden. Beim ersten Termin klingen sie pessimistisch. Vielleicht haben sie das Ende der Fahnenstange erreicht oder sind einsam, weil sie den Kontakt zur Außenwelt verloren haben. Sich Hilfe zu suchen ist immer schwierig, umso mehr für jene, die ihr ganzes Leben lang unter den Folgen eines Kindheitstraumas gelitten haben. Sie möchten etwas verändern, haben womöglich schon drei, vier oder gar zwanzig Versuche hinter sich und sind zu dem Schluss gelangt, dass niemand wirklich zuhört und sie immer auf Unverständnis oder Skepsis stoßen.

In der Regel maskieren die Betroffenen ihre frühe Traumatisierung. Sie nutzen dafür Strategien, deren Konstruktion und Aufrechterhaltung sie zeit ihres Lebens beschäftigt hält. Je mehr Schichten wir in der Therapie von ihrer Oberfläche wegschälen, desto deutlicher sehen wir, was hinter ihrem Pessimismus steckt, nämlich das Gefühl: „Hier war ich doch schon mal", die Befürchtung, alle Anläufe, Hilfe zu bekommen oder das eigene Verhalten zu ändern, wären vergebens gewesen, und auch dieser erneute Hoffnungsschimmer, dass es diesmal anders ist, könnte wieder verlöschen. Der Wunsch, eine Therapie zu machen, ist jedoch ein gutes Zeichen, dass sie noch nicht völlig aufgegeben haben.

Erwachsene Klient*innen kommen aus den unterschiedlichsten Gründen: Sie fühlen sich überfordert oder im Stich gelassen, leiden unter Angst, Isolation, Einsamkeit, einer Sucht, darunter, dass sie sich nicht einlassen können – oder vielen anderen psychischen/emotionalen Problemen. Manchmal gehen die Betroffenen erst zum Arzt, wenn sie körperliche Beschwerden haben, z.B. Muskelschmerzen, Migräne, Bauchweh oder kognitive Störungen wie Konzentrations- oder Lernschwierigkeiten.

Oft spüren sie irgendwie, dass ihre aktuellen Beschwerden mit früheren Erlebnissen zu tun haben, können jedoch keinen offensichtlichen Zusammenhang zwischen Ursache und Wirkung erkennen. Die Ursache kann transgenerational sein (siehe Kapitel 3). Aber vielleicht haben die Patient*innen in der frühen Kindheit auch Dinge erlebt, die man nicht sofort als Entwicklungstrauma definieren würde, wie etwa Drogenmissbrauch der Mutter während der Schwangerschaft, Komplikationen bei der Entbindung, eine stationäre Behandlung, Operation oder Erkrankung kurz nach der Geburt. Tatsächlich wissen viele Menschen, die zu uns kommen, überhaupt nicht, was ihnen passiert ist und wann. Doch dann zeichnet sich ein roter Faden ab, der sich durch alle Geschichten zieht: Irgendetwas hat den normalen Entwicklungsverlauf gestört.

Kinder kommen ebenfalls aus den unterschiedlichsten Gründen zur Therapie, meist weil ihre Eltern mit ihrer Weisheit am Ende sind. Viele Eltern fühlen sich unfähig, sich gut um ihr traumatisiertes Kind zu kümmern, schämen sich und suchen sich deswegen erst nach langem Zögern Hilfe. Wenn sie nicht wissen, wie stark ein Trauma der frühen Kindheit das Verhalten beeinflussen kann, fühlen sie sich dafür verantwortlich und glauben, sie hätten etwas falsch gemacht. Wenn das Kind ihnen nicht gehorcht und aggressiv reagiert, in der Schule verhaltensauffällig ist oder Schlafstörungen hat, wird die Scham noch stärker. Zudem bangen sie um die Zukunft des Kindes. Wie bei Erwachsenen kommt es auch bei Kindern zu körperlichen Symptomen (etwa Verdauungsproblemen, Schlafstörungen oder unerklärlichen Schmerzen) sowie kognitiven oder Lernschwierigkeiten, derentwegen sie zum Arzt gebracht werden.

Dank einer ausführlichen Forschungsarbeit über schwere Kindheitserfahrungen wissen wir jedoch inzwischen, dass nicht nur psychische, sondern auch physische Probleme direkt auf ein Trauma der frühen Kindheit zurückgeführt werden können.

6.1 Die ACE-Studie

1985 bemerkte Vincent Felitti in seiner Adipositasklinik ein Paradox, das ihn vor ein Rätsel stellte: Ausgerechnet diejenigen, die am erfolgreichsten abgenommen hatten, brachen das Programm vorzeitig ab und nahmen dann wieder zu. Er wollte die Gründe dafür wissen und interviewte ca. 300 Teilnehmende. Das Ergebnis war erstaunlich: Fast alle Abbrecher waren in der frühen Kindheit auf die eine oder andere Art traumatisiert worden.

In Zusammenarbeit mit Robert Anda und den Centers for Disease Control and Prevention (CDC) wuchs diese kleinformatige Erhebung zu einer groß angelegten, bis heute weitergeführten Gesundheitsstudie, an der bisher mehr als 17.000 Erwachsene teilgenommen haben. Auf der Basis einer einfachen Datenerhebung, die so konzipiert ist, dass sie während einer medizinischen Untersuchung stattfinden kann, werden den Teilnehmenden 10 Fragen nach bestimmten Kindheitserfahrungen gestellt und gleichzeitig Informationen über ihr aktuelles Verhalten und ihren Gesundheitszustand gesammelt. Die Ergebnisse waren – bzw. sind – erschütternd. Sie haben die Sichtweise in Bezug auf Kindheitstraumata und ihren Einfluss auf die Gesundheit im Erwachsenenalter grundlegend verändert und bei Ärzten, Psychologen und Sozialarbeitern zu einem Paradigmenwechsel in der Behandlung von Patient*innen, Klient*innen und Studierenden geführt.

Aus den beantworteten Fragebögen ergibt sich anhand des 2007 von Anda geschaffenen ACE-Fragebogens ein Gesamtwert, aus dem sich wiederum Risikofaktoren ermitteln lassen. Je mehr Informationen im Lauf der Zeit dazukamen, wie z.B. über die Befragung von Risikokindern zu Hause oder das Anamnesegespräch mit Klient*innen, desto mehr wurde auch an den Fragebögen gearbeitet. Inzwischen sind verschiedene Versionen in Gebrauch, am weitesten verbreitet ist immer noch die mit Andas 10 Fragen (s.u.).

Achtung: Beim Lesen und Beantworten der Fragen können unangenehme Gefühle hochkommen. Unserer Meinung nach sollte man sie durchaus ernst nehmen und gegebenenfalls den Fragebogen nicht weiter ausfüllen.

Es wird nach zehn verschiedenen belastenden häuslichen Situationen gefragt, in der sich die Teilnehmenden bis zu ihrem 18. Lebensjahr befunden haben. Auf die genaue Anzahl der Vorkommnisse kommt es nicht an. Obwohl die für ein Entwicklungstrauma definierte Frist viel kürzer ist (bis zum fünften Lebensjahr), haben wir aus der Studie interessante Erkenntnisse über die langfristigen Folgebeschwerden unserer Klient*innen gewonnen.

Ablauf: Die Teilnehmenden sollen jede Frage mit Ja oder Nein beantworten und hinter jedes Ja die Ziffer 1 schreiben. Alle Punkte zusammengezählt ergeben dann den ACE-Wert.

Der ACE-Fragebogen

1. Wurden Sie zu Hause von einem Elternteil oder einem anderen Erwachsenen oft oder sehr oft beschimpft, beschuldigt, niedergemacht oder gedemütigt? Hat sich diese Person so verhalten, dass Sie Angst hatten, körperlich verletzt zu werden? Nein ____ Ja ____

2. Wurden Sie zu Hause von einem Elternteil oder einem anderen Erwachsenen oft oder sehr oft geschubst, hart angepackt, geschlagen, mit Gegenständen beworfen oder so verprügelt, dass Sie Verletzungen oder Narben davontrugen? Nein ____ Ja ____

3. Wurden Sie von einem Erwachsenen oder einer Person, die mindestens fünf Jahre älter war als Sie, sexuell angefasst oder befummelt oder wurde umgekehrt von Ihnen verlangt, dass Sie sie sexuell berühren? Oder hat jemand versucht, mit Ihnen oralen, analen oder vaginalen Geschlechtsverkehr zu haben oder diesen tatsächlich auch durchgeführt? Nein ____ Ja ____

4. Hatten Sie oft oder sehr oft das Gefühl, dass Sie von niemandem in Ihrer Familie geliebt, für wichtig erachtet oder für etwas Besonderes gehalten wurden? Oder war es in Ihrer Familie nicht üblich, sich umeinander zu kümmern, einander nahe zu sein oder sich gegenseitig zu helfen? Nein ___ Ja ___

5. Hatten Sie oft oder sehr oft das Gefühl, dass Sie nicht genug zu essen bekamen, nichts Sauberes anzuziehen hatten oder von niemandem beschützt wurden? Oder waren Ihre Eltern zu betrunken oder zu high, um sich um Sie zu kümmern oder, falls notwendig, zum Arzt zu bringen? Nein ___ Ja ___

6. Haben Sie ein Elternteil verloren, weil er die Familie im Stich gelassen hat, es zur Scheidung kam oder aus anderen Gründen? Nein ___ Ja ___

7. Wurde Ihre Mutter oder Stiefmutter oft oder sehr oft geschubst, hart angepackt, mit der flachen Hand geschlagen oder mit Gegenständen beworfen? Oder wurde sie manchmal, oft oder sehr oft getreten, gebissen, mit der Faust oder einem harten Gegenstand geschlagen? Oder jemals mindestens fünf Minuten lang geprügelt oder mit einem Messer oder Gewehr bedroht? Nein___ Ja ___

8. Gab es zu Hause jemanden, der oder die bei Problemen zur Flasche gegriffen, alkohol- oder drogenabhängig war? Nein ___ Ja ___

9. Gab es zu Hause jemanden, der oder die depressiv oder psychisch krank war oder Selbstmord begehen wollte? Nein ___ Ja ___

10. Gab es zu Hause jemanden, der oder die eine Haftstrafe verbüßen musste? Nein ___ Ja ___

Zählen Sie nun alle Punkte zusammen: ___________ Dies ist Ihr ACE-Wert.

Natürlich gibt es weitaus mehr Arten von Kindheitstraumata als in der Studie aufgeführt werden. Anda und Felitti hatten nur die am weitesten verbreiteten in ihre Liste aufgenommen. Deswegen sind andere Formen nicht weniger bedeutsam, sie werden nur weniger oft angegeben.

Andere ziemlich häufige, nicht in der Studie erwähnte Traumaformen sind: die Misshandlung von Geschwistern mitzuerleben; der Verlust eines Elternteils oder eines wichtigen Großelternteils; kein wirkliches Zuhause zu haben oder sogar Obdachlosigkeit; ein schwerer Unfall; die Misshandlung eines Elternteils durch den anderen oder durch einen Großelternteil mitanzusehen; zu frühe Trennung von einem Elternteil aufgrund von Frühgeburt (längerer Aufenthalt auf der Neugeborenenstation mit begrenzter Betreuung); Operationen, Klinikaufenthalte und andere medizinische Traumata in der frühen Kindheit; unter Umständen auch adoptiert zu werden.

Die wichtigsten Erkenntnisse aus der ACE-Studie finden Sie auf der Website www.Acestoohigh.com (eine neue [englischsprachige] Website über die Erforschung widriger Kindheitserlebnisse):

- Widrige Kindheitserlebnisse sind verbreitet. In etwa zwei Drittel (64 %) der Fragebögen wird mindestens eines mit Ja angekreuzt.
- Widrige Kindheitserlebnisse führen im Erwachsenenalter zu chronischen Erkrankungen wie Krebs und Herzkrankheiten, psychischen Störungen sowie gewalttätigem Verhalten und eigenen Gewalterfahrungen.
- Widrige Kindheitserlebnisse treten meist nicht einzeln auf. Ist eines vorgefallen, liegt die Wahrscheinlichkeit für mindestens ein weiteres Erlebnis bei 87 %.
- Je größer die Anzahl dieser Erlebnisse, desto größer das Risiko, chronisch krank zu werden, eine psychische Krankheit zu bekommen, gewalttätig oder Opfer von Gewalt zu werden.
- Widrige Kindheitserlebnisse verursachen erhebliche Fehlzeiten am Arbeitsplatz und Kosten für medizinische und psychologische Behandlungen, Noteinsätze und Gerichtsverfahren. Laut ACE-Studie sind sie mitverantwortlich für die meisten Probleme, die unser körperliches, psychisches, wirtschaftliches und gesellschaftliches Wohlbefinden beeinträchtigen (ACES Too High 2017).

Da jede Traumatisierungsform unabhängig von der Häufigkeit des Auftretens im Fragebogen einen Punkt zählt, umfasst die Skala 0–10 Punkte. Je höher der Wert, desto höher die Wahrscheinlichkeit erhöhter Risiken. „Bei einem ACE-Wert von 4 ist die Wahrscheinlichkeit, dass die Betroffenen rauchen, doppelt so hoch und siebenmal so hoch, dass sie alkoholabhängig sind. Das Risiko für Emphyseme oder chronische Bronchitis liegt bei etwa 400 % und das für Selbstmord bei 1200 %. Bei noch höheren ACE-Werten steigt die Wahrscheinlichkeit für gewalttätiges Verhalten, häufige Partnerwechsel (und Scheidungen), mehr Knochenbrüche, mehr Medikamentenverschreibungen, mehr Depressionen und mehr Autoimmunerkrankungen. Bei einem ACE-Wert von 6 oder höher besteht ein Risiko, dass sich die Lebenserwartung um 20 Jahre verkürzt" (ACES Too High 2017).

Auffällig an der Studie ist, dass die über 17.000 Teilnehmenden meist weiß waren, der Mittel- bis Oberschicht angehörten, eine höhere Schulbildung aufwiesen, einer bezahlten Beschäftigung nachgingen und Zugang zu einer guten Gesundheitsversorgung hatten (alle waren bei „Kaiser Permanente" krankenversichert – die Gesundheitsorganisation, die die Studie mitinitiiert hatte). Das sprang wirklich ins Auge, denn gerade bei dieser Bevölkerungsgruppe hätte man kein Entwicklungstrauma vermutet.

Schlechte Gesundheitswerte werden eher mit armen Minderheiten assoziiert, was von der Radiosendung *This American Life* (Folge 474: „Back to School", 2012) bestätigt wurde. Die in San Francisco lebende Kinderärztin Nadine Burke Harris berichtete in dieser Folge über ihre Arbeit in Bayview-Hunters Point. In diesem Viertel San Franciscos leben hauptsächlich arme Minderheiten, deren schlechte Gesundheitsstatistik die Ärztin Tag für Tag live miterleben konnte. Mit Gesundheitsdienstleistungen wie Impfungen, Adipositas- und Asthmabehandlungen wollte sie Abhilfe schaffen.

Doch dann entdeckte sie: Das Problem lag woanders. In den Erstgesprächen, die Burke Harris mit den Familien führte, zeigte sich, dass die Kinder beinahe täglich gefährdet waren, etwa weil sie zu Hause und anderswo gewalttätige Übergriffe miterlebten, in ihre Wohnung eingebrochen wurde und vieles andere mehr. Offensichtlich korrespondierten diese Erlebnisse mit den Symptomen. Wie konnte das sein? Die Erklärung dafür fand die Ärztin in der ACE-Studie.

In ihrem Gespräch mit dem Moderator Ira Glass gab Burke Harris an, dass etliche traumatische Belastungen, ihre Mechanismen und Effekte, auf chronischen Überlebensstress zurückgingen. Das normale Verhalten in einer lebensbedrohlichen Situation erläuterte sie anhand eines Beispiels, das wir folgendermaßen zusammenfassen: Wenn Sie im Wald einen Bären sehen, überflutet ein leistungsfähiges Angriff-Flucht-System Ihren Körper augenblicklich mit Adrenalin und Kortisol und anderen chemischen Botenstoffen, die Ihr kognitives Hirn, also den Teil, der sich normalerweise Zeit zum Überdenken weiterer Optionen nehmen würde, ausschalten. Müssen Sie im Wald vor einem Bären weglaufen, ist das auch sehr hilfreich – Sie wollen ja schließlich keine Zeit mit Nachdenken verlieren. Das Problem ist, fügt Burke Harris hinzu, „wenn der Bär jeden Abend aus der Kneipe nach Hause kommt".

Die tagtägliche Bedrohung durch den Bären würde Ihr Notfallsystem immer und immer wieder aktivieren. Damit wären Sie stets bereit zu kämpfen oder zu flüchten und Ihr präfrontaler Kortex – ein wichtiger analytischer Teil Ihres Gehirns, mit dem Sie beispielsweise Sätze strukturieren oder Rechenaufgaben lösen – würde chronisch verkümmern.

Viele der jungen Patient*innen von Burke Harris hatten vier oder mehr belastende Erfahrungen angekreuzt. „Die Wahrscheinlichkeit, dass sie Lern- oder Verhaltensprobleme in der Schule haben, war 32-mal höher als bei Kindern ohne belastende Erfahrungen", sagte sie. Darauf Glass: „Was Kinder in ihrer Entwicklung ausbremst, ist also nicht die Armut, sondern Stress." „Traumatischer Stress", würden wir präzisieren.

Der ACE-Studie zufolge ist das Problem also nicht die Armut an sich, sondern all das, was damit zusammenhängt: die mangelnde Sicherheit, Gewalterfahrungen, Vernachlässigung, vorenthaltene medizinische Versorgung und Lernschwierigkeiten. All dies ist auch ohne Armut möglich.

Aus der ACE-Studie wurde deutlich: Wir haben das Entwicklungstrauma bisher durch eine unscharfe Brille wahrgenommen und sollten unsere Auffassungen revidieren, sowohl in Bezug auf den Kontext als auch auf die Anamnese und die Therapie. Wie Burke Harris richtig erkannt hat: Die einzelnen gesundheitlichen Probleme isoliert voneinander zu behandeln reicht nicht. Man muss sich um das grundlegende Bedürfnis kümmern und zur Wurzel vordringen – zum Trauma.

Ein weiteres wichtiges Ergebnis der ACE-Studie, das wir hervorheben möchten: Ein hoher ACE-Wert prognostiziert nicht, dass physische und psychische Beeinträchtigungen tatsächlich eintreten, sondern er weist auf ein erhöhtes *Risiko* hin. Die in der Studie aufgeführten Nebenwirkungen können auftreten, müssen es aber nicht, denn wie wir aus der Resilienzforschung wissen, können resilienzfördernde Schutzfaktoren bewirken, dass sich die Dinge schließlich zum Positiven hin entwickeln. Zudem geht es ja immer auch um den Schweregrad des Entwicklungstraumas, also nicht einzig und allein darum, ob es stattgefunden hat oder nicht.

Bis heute fördert die ACE-Studie erstaunliche Ergebnisse über die langfristigen Folgen von Kindheitstraumata zutage. Der Pyramide in Abbildung 5 können Sie entnehmen, wie widrige Kindheitserfahrungen die Neuroentwicklung bereits im sehr frühen Stadium stören und wie sich diese Störung unter negativen Einflüssen fort- und festsetzt, bis hin zu einem erhöhten Risiko für einen vorzeitigen Tod.

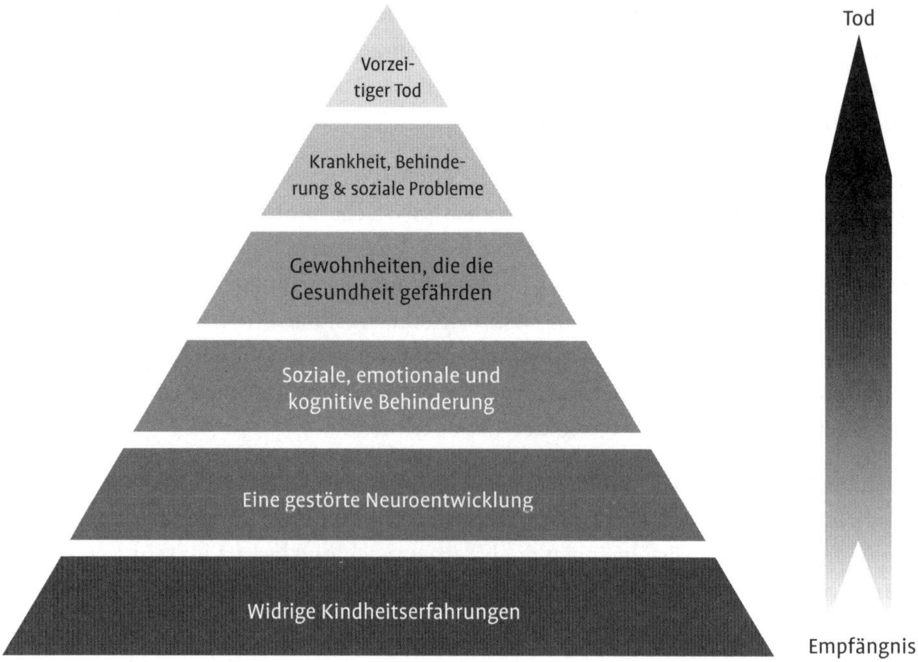

Abbildung 5: Einfluss widriger Kindheitserfahrungen auf die Neuroentwicklung (Quelle: Centers for Disease Control and Prevention 2012. www.cdc.gov/violenceprevention/acestudy/ace_graphics.html)

Viele unserer Klient*innen leiden seit Jahren unter Krankheiten, Behinderungen und sozialen Problemen, waren in der Kindheit oder Jugend in einem Teufelskreis selbstschädigender Verhaltensweisen gefangen, werden als Erwachsene arbeitsunfähig und vereinsamen. Unserer Überzeugung nach haben auch die widrigen Kindheitserfahrungen der Mutter Einfluss, und zwar bereits auf den Fötus in der Gebärmutter. Sie stören die Bindung und verhindern damit die Entwicklung des Gespürs für Sicherheit und Geborgenheit. Inwieweit Kindheitstraumata sich über mehrere Generationen hinweg fortsetzen, ist allerdings noch nicht geklärt.

Da die Erststudie mittlerweile abgeschlossen ist, werden keine neuen Teilnehmer*innen gesucht. In 28 Bundesstaaten sammelt die Organisation „Centers for Disease Control and Prevention (CDC)“ jedoch weiterhin Längsschnittdaten, die Gesundheitsdienstleistern und Informationsstellen zur Verfügung gestellt werden. Da nun auf der Hand liegt, dass ein Entwicklungstrauma bleibende gesundheitliche Schäden hinterlässt und sich negativ auf das Wohlbefinden auswirkt, besteht Aufklärungsbedarf. So wird die Verbreitung widriger Kindheitserfahrungen und die Verbindung zu Verhaltens- und Gesundheitsstörungen weiterhin erforscht und die gesammelten

Daten werden dazu ausgewertet. Durch die umfangreiche und gründliche ACE-Studie können wir nun viel besser nachvollziehen, warum Menschen, die in der frühen Kindheit misshandelt, missbraucht oder/und vernachlässigt wurden, zu dem geworden sind, was sie heute sind.

So aufschlussreich die ausgewerteten Fragebögen hinsichtlich der Vergangenheit der Betroffenen sind – über ihre Gegenwart sagen sie längst nicht alles aus. Die Informationen, die sie liefern, weisen nur in Richtung der statistischen Wahrscheinlichkeiten, dass bestimmte Symptome und Nachwirkungen direkt auf die frühe Kindheit zurückgehen. Daher betrachten wir den ACE-Fragebogen als ein Instrument zur Erfassung eines mangelhaften Gespürs von Sicherheit oder Zugehörigkeit. Hier wissen wir: Je weniger Sicherheit und Zugehörigkeit ein Kind in seinen ersten Lebensjahren erfährt, desto höher ist die Wahrscheinlichkeit für eine schlechte Prognose.

Während Forschungsprojekte naturgemäß mit vielstelligen Zahlen arbeiten, zu Menschen und Trends bezüglich der Wahrscheinlichkeit verschiedener Prognosen, kümmern wir uns direkt um die Betroffenen, und da zeigt sich, dass die statistischen Werte der ACE-Studie nicht immer unsere Erfahrungen widerspiegeln. So zeichnen sich in der kleinen Stichprobe unserer Praxis zuweilen andere Trends oder Prognosen ab als in der ACE-Studie. Diese verrät eben doch nicht alles, was wir über unsere Klient*innen wissen müssen.

Natürlich hängt der Einfluss einer schwierigen Kindheit in jedem individuellen Fall von vielen weiteren Faktoren ab, etwa die bereits erwähnten mildernden Schutzfaktoren und darunter vor allem diejenigen, die Sicherheit und Geborgenheit erfahrbar machen.

2006 wurde die ACE-Studie um einen weiteren Fragebogen ergänzt, der 2013 überarbeitet wurde: Für den Resilienzfragebogen haben Mark Rains und Kate McClinn (2006) von der Organisation „Southern Kennebec Healthy Start" 14 Aussagen aufgestellt, die ähnlich wie die Fragen der ACE-Studie bewertet werden, jedoch nicht zu Forschungszwecken, sondern zur Erarbeitung von Schutzfaktoren in der Therapie.

Entwicklungstraumata haben ja wie gesagt einen sehr spezifischen Einfluss auf die Fähigkeit, Sicherheit wahrzunehmen, eine physiologisch verankerte Regulation zu entwickeln und auf eine verlässliche Wahrnehmung der eigenen Erfahrungen. Allerdings kann auch die Fähigkeit, die angebotenen Therapiemaßnahmen zu nutzen – und dies ist wichtig für uns Behandler*innen – unter dem Einfluss von Erlebnissen stehen, wie sie im ACE-Fragebogen beschrieben sind.

Daher brauchen wir zur Behandlung zuverlässige Methoden, um den Zusammenhang zwischen Symptomen und Vorgeschichte zu erkennen und unsere (über die ACE-Studie und die Entwicklungstraumatheorie erworbenen) Erkenntnisse in den

Therapiesitzungen so einzubringen, dass unsere Klient*innen etwas damit anfangen und genesen können. Je besser wir den somatischen Einfluss eines frühen Traumas verstehen, umso effektiver können wir uns um die von ihm geschlagenen Wunden kümmern.

Der Resilienzfragebogen

Bitte lesen Sie die folgenden Aussagen und markieren Sie die Antwort, die jeweils am ehesten zutrifft.

1. Ich glaube, dass meine Mutter mich geliebt hat, als ich klein war.
   Stimmt ganz sicher/stimmt wahrscheinlich/weiß nicht/stimmt wahrscheinlich nicht/stimmt ganz sicher nicht

2. Ich glaube, dass mein Vater mich geliebt hat, als ich klein war.
   Stimmt ganz sicher/stimmt wahrscheinlich/weiß nicht/stimmt wahrscheinlich nicht/stimmt ganz sicher nicht

3. Als ich klein war, bekamen meine Eltern Unterstützung von anderen Menschen, die sich auch um mich kümmerten und mich offenbar lieb hatten.
   Stimmt ganz sicher/stimmt wahrscheinlich/weiß nicht/stimmt wahrscheinlich nicht/stimmt ganz sicher nicht

4. Ich habe gehört, dass es in meinem Familienumfeld mindestens eine Person gab, die gerne mit mir spielte und mit der auch ich gerne spielte.
   Stimmt ganz sicher/stimmt wahrscheinlich/weiß nicht/stimmt wahrscheinlich nicht/stimmt ganz sicher nicht

5. Als Kind hatte ich Menschen in meinem Familienumfeld, die mir beistanden, wenn ich traurig war oder Angst hatte.
   Stimmt ganz sicher/stimmt wahrscheinlich/weiß nicht/stimmt wahrscheinlich nicht/stimmt ganz sicher nicht

6. Als ich ein Kind war, haben mich Leute aus der Nachbarschaft oder dem Freundeskreis meiner Eltern anscheinend gemocht.
   Stimmt ganz sicher/stimmt wahrscheinlich/weiß nicht/stimmt wahrscheinlich nicht/stimmt ganz sicher nicht

7. Als ich ein Kind war, haben mir Lehrer, Lehrerinnen, Coachs, Betreuer, Betreuerinnen, Pfarrer oder Pfarrerinnen geholfen.
   Stimmt ganz sicher/stimmt wahrscheinlich/weiß nicht/stimmt wahrscheinlich nicht/stimmt ganz sicher nicht

8. Jemand in meinem Familienumfeld hat interessiert nachgefragt, wie ich in der Schule zurechtkam.
Stimmt ganz sicher/stimmt wahrscheinlich/weiß nicht/stimmt wahrscheinlich nicht/ stimmt ganz sicher nicht

9. In der Familie, unter Nachbarn und im Freundeskreis wurde oft darüber gesprochen, wie man besser leben könnte.
Stimmt ganz sicher/stimmt wahrscheinlich/weiß nicht/stimmt wahrscheinlich nicht/ stimmt ganz sicher nicht

10. Es gab zu Hause Regeln und es wurde erwartet, dass sie von allen eingehalten wurden.
Stimmt ganz sicher/stimmt wahrscheinlich/weiß nicht/stimmt wahrscheinlich nicht/ stimmt ganz sicher nicht

11. Wenn es mir richtig schlecht ging, hatte ich fast immer einen Menschen, dem ich mich anvertrauen konnte.
Stimmt ganz sicher/stimmt wahrscheinlich/weiß nicht/stimmt wahrscheinlich nicht/ stimmt ganz sicher nicht

12. Als Jugendliche/r wurde ich als kompetent und erfolgreich wahrgenommen.
Stimmt ganz sicher/stimmt wahrscheinlich/weiß nicht/stimmt wahrscheinlich nicht/ stimmt ganz sicher nicht

13. Als Jugendliche/r war ich unabhängig und draufgängerisch.
Stimmt ganz sicher/stimmt wahrscheinlich/weiß nicht/stimmt wahrscheinlich nicht/ stimmt ganz sicher nicht

14. Als Jugendliche/r habe ich geglaubt, dass man sein Leben selbst in der Hand hat.
Stimmt ganz sicher/stimmt wahrscheinlich/weiß nicht/stimmt wahrscheinlich nicht/ stimmt ganz sicher nicht

6.2 Die somatischen Folgen des Entwicklungstraumas im Leben von Erwachsenen

Margaret hat in der frühen Kindheit ein Trauma erlitten, das ihr Leben in allen Bereichen beeinflusst. Ihre Eltern waren beide alkoholabhängig, ihr Vater verbal und körperlich gewalttätig, ihre Mutter passiv, wie abwesend und anfällig für ernste und längere Depressionen. Als Margaret drei war, zog der Vater weg, woraufhin die Mutter mehrere Suizidversuche unternahm. Fast die ganze Kindheit hindurch kamen Margaret und ihre zwei Geschwister, immer wenn ihre Mutter ins Krankenhaus musste, bei Pflegeeltern unter. Dort wurden sie manchmal noch stärker misshandelt als zu Hause.

Die erwachsene Margaret leidet unter häufigen Panikattacken, diversen Phobien, schweren Sozialängsten, Schlafstörungen und unzählig vielen körperlichen Krankheiten, zum Beispiel reagiert sie empfindlich auf bestimmte Nahrungsmittel und Umwelteinflüsse, hat Verdauungsprobleme und Fibromyalgie. Trotz allem hat sie ihren Schulabschluss geschafft und arbeitet jetzt in einer kleinen Firma als Buchhalterin.

Wie wir aus der ACE-Studie wissen, sind solche Symptome und die damit verbundenen dauernden Lebenseinschränkungen bei einer so schweren Kindheit wie dieser nicht selten. Der ACE-Fragebogen ist geradezu ein Spiegelbild der Geschichte Abertausender Menschen, die ein Entwicklungs- oder Kindheitstrauma erlitten haben. Was ins Auge fällt: Obwohl die physischen und physiologischen Reaktionen auf ein Trauma untrennbar mit den psychischen und emotionalen Reaktionen verbunden sind, beziehen sich nur zwei der zehn ACE-Fragen auf körperliche Kindesmisshandlung — die übrigen drehen sich um emotionale Vernachlässigung und Misshandlung, das Miterleben von Misshandlungen anderer Menschen oder um das Gefühl, nicht geliebt zu werden. Dabei sind viele der Nebenwirkungen des Entwicklungstraumas somatisch und tief in den physischen Systemen des Körpers verankert. Den Zusammenhang zwischen Entwicklungstrauma und somatischen Folgen bestätigt die durch die ACE-Studie erwiesene Korrelation zwischen dem Entwicklungstrauma und einer erhöhten Wahrscheinlichkeit für gesundheitsgefährdende Verhaltensweisen wie Rauchen oder Drogenkonsum. Dass die direkt mit dem Kindheitstrauma verbundenen physischen Symptome unentwirrbar mit der psychischen und physischen Gesundheit verflochten sind und gleichzeitig daraus hervorgehen, gilt inzwischen als zweifelsfreie Tatsache.

Und trotzdem – noch immer werden die komplexen Folgen des Entwicklungstraumas für die ebenfalls komplexen Systeme des neuronalen Strukturierungsprozesses in den derzeit angewandten Therapiemodellen ignoriert und die physisch-somatischen und psychisch-emotionalen Probleme getrennt voneinander behandelt. So war Margaret aus dem Fallbeispiel oben jahrelang wegen ihrer physischen Symptome zum Arzt gegangen, doch solange die darunter liegenden emotionalen und psychischen – d.h. traumatischen – Probleme unberücksichtigt blieben, trat keine vollständige Linderung ein.

Schon beim Ausfüllen des ACE-Fragebogens, als sie neunmal „Ja“ ankreuzte“, sah Margaret, dass ihr gegenwärtiges Leben mit ihrer Kindheit zu tun haben könnte: Damals hatte es ihr an Sicherheit und Stabilität gefehlt und das hatte die Entwicklung ihrer Regulationsfähigkeit – auf der physiologischen Ebene – beeinträchtigt, wie sie jetzt begriff. So konnte sie das Schamgefühl, das sie so lange mit sich herumgeschleppt hatte, endlich ablegen und war erleichtert. Die Erkenntnis, dass ihre Symptome bekannte Begleiterscheinungen einer zerrütteten, instabilen Kindheit waren, brachte sie zudem auf den Gedanken, dass sie nicht alleine dastand und Hilfe bekommen konnte. All die Male, wenn sie Herzrasen bekam oder die Flucht ergreifen musste – das war das kleine Kind in ihr, das um sein Leben rang! Die scheinbar tödlichen körperlichen Empfindungen waren lediglich ein Beweis für ihren anstrengenden Überlebenskampf.

Die ACE-Studie konzentriert sich wie gesagt auf Vernachlässigung und Misshandlung in der Kindheit in direkter Verbindung mit dem Entwicklungstrauma. Somit dient der Fragebogen gewissermaßen als Messinstrument für nicht erfahrene Sicherheit. Wie wir jedoch ebenfalls bereits angemerkt haben, sind außer den aufgeführten Ursachen noch weitere möglich: Auch Erfahrungen innerhalb psychisch intakter Familien wie zum Beispiel längere Krankenhausaufenthalte des Kindes oder der Bezugsperson, etwa auf Grund schwerer Verletzungen oder Operationen können ähnliche Symptome hervorrufen. Der Körper des Menschen differenziert nämlich nicht zwischen als „normal" erachteten Bedrohungen – allein, ohne Eltern in einem Krankenhaus immer wieder schmerzhafte Eingriffe erdulden zu müssen – und scheinbar gefährlicheren Bedrohungen wie etwa Gewalttätigkeiten zu Hause. Der Körper reagiert, als sei ihm der Bär auf den Fersen. Der Überlebensphysiologie ist egal, wodurch die Bedrohung verursacht wird – sie reagiert in jedem Fall.

Sobald Kinder erwachsen sind, können sie ihrer Umwelt entfliehen und sich dorthin begeben, wo sie nicht länger in Gefahr sind. Doch wer als Kind so viele Jahre in einem Gefühl der Unsicherheit gelebt hat, hat eine traumatisierte Physiologie, die auf Selbstschutz geeicht ist und automatisch in diese Richtung ausschlägt, sogar dann, wenn die Bedrohung gar nicht so stark ist. Die Reaktion erfolgt schon bei den kleinsten Anlässen, bringt das Herz zum Rasen und löst den plötzlichen Drang aus, wegzurennen. Dies kann sich zu einem Totstellreflex steigern, in dem man nicht mehr denken, reflektieren oder auf die Umwelt eingehen kann.

Wie in Kapitel 5 gesagt wurde, ist die Überlebensphysiologie von ihrer Bestimmung her zwingend und durch nichts aufzuhalten. Sie treibt zu bestimmten Reaktionen im Körper und im Verhalten, deren Systeme auf Sicherheit und Überleben angelegt sind. Wenn man sozusagen „unter der Fuchtel" der Überlebensphysiologie aufwächst, wird es in vielen Situationen ums Überleben gehen. Die Exterozeption (die Wahrnehmung der Außenwelt) ist dann mehr auf die Wahrnehmung von lebensbedrohlichen Situationen geeicht. Das zeigt sich oft in einer Veränderung der Mittelohrmuskeln (siehe Kapitel 2), die sich im hochaktivierten Zustand mehr auf die Wahrnehmung niedriger Frequenzen einstellen. Würden Sie von einem Tiger verfolgt, wäre das auch gut so, doch ohne Tiger führt es dazu, dass Sie die menschliche Stimme nicht gut aus den Hintergrundgeräuschen herausfiltern können. Dann trifft sogar der vertraute Freund, der Ihnen ruhig und vernünftig zuredet, auf taube Ohren.

Die drastische – und sehr reale – Veränderung, die mit den physiologischen und somatischen Systemen geschieht, betrifft also auch die Fähigkeit der Klient*innen, die verbalen Interventionen in der Therapie zu erfassen. Dies sollten wir in unserer Kommunikation und unserem Behandlungsansatz unbedingt berücksichtigen.

Auch die Interozeption (die ins Selbstbild mit einfließende Wahrnehmung der inneren somatischen Erfahrung) ist gestört. Aufs Überleben eingestellt, filtert sie Informationen so, dass ihr die subtileren Zustände des Wohlbefindens und der Freude entgehen. So können manche Klient*innen nicht präzise über ihre Empfindungen sprechen, weil sie sonderbare oder abwegige Bedeutungen daraus ableiten. Da ihre Neurozeption beziehungsweise ihre Wahrnehmung von Sicherheit zutiefst unterminiert ist, kann man sich häufig nicht auf ihre Selbstaussagen verlassen.

In der Überlebensphysiologie ist die Selbstkommunikation sowohl innerlich als auch äußerlich zu scharf darauf eingestellt, die hereinkommenden Informationen auf Gefahrenzeichen abzusuchen. Doch wer Angst um sein Leben hat, kann es sich nicht leisten, in der Therapiesitzung neugierig und offen zu sein.

Gleichzeitig machen den Betroffenen – besonders, wenn das VNS nicht mehr in der gegenläufig wechselseitigen Weise funktioniert – die für ein Entwicklungstrauma typischen stark fluktuierenden physiologischen Reaktionen zu schaffen: die unzähligen physischen Symptome, die mit einem hohen ACE-Wert korrespondieren. Die gestörte prägende Grundlegung der Regulation (siehe Kapitel 5) ist in der Arbeit mit Klienten, die ein schweres Entwicklungstrauma erlitten haben, mit das größte Problem: Wie kann man ein empirisches, somatisches Narrativ verstehen, wenn dessen physiologische Informationen unzuverlässig sind und immer wieder eine andere Gestalt annehmen?

Das im Kontext eines Entwicklungstraumas entstandene physiologisch-somatische Bewältigungsverhalten ist so mächtig, dass wir es bei unseren Überlegungen bezüglich der Folgen nicht unberücksichtigt lassen wollen. Wie ja auch die ACE-Studie offenbarte, sind die somatischen Systeme genauso vom Trauma betroffen wie die psychologischen und emotionalen Systeme. Insofern kann man die physischen Symptome nicht getrennt von der frühkindlichen Traumatisierung behandeln.

Haben wir Behandler*innen erst einmal dieses einzigartige Zusammenspiel verstanden, können wir die Symptome viel besser einordnen und sie leichter in den Behandlungsplan mit einbeziehen. So gelingt es uns, die Betroffenen in ihrem Veränderungs- und Genesungsprozess jeweils dort abzuholen, wo sie sich gerade befinden.

Woran aber können wir die für ein Entwicklungstrauma typischen Symptome genau erkennen? Das erfahren Sie in den Kapiteln 7 und 8. Im nächsten Abschnitt finden Sie eine Liste mit den häufigsten somatischen Begleiterscheinungen, die keineswegs vollständig ist. Wer aber regelmäßig Menschen mit einem hohen ACE-Wert behandelt, wird mit vielen Symptomkategorien bereits vertraut sein.

6.3 Verbreitete somatische Symptome und die Reaktionen darauf

Mit einem Entwicklungstrauma verbundene somatische Symptome kennzeichnen sich vor allem durch ihre Wandelbarkeit: Ein und dasselbe Symptom tritt in immer wieder neuen Variationen auf oder mutiert zu einem ganz anderen Symptom. Außerdem befallen sie häufig lebenswichtige Systeme wie Herz, Lunge, Kreislauf, Nerven- und Immunsystem.

Gut gerüstet durch das Verständnis der physiologischen Muster, die für gewöhnlich aus dem Überlebensdrang des Kindheitstraumas entstehen, können wir unsere Klient*innen effektiv und angemessen behandeln und sie über ihre Symptome, ihre Vorgeschichte und ihre „Betriebssysteme" aufklären.

Verbreitete Symptome

- scheinbar unerklärliche Symptome, die in keine bestimmte diagnostische Kategorie passen
- eine komplexe, unerklärliche Kombination mehrerer Reaktionen (etwa in Form eines Syndroms, für das es keinen spezifischen Diagnosetest gibt), auf die aber mehrere Kriterien zutreffen, etwa für multiple Syndrome wie z.B. Fibromyalgie, chronische Erschöpfung und Lupus
- paradoxe Reaktionen auf Medikamente und andere Behandlungen; Nebenwirkungen bereits bei geringer Dosierung
- extreme Empfindlichkeit auf Licht, taktile Reize und/oder Gerüche;
- ein Problem mit der Lokalisation innerer Körperempfindungen
- die Aufmerksamkeit nach innen zu richten löst große Angst aus
- unkontrollierte und starke Reaktionen auf geringe Reize
- Stigmatisierung als Simulant oder Hypochondriker wegen scheinbar eingebildeter Symptome; keine spezifische physische Ursache auffindbar
- wichtige Rolle der Physiologie im Reaktionssystem: schnelle, starke physische Reaktionen, entweder hoch aktiviert oder vollkommen erstarrt
- abrupte Reaktionen, z.B. plötzlich und unvermittelter scharfer Schmerz
- verzögerte Reaktion auf Interventionen; diese werden scheinbar gut vertragen, doch nach ein oder zwei Tagen kommt es zu einer starken Verschlimmerung

Viele Klient*innen schämen sich wegen ihrer vermeintlichen Unfähigkeit, ihre Symptome und den eigenen Körper unter Kontrolle zu bekommen. Dank der ACE-Studie mit ihrer Fülle an Informationen über die mit Kindheitstraumata verbundene Symptomatik können wir unseren Klient*innen helfen, diesen Zusammenhang nachzuvollziehen und so ihre Scham abzulegen.

Schlussbemerkung: Die in der ACE-Studie detailliert beschriebenen Nebenwirkungen eines Entwicklungstraumas beziehen sich auf die Spätfolgen im Erwachsenenalter und unterscheiden sich häufig von den akut während der Traumatisierung auftretenden Symptomen der sich noch im Entwicklungsstadium befindlichen kindlichen Physiologie. Dennoch kann man den ACE-Fragebogen durchaus zur Risikobewertung von Kindern verwenden, sollte jedoch gleichzeitig auch auf weitere Anzeichen achten und jedem Verdacht unbedingt nachgehen.

6.4 Die Auswirkungen eines Entwicklungstraumas auf Kinder

Die Phase zwischen der Empfängnis bis etwa zum fünften Lebensjahr hat langfristig einen gewaltigen Einfluss auf das weitere Leben. Da sie hauptsächlich nonverbal abläuft und das Gedächtnis noch nicht vollends entwickelt ist, stammen die Informationen darüber meist aus zweiter Hand, entweder von den Eltern oder anderen Erwachsenen. Schwierig wird es, wenn diese sich beispielsweise nicht daran erinnern oder nicht darüber reden wollen, weil es ihnen unangenehm ist. Bei adoptierten Kindern können die Informationen sogar für immer verloren gehen, besonders wenn das Kind von einer Familie zur anderen wechselt.

Das Gehirn ist, wie gesagt, bei der Geburt noch nicht vollständig ausgebildet. Bis zum dritten Lebensjahr ist es zu ca. 80 % entwickelt, wird jedoch von den Erfahrungen des Kindes, seiner Erziehung und seinem Umfeld geprägt und verändert sich ein Leben lang weiter. In der Tat hinterlässt *alles*, was wir erleben, Spuren im Gehirn. Auch wenn das Gehirn also fähig zur dauernden Veränderung, d.h. „plastisch", ist, ist seine Formbarkeit in der frühen Kindheit am stärksten. Besonders prägend sind Bezugspersonen und andere für das Kind wichtige Menschen. Diese ersten Beziehungserfahrungen sind so wichtig, weil sie zur Blaupause für Gedanken, Gefühle und Verhaltensweisen werden. Da es sich um eine weitestgehend *nonverbale* Phase handelt, ist es ziemlich schwierig, auf verbalem oder kognitivem Wege zu ihr vorzudringen und sie zu verstehen.

Den Einfluss früher Kindheitstraumata hat Bruce Perry von der Organisation „Child-Trauma Academy" in Houston, Texas, in einer Grafik dargestellt (siehe Adaption in

Tabelle 2). Anhand der Angriffs-, Flucht- und Erstarrungsreaktion kann man sehen, was sich physiologisch in einem Kind abspielt, das gerade unter Stress oder Diskordanz leidet. Beachten Sie, dass der IQ von Kindern, die in ständiger Angst leben, bis zu 40 Punkten niedriger sein kann als der von gleichaltrigen. Dies beeinträchtigt die Fähigkeit des Kindes, Neues zu erlernen (beispielsweise Selbstmanagementkompetenz) und erste zwischenmenschliche Beziehungen zu knüpfen (Perry 2004a). Siehe auch den Kasten mit den häufigsten Symptomen bei Kindern (Seite 122).

Innerer Zustand	ruhig	wachsam	beunruhigt	verängstigt	panisch
Gehirnareale	Neokortex	Kortex	Limbisches System	Mittelhirn/ Hirnstamm	Hirnstamm/ VNS
Zukunftspläne	den Rest des Lebens	die nächsten 24 Stunden bis 7 Tage	die nächsten Minuten oder Stunden	die nächsten Sekunden oder Minuten	kein Zeitgefühl
Fähigkeit zu denken	abstraktes Denken; Nachdenken und Reflektieren	konkretes Denken	hoch emotionales Denken	reagiert, statt zu denken	beschuldigt andere, Gedanken drehen sich im Kreis
Übererregung; Angriff oder Flucht	kann sich ausruhen	überwachsam	widerspenstig; häufig den Tränen nah	aufsässig; hat häufig Wutanfälle	wird anderen gegenüber aggressiv
Erstarrung/ dorsal/ dissoziativ	kann sich ausruhen	ängstlich-vermeidend	übermäßig folgsam wie ein Roboter	fötales Vor- und Zurückschaukeln	verliert das Bewusstsein
Kognitive Bewusstwerdung und Entwicklungsphase	regrediert zu Verhaltensweisen zwischen Adoleszenz und Erwachsenenalter (15.–30. Lebensjahr)	regrediert zu Verhaltensweisen zwischen Kindheit und Adoleszenz (8.–15. Lebensjahr)	regrediert zu Verhaltensweisen eines Kleinkindes oder Kindes (3.–8. Lebensjahr)	regrediert zu Verhaltensweisen eines Babys oder Kleinkinds (1.–3. Lebensjahr)	regrediert zu Verhaltensweisen eines Neugeborenen oder Säuglings (bis zum 1. Lebensjahr)

Innerer Zustand	ruhig	wachsam	beunruhigt	verängstigt	panisch
Reagiert auf Interaktion	kann sprechen und Gedanken formulieren	kann sprechen und lernen	kann spielen und lernen	bleibt eher passiv, signalisiert zuweilen, was in ihm vorgeht	signalisiert nonverbal
Kognitive Kompetenz (IQ)	normal	10 Punkte niedriger	20 Punkte niedriger	30 Punkte niedriger	40 Punkte niedriger

Tabelle 2: Das bedrohte Kind: Wie Angst Gedanken, Gefühle und Verhalten verändert (nach Perry)

Verbreitete Symptome: Kinder

- Angst
- schwaches Selbstbewusstsein
- Wut oder aggressives Verhalten anderen gegenüber
- greift andere physisch an
- Verhaltensweisen von einer dem aktuellen Entwicklungsalter unangemessenen Bedürftigkeit
- Unfähigkeit, mit Stress und Widrigkeiten umzugehen
- Mangel an Selbstbeherrschung; Probleme mit der Impulskontrolle
- Unfähigkeit, Freundschaften aufzubauen und aufrechtzuerhalten
- Entfremdung von und Ablehnung der Eltern, Bezugspersonen und anderen Autoritätspersonen
- antisoziale Haltungen und Verhaltensweisen
- Schwierigkeiten mit Vertrauen, Intimität und Zuneigung
- negatives, defätistisches, pessimistisches Bild von sich selbst, der Familie und der Gesellschaft
- Mangel an Empathie, Mitgefühl und Reue
- Verhaltens- und Lernprobleme
- im Unterricht verhaltensauffällig und unkonzentriert
- unentwegtes Geplapper
- Depression oder Apathie
- Fixierung aufs Essen: hortet oder versteckt Nahrungsmittel, stopft sie in sich hinein, weigert sich zu essen, isst seltsame Dinge
- Übertragung des Kreislaufs von Misshandlung und Bindungsstörung von Eltern auf Kinder

Früh traumatisierte Kinder haben bekanntlich ein enormes Bedürfnis danach, dass man sie sieht, hört und ihnen glaubt. Doch weil das Gehirnareal, welches für das explizite Gedächtnis zuständig ist, sich erst um das dritte Lebensjahr herum entwickelt (zum Einfluss der Selbstnarration im Zusammenhang mit dem Entwicklungstrauma siehe Kapitel 8) und die Erinnerung eine komplizierte Angelegenheit darstellt, versuchen sie mithilfe des impliziten Gedächtnisses die Puzzleteile ihrer Geschichte plausibel zusammenzusetzen und dadurch die starke Belastung zu bewältigen.

Kinder haben viele Symptome mit Erwachsenen gemein, in der Regel treten sie bei ihnen jedoch mehr akut als chronisch auf.

Tabelle 2 zeigt, wie äußere bedrohliche Stressoren sich auf innere Zustände, das Gehirn und die Lernfähigkeit auswirken und wie die Angriffs-/Fluchtreaktion im äußeren Verhalten des Kindes beobachtbar wird. In der obersten Zeile sehen Sie den inneren Zustand im Verlauf von „ruhig/normal" bis „panisch" bzw. vom regulierten Zustand zu extremer Dysregulation. Jede Steigerung hat ihren emotionalen Preis und schlägt sich im Werdegang des Einzelnen nieder. Des Weiteren zeigt die Tabelle die Regression in „unreife" Funktionsstile und frühere Verhaltensmuster, wie sie sich auch in Therapiesitzungen beobachten lässt.

6.5 Störungen aus dem Traumaspektrum

Mittlerweile können wir zur Beschreibung der komplexen Symptome eines schweren Traumas – besonders wenn es sich in der frühen Kindheit ereignet hat – auf ein spezifisches Vokabular zurückgreifen, mit Begriffen, die auf einem Spektrum von akut, psychotisch, panisch, dissoziativ und depressiv bis hin zur narzisstischen und antisozialen Persönlichkeit reichen. Wir verstehen das Trauma eher als ein Kontinuum und sprechen nicht mehr einfach nur von PTBS, sondern zunehmend von „Traumaspektrumsstörung" oder „Störung aus dem Posttraumatischen Spektrum".

James Beck und Bessel van der Kolk (1987) sowie auch Lawrence Kolb (1989) beschreiben psychotische Schübe als Folge eines Traumas, mit Wahnvorstellungen, Halluzinationen verschiedener Art, zerfahrenem Denken, Verwirrung, Realitätsverlust und anderen formalen Denkstörungen.

Das erklärt sich folgendermaßen: Das Entwicklungstrauma weist oft eine stärkere Dysregulation des VNS auf, vor allem im Aktivierungszustand, der wiederum komplexere Strategien für den Umgang mit dem Kontrollverlust verlangt. Erwartungsgemäß werden bei Erwachsenen und erst recht bei Kindern, die noch nicht einmal ansatzweise auf eine physiologische und affektive Regulation zugreifen können, die

Symptome unter Stress stärker, sogar unter normalem Alltagsstress. Von zusätzlichen Stressoren oder Triggern überfordert, können die Betroffenen ihre Symptome weder in den Griff bekommen noch drosseln. Ihre Abwehrmechanismen greifen nicht, sodass die Symptome sich bis zur Psychose aufschaukeln und anderen Menschen gefährlich erscheinen.

Das am stärksten verbreitete Symptom des Traumaspektrums ist jedoch die Depression. Meist entsteht sie aus dem Grundgefühl heraus, nirgendwo geborgen zu sein. Laut dem Diagnostischen und statistischen Manual psychischer Störungen (DSM) kennzeichnet sich eine Depression unter anderem durch das Gefühl der Hilflosigkeit, Konzentrationsstörungen, Desinteresse, Schlaflosigkeit und Selbstmordgedanken. Verorten wir die Depression im Spektrum des Entwicklungstraumas, bekommen ihre Symptome einen anderen Kontext: Sie sind dann eher Ausdruck der grundlegenden Dysregulation, die häufig auf ein Kindheitstrauma zurückgeht, aber eben auch Ausdruck des Ohnmachtsgefühls, das ein ganz wesentlicher Bestandteil der eigentlichen Traumatisierung ist.

Auch Dissoziation – eine Art Schwebezustand mit besonderer Zeitwahrnehmung – spielt eine wichtige Rolle: ein natürlicher Abwehrmechanismus, der dazu dient, die Aufmerksamkeit wegzulenken von dem Trauma, dem Schmerz, der Erfahrung des Ausgeliefertseins, der Angst vor Selbstauflösung und Tod. Die Dissoziative Identitätsstörung korreliert stark mit einem schweren Kindheitstrauma (Ellason, Ross & Fuchs 1996).

Da Dissoziation sowohl negativ als auch positiv bewertet wird, ist sie ein höchst kontroverses Thema. So betrachten wir sie als Strategie zur Bewältigung eines schweren Kindheitstraumas. In der Therapie hören Klient*innen bei verbesserter Regulation nach und nach auf zu dissoziieren und können auch in stressigen oder kritischen Situationen geistig präsent bleiben und sich in ihrem Körper heimisch fühlen.

Inzwischen werden viele Störungen auf ein unbehandeltes frühes Trauma zurückgeführt, zum Beispiel auch die Borderline-Persönlichkeitsstörung, die mit einer desorganisierten Bindung und Beziehungsproblemen einhergeht. Die Betroffenen befinden sich in einem permanenten Zustand des Verlusts mit ausgeprägter Trennungsangst. Sie suchen verzweifelt nach Kontakt, und nur um sich irgendwie mit anderen verbunden zu fühlen, lassen sie sich auf Menschen ein, die ihnen schaden. Dieses Verhalten stellt für manche Behandler*innen das größte Problem dar. Wie sollen wir damit umgehen? Viele finden es schwer, angesichts des immensen Bedürfnisses nach Nähe und konstanter Bestätigung ständig als sichere Bindungsbasis zu fungieren und einen Ort der Geborgenheit zu bieten.

Vom Behandlungsplan bis zum Timing spezifischer Interventionen hängt alles von der richtigen Einordnung der Anzeichen für ein Entwicklungstrauma gleich zu Anfang der Therapie ab. Denn je eher wir uns auf die äußeren Anzeichen für ein frühes Trauma einstellen können, umso besser können wir die Entwicklung einer gesunden Regulation bei unseren Klient*innen unterstützen und dafür sorgen, dass sie resilienter werden. So erfahren Sie in den nächsten Kapiteln im Einzelnen, wie man die Strategien erkennt, die Klient*innen entwickelt haben, um sowohl ihre Symptome zu bewältigen als auch die zugrunde liegende Dysregulation – das Kennzeichen des frühen Traumas.

7 Das Toleranzfenster – echt oder Attrappe?

Der von Dan Siegel geprägte Begriff „Toleranzfenster“ beschreibt den optimalen Spielraum, innerhalb dessen der Mensch, ohne zu sehr in Erregung zu geraten, auf einen Reiz reagiert und sich dann von allein wieder beruhigt. Es geht bei dieser Art von Fenster nicht um einen Zeitraum, sondern um die psychische und physische Verfassung, mit der man nach Aktivierung durch einen Stressor wieder „runterkommt“. Nehmen wir als Beispiel einen Beinaheunfall. Die Autofahrerin spürt, wie ihr Herz rast, sie atmet schneller, ihre Muskeln spannen sich an, doch sobald sie sich außer Gefahr weiß, kehrt sie in ihren Normalzustand zurück. Weder ist sie vor lauter Angst wie gelähmt noch muss sie deswegen ihre Fahrt unterbrechen und anhalten. Was sich hier zeigt, ist Regulation und vielleicht auch Resilienz.

Wem ein gesundes Toleranzfenster offensteht, erfreut sich eines Selbstkorrektivs, das sich auf verschiedene – sogar schwierige – Situationen einstellen kann und wieder zur Ruhe kommen lässt. Innerhalb dieses Fensters werden Dysregulation bzw. eine extreme Gefahrenreaktion vermieden. Doch es gibt kein einziges „richtiges“ Toleranzfenster, das für alle gleich ist, dafür aber viele unterschiedliche Ausdrucksweisen gesunder Reaktionsfähigkeit. Jeder Mensch hat seinen eigenen Kapazitätsspielraum, sein eigenes „Fenster“. Im Kontext des Traumas wird das Toleranzfenster meist mit dem ventralen parasympathischen System assoziiert, welches für die Kontaktaufnahme und die Ich-Bewusstheit zuständig ist sowie für einen Entspannungszustand, der die Umgebung nicht aus dem Bewusstsein ausblendet.

Übererregung (Hyperarousal) sympathisch ■ Angriff oder Flucht	■ übermäßige Wachsamkeit ■ Anspannung, Verkrampfung ■ Rasen, Hochenergie ■ Unsicherheit ■ Überforderung ■ Wut, Abwehrhaltung ■ Aggression, Impulsivität ■ erhöhte Reaktionsbereitschaft
Optimaler Erregungszustand ventral parasympathisch ■ Kontaktfreude **Toleranzfenster**	■ im Hier und Jetzt ■ Verbundenheit ■ Sicherheit ■ empfänglich, neugierig ■ gleichzeitiges Denken und Fühlen ■ Bewusstheit für Grenzen und soziale Interaktion ■ spielerisch
Untererregung (Hypoarousal) hochtonal dorsal parasympathisch ■ Bewegungslosigkeit	■ Abstumpfung ■ Energiearmut ■ Gefühl der Absonderung ■ Apathie ■ Passivität, innerlich wie abgeschaltet ■ Kollaps, kann nicht mehr auf sich selbst achten ■ kann nicht mehr denken oder reagieren ■ flacher Affekt

Abbildung 6: Der optimale Erregungszustand

In der Psychotherapie wird das Toleranzfenster inzwischen allgemein zur Erklärung von Reaktionen, besonders aber auch auf dem Gebiet der Traumatherapie herangezogen. Wir können es uns als einen Bereich vorstellen, in dem man Umweltsignale effektiv verarbeitet, d.h. sich weder davor verschließt noch davon provozieren lässt. Dieses Modell geht von einer normalen Entwicklung des Nervensystems aus.

Der optimale Bereich der Erregbarkeit korrespondiert, wie in Abbildung 6 dargestellt, mit der Fähigkeit, vorausdenkend zu reagieren und dabei auf sich selbst und die anderen zu achten – Funktionen, die von der ventralen parasympathischen Physiologie unterstützt werden. Innerhalb dieser Zone kann der Mensch im Hier und Jetzt mithilfe des Gehirns Informationen und Erfahrungen effektiv verarbeiten. Da das Toleranzfenster hauptsächlich im Zusammenhang mit Stress oder Trauma zum Einsatz kommt, fehlt ihm die niedrig-tonale dorsale Physiologie, die im Schlaf oder bei angstfreier Unbeweglichkeit dominiert, etwa beim Stillen oder anderen Verhaltensweisen im engen Kontakt mit anderen. Hier funktioniert die Physiologie nicht im Überlebensmodus, sondern im Modus der Ruhe/Verdauung/Erfrischung. Idealerweise deckt sich das Toleranzfenster mit der gesunden Selbstregulation.

Übernimmt das sympathische System das Ruder, wird eine Schwelle überschritten: Der Bereich der optimalen Erregung wird verlassen und der Bereich der Übererregbarkeit betreten (Hyperarousal; siehe Abb. 7). Um nicht in die Gefahrenreaktion wie Angriff oder Flucht zu verfallen, sind aktive Beruhigungsmaßnahmen notwendig. Im Zustand der Übererregtheit, wenn das sympathische System dominiert, reagieren wir typischerweise mit Angst, Zittern, Überforderung oder übermäßiger Wachsamkeit.

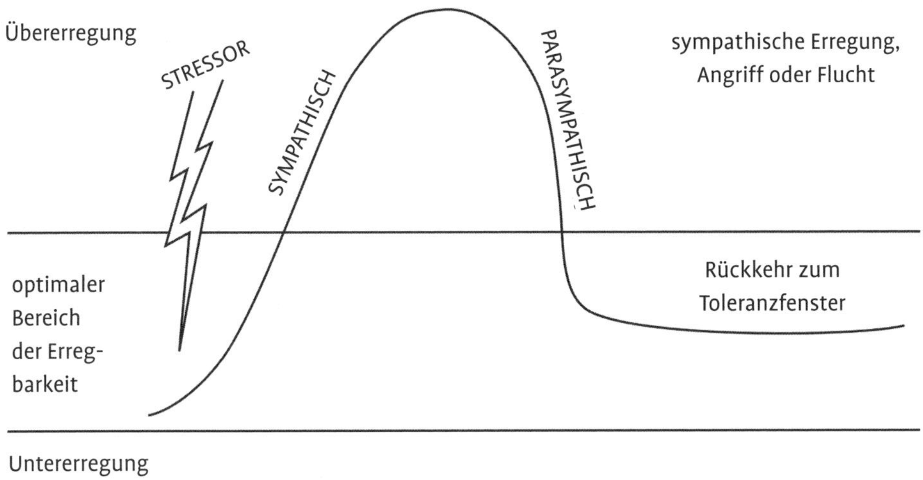

Abbildung 7: Übererregung

Auch das dorsale parasympathische System zieht aus dem Toleranzfenster heraus, nur in die entgegengesetzte Richtung: in die Untererregung – die Erstarrungsreaktion (Hypoarousal; siehe Abb. 8). Hier fühlt man sich kraftlos, wie betäubt und abgeschnitten. Wie wir ja wissen, haben beide Bereiche – Über- und Untererregung – mit der Überlebensphysiologie zu tun. Sie provozieren die Verhaltensweisen der Gefahrenreaktion, wie z.B. die Erstarrung. Die Rückkehr ins Toleranzfenster gelingt nur durch aktive Beruhigung.

Außerhalb des Toleranzfensters, im Bereich der Überlebensphysiologie, dominieren die subkortikalen Gehirnareale, die den Zugang zum Steuerrad des präfrontalen Kortex blockieren. Wahrscheinlich ist die Überlebensreaktion einfach stärker als wir Menschen. So verlieren wir den Anschluss zu den vernünftigeren und logischeren Denkprozessen der kortikalen Hirnareale.

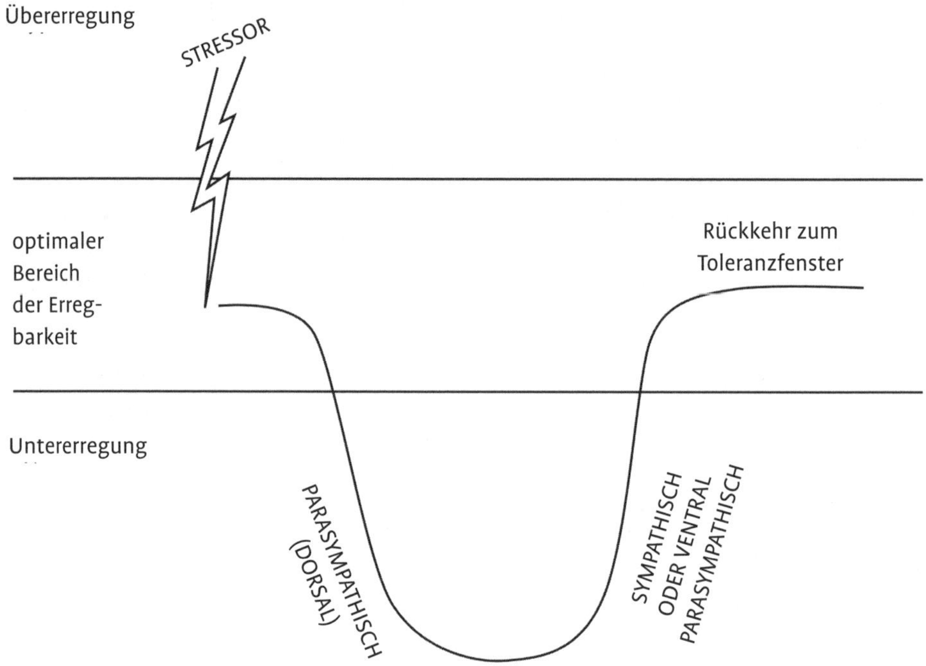

Abbildung 8: Untererregung

Ein Therapieziel für Traumaüberlebende könnte also darin bestehen, ihr Toleranzfenster zu erweitern. Wenn sie innerhalb der Zone der Ich-Bewusstheit und der Regulation bleiben, die nicht die Überlebensphysiologie aktiviert, werden sie schließlich immer besser auf immer schwierigere Probleme und Reize reagieren können. Diese Fähigkeit entspringt einer gesünderen Selbstregulation und einem stärker wahrgenommenen Gefühl der Sicherheit. Daher arbeiten wir mit unseren Klient*innen als Erstes an der Selbstregulation und der Selbstberuhigung (weitere therapeutische Möglichkeiten zur Erweiterung des Toleranzfensters siehe unten).

Wer innerhalb des Toleranzfensters bleibt, fühlt sich sicher genug, um auf andere Menschen zuzugehen und sich auf den Kontakt zu ihnen einzulassen. Die Betroffenen befinden sich in einem psychischen Zustand, der diese Verbindung unterstützt.

Dadurch sind sie auch eher offen für Lernprozesse, sind aufnahmebereit für Informationen, können sie verarbeiten und integrieren und kommen so besser mit den Anforderungen des Alltags zurecht.

Die Theorie des Toleranzfensters basiert, wie gesagt, auf der normalen Entwicklung des Nervensystems. Durch ein Entwicklungstrauma wird die Fähigkeit zur Selbst- und Co-Regulation innerhalb des Toleranzfensters jedoch eingeschränkt. Die Betroffenen funktionieren in einem chronisch aktivierten Zustand (der sympathischen Erregbarkeit) oder vielleicht in einem leichten Zustand der (dorsalen parasympathischen) Erstarrungsreaktion, sozusagen einer „funktionalen Erstarrung". Bei letzterem ist die Erstarrung nicht so stark, sodass kleinere Alltagstätigkeiten noch möglich sind. Man kommt gerade noch zurecht, aber die dorsale Physiologie ist dominanter als eigentlich guttäte. In den folgenden Abschnitten stellen wir Ihnen eine Variante des Toleranzfensters vor, das die abweichende Dynamik des Entwicklungstraumas mit einbezieht.

Daniel Siegel fragte jahrelang mehrere Tausend im Gesundheitswesen und in der Medizin Tätige danach, was sie unter „Psyche" verstünden und wie sie „psychische Gesundheit" definierten, und da er keine zufriedenstellenden Antworten bekam, erarbeitete er eine eigene Definition, die die Zustimmung seiner Kolleg*innen fand. „Die Psyche – der Geist – ist vor allem auch ein im Körper verankerter, im Entstehen begriffener Beziehungsprozess, der den Energie- und Informationsfluss des gesamten Körpers regelt" (Siegel 2014, S. 1). Damit unterscheidet Siegel Psyche/Geist – die Funktion komplexer und miteinander verbundener Systeme – vom Gehirn. Wie viele andere, die sich mit diesem Thema befasst haben, ist auch er der Meinung, dass die Psyche/der Geist – und eigentlich auch das Ich – nicht einfach nur Verlängerungen der Gehirnaktivität sind. Es reiche demnach nicht, dass sich das Gehirn gut entwickelt. Genauso wichtig sei die gesunde Entwicklung der Psyche/des Geistes und der Beziehungsfähigkeit, damit der Mensch sich vollkommen entfalten und Freude am Leben haben kann. „Die Forschungsergebnisse sind doch klar: Wenn wir anderen helfen, haben alle etwas davon. Das Ergebnis von Integration sind Mitgefühl und empathische Freude. Sie sind die Erkenntnis, dass unser ‚Ich' sowohl im Körper als auch in Beziehungen verankert ist – wir sind mehr als die Grenzen unserer Haut" (Siegel 2014, S. 1).

Verläuft die Entwicklung sowohl auf der mentalen als auch auf der Beziehungsebene gesund, gelangt man wie von selbst zu einem flexiblen und empfänglichen Toleranzfenster und zu einer gesunden Selbstregulation. Die menschliche Erfahrung des von Siegel erwähnten „Energie- und Informationsflusses" – die Fähigkeit, Verbundenheit und Geborgenheit zu spüren – wird stärker ausgeprägt sein, wenn alle Aspekte der „Ich"-Entwicklung gleich vom ersten Moment, in dem sich das Ich herauszubilden beginnt, am richtigen Ort sitzen. Der Mensch entwickle nicht nur ein Gefühl für sich *selbst*, sondern über seine sozialen Verbindungen auch ein Gefühl, mit anderen vernetzt und Teil eines größeren Wir zu sein, sozusagen ein integriertes *Ich-Wir*, so Siegel (2014). Verläuft die Entwicklung gut, erlebe man sich als Teil einer pluralen Entität, sei fähig, sich mit anderen zu verbinden und die Früchte dieser Verbindung zu genießen.

Ein Trauma während der frühen Entwicklung zerreißt diese Einheit von Ich-Wir und versperrt die Möglichkeit, sich bewusst (oder unbewusst) zu entfalten. Das Resultat ist häufig ein allgemeines und anhaltendes Gefühl, abgesondert von der übrigen Welt zu sein, ein Gefühl der Einsamkeit und Vereinzelung. Überlebende eines Traumas werden unfähig, sich, wenn nötig, Hilfe zu holen und von der Zugehörigkeit zu einem größeren *Wir* zu profitieren. War dies die vorherrschende Erfahrung in den ersten Lebensjahren, wird das Toleranzfenster wahrscheinlich recht eng sein. Ein kleiner Stoß – und schon rutscht man aus der Zone der optimalen Erregung heraus und schafft es nur mühsam zurück.

Ein gesundes Toleranzfenster lohnt gleich dreifach: körperlich, seelisch und im Verhalten.

- **Im Körper:** Die Regulation ermöglicht es, besser zu lernen und mit anderen Menschen im Kontakt zu sein. Man fühlt sich geerdet und eins mit sich selbst, das gesamte System ist locker und entspannt. Sogar die Schmerzrezeptoren sind eher im „Ruhezustand", sodass man wahrscheinlich weniger Schmerzen und Beschwerden hat.
- **In Geist und Psyche:** Man ist gelassener, interessiert sich mehr für Neues, ist neugierig auf die Umwelt. Der Umgang mit anderen ist spielerischer, man ist dabei entspannter. Es besteht ein Interesse, zu anderen Menschen in Kontakt zu treten, ein Bedürfnis nach Gesellschaft.
- **Im Verhalten**: Ein gutes Miteinander mit anderen ist ein Zeichen für eine gesunde Regulation. Die zwischenmenschlichen Verbindungen motivieren dazu, Ziele zu verfolgen. Man nimmt sich Dinge vor, gibt sich nicht mit halben Sachen zufrieden, sondern will seine Pläne tatsächlich umsetzen und Ziele erreichen. Wahrscheinlich ist man offener für Spontanunternehmen und kann sich besser in andere Menschen einfühlen. Man ist sichtbar kreativ und fühlt sich immer mehr zur Gemeinschaft berufen.

Es sind Kindheitserfahrungen, die über die Entwicklung des Toleranzfensters bestimmen, also auch darüber, wie gut man mit Stress umgehen kann. Glücklicherweise entwickelt sich das Fenster bei den meisten Menschen in Anpassung an ihren Wachstumsprozess. Manche haben ein solch dehnbares und gut reguliertes Toleranzfenster jedoch nie kennengelernt, es kommt ihnen richtiggehend fremd vor. Diese Menschen brauchen therapeutische Unterstützung, um ihre Emotionen besser regulieren zu können, um kompetenter und damit auch resilienter zu werden.

7.1 Die Verortung von Kontrolle

In Kapitel 5 kamen wir bereits auf das Kontrollverortungsprinzip zu sprechen, das Julian Rotter im Zuge seiner Studien zur Rolle der Persönlichkeit im sozialen Lernen entwickelte. Seine Theorie basiert auf der Vorstellung, dass es einen Zusammenhang gibt zwischen der Persönlichkeit eines Menschen und dessen Interaktionen mit der Umwelt und dass frühe Erlebnisse und Interaktionen Einfluss auf das spätere Leben haben und auf die Entscheidungen, die er dann trifft. Wir sehen darüber hinaus auch einen Bezug zu Regulation und Resilienz. So verläuft eine gesunde Entwicklung der Kontrollverortung parallel zur gesunden Entwicklung der Selbstregulation, was wiederum zu einem gesunden Toleranzfenster beiträgt.

Rotter war der Meinung, man könne sich nicht mit der Persönlichkeit eines Menschen befassen, ohne auch die Umwelt in Betracht zu ziehen, in der er aufgewachsen ist. Um seine Persönlichkeitsentwicklung zu verstehen, müsse man immer auch seine Lebensgeschichte, seine Umwelt, seine Lernprozesse, Erfahrungen, Wahrnehmungen und Reaktionen mit einbeziehen. Persönlichkeit sei eine Ansammlung stabiler Potenziale für den differenzierten Umgang mit Problemen (Mearns 2017).

Frühe Kindheitserlebnisse haben ein Leben lang Einfluss auf die Gesundheit und die Beziehungen. Diese Korrelation wird durch die Ergebnisse verschiedener sozialer und psychologischer Studien, wie etwa die der ACE-Studie, bestätigt. Wahrscheinlich war Rotter [1966; Anm.d.Verl.] seiner Zeit voraus mit seiner Annahme, dass sich die Persönlichkeit nicht in einer bestimmten Phase entwickelt und dann für immer festgelegt ist. Für ihn war das Gehirn plastisch und stets veränderlich. Er hatte tatsächlich schon erkannt: Je länger man etwas Bestimmtes erlebt und glaubt, desto schwieriger ist es, seine Einstellungen und Verhaltensweisen zu ändern.

Rotter wollte begreifen, was einen Menschen motiviert, wie er Befriedigung spürt, welchen Einfluss er auf das Geschehen zu haben meint und wie er dieses versteht und verarbeitet. Daher erforschte er das Konstrukt der Persönlichkeit mehr allgemein und nicht in Bezug auf Trauma. Dies erfolgte dann Jahrzehnte später, als weiterführende Studien sich mit der Verortung der Kontrolle nach Misshandlung und Trauma befassten. Seitdem können wir viel besser verstehen, wie ein Trauma die Verortung von Kontrolle beeinflusst (Roazzi et al. 2016) und wie diese mit Resilienz zusammenhängt.

Die Verortung der Kontrolle wird nicht als eine Ansammlung separater Optionen oder Möglichkeiten betrachtet, die sich entweder am einen Ende des Spektrums oder am anderen befinden, sondern als ein Kontinuum, das alles umfasst, was sich zwischen der extrem im Inneren verorteten und der extrem im Äußeren verorteten Kontrolle befindet (siehe Abb. 9).

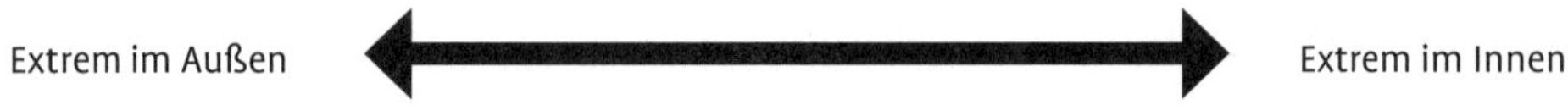

Abbildung 9: Verortung der Kontrolle als Kontinuum

Wer seine Kontrolle im Inneren verortet, übernimmt die Verantwortung für seine Entscheidungen und schreibt die Genugtuung, etwas geleistet zu haben, und die Interpretation von Erlebnissen – den sogenannten „Verstärkungen“ – kategorisch sich selbst zu. Diese Menschen sehen sich als Kapitän ihres eigenen Schiffs. Bei Fragen und Problemen suchen sie die Antwort in ihrem Inneren und lokalisieren die Verantwortung für ihre Erfolge und Niederlagen (statt bei anderen Menschen oder zufälligen Umständen) bei sich selbst.

Am anderen Ende des Spektrums befinden sich jene, die ihre Kontrolle im Außen verorten. Sie glauben an ein Schicksal und schreiben ihre Lebensumstände äußeren Kräften zu. Erfolge und Niederlagen sind in ihren Augen Glücks- oder Zufallssache; andere Menschen, denen sie Macht zuschreiben, haben die Verantwortung. Dass sie auch selbst für Verstärkungen sorgen können, ist für sie kaum vorstellbar.

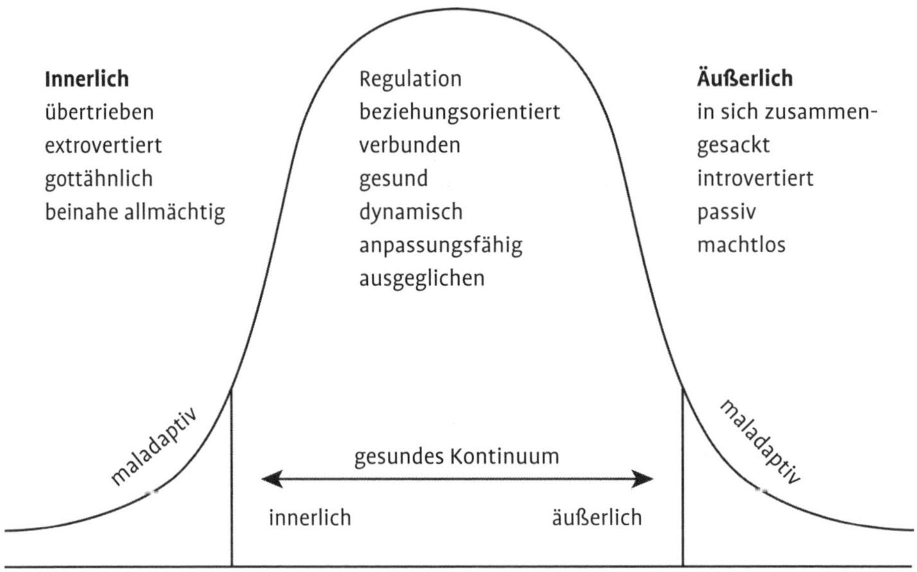

Abbildung 10: Verortung der Kontrolle

In Abbildung 10 ist die Verortung der Kontrolle als Glockenkurve dargestellt. Irgendwo auf diesem Spektrum bringt jeder Mensch seine allgemeine Persönlichkeit zum Ausdruck. In der Mitte sehen Sie den gesunden Bereich, in dem die Bewegung zwischen der innerlich und der äußerlich verorteten Kontrolle auf einem Kontinuum verläuft. Hier befinden sich diejenigen, die zu der Erkenntnis fähig sind, dass manches außerhalb der eigenen Kontrolle liegt (und man sich aber irgendwie anpassen kann), während anderes durchaus bestimmbar ist (und Eigenverantwortung verlangt).

An den beiden Enden des Spektrums sehen Sie die als maladaptiv geltenden Extremformen der Kontrollverortung. Die ganz und gar innerlich verortete Kontrolle, bei der man sich selbst als allmächtig und gottähnlich wahrnimmt, führt sicherlich auch zu soziopathischen Verhaltensweisen. Eine andere Variante zeigt sich in dem Gefühl, für alle schlimmen Dinge verantwortlich zu sein, selbst in Bereichen, wo man eindeutig nichts zu bestimmen hat. Man nimmt sich ungeheuer wichtig, hält sich für übertrieben einflussreich und legt sich dafür gewaltig ins Zeug, beinahe schon zwanghaft.

Die ganz und gar äußerlich verortete Kontrolle führt zu einem Gefühl der Machtlosigkeit. Schicksalsergeben meint man, wegen der „allmächtigen" anderen, der Regierung oder dem Chef, gar nichts bewerkstelligen und kein Wörtchen mitreden zu können. Die Beziehung zwischen dem, was im Leben geschieht, und der eigenen Verantwortung dafür ist nicht wahrnehmbar. Man ist einfach Opfer der Umstände oder unverblümter Böswilligkeit. An allem haben die anderen Schuld, sogar an den Folgen des eigenen Verhaltens. Wie aus der neueren Traumaforschung bekannt ist, ergeht es Menschen mit einem gesunden Maß an innerlicher Kontrollverortung besser im Leben. Wer hingegen die Kontrolle eher an die Außenwelt abgibt, neigt beispielsweise zu klinischer Depression (Benassi, Sweeney & Dufour 1988).

Rotter warnte jedoch davor, aus der Kontrollverortung pauschale Schlüsse zu ziehen. Es sei zwar möglich, Prognosen für das allgemeine Verhalten zu stellen, doch Ärzte sollten immer auch die äußeren Umstände und das Verhalten in unterschiedlichen Situationen betrachten, da sich die Kontrollverortung mit der Umgebung ändern kann.

Im Zusammenhang mit dem Entwicklungstrauma sind die ersten sechs Wochen nach der Geburt auschlaggebend. Bei Neugeborenen, die vollkommen auf ihr Umfeld angewiesen sind, sitzt die Kontrolle natürlich vollständig im Außen. Werden ihre Bedürfnisse erfüllt, verorten sie ihre Kontrolle zunehmend im Inneren. So sehr eine gesunde Co-Regulation zur Entstehung von Selbstregulation beiträgt – erst die einfühlsame Betreuung führt dazu, dass das heranwachsende Kind sich als Handelnder erlebt und unterschwellig weiß, dass es die Reaktion seiner Bezugsperson, und später auch seine Umgebung, beeinflussen kann. Macht das Kind diese Erfahrung jedoch nicht, wird es wahrscheinlich keine sehr starke Verortung der Kontrolle im Inneren entwickeln.

Die äußerliche bzw. innerliche Verortung der Kontrolle korrespondiert außerdem mit dem ängstlichen bzw. vermeidenden Bindungsstil. So verorten Menschen mit einem ängstlichen Bindungsstil ihre Kontrolle weiter im Außenspektrum und Menschen mit einem vermeidenden Bindungsstil weiter im Innenspektrum. Erstere suchen Geborgenheit und Sicherheit bei anderen und erwarten vielleicht sogar von ihnen, dass sie die Regulation für sie übernehmen. In Ermangelung eines Gefühls der Verbundenheit sehen sie sich nicht in der Lage, ihr Verhalten selbst zu steuern. Menschen mit einem vermeidenden Beziehungsstil finden Geborgenheit bei sich selbst und haben nicht das Bedürfnis, von anderen etwas zu bekommen, beziehungsweise lehnen dies sogar ab.

Melinda, 55, wohnt noch bei ihrer Mutter Gloria, die auf die 90 zugeht. Die beiden haben immer zusammengelebt. Als Melinda 6 Monate alt war, starb ihr Vater bei einem selbst verschuldeten Jagdunfall. Gloria wachte wie eine Glucke über ihre Tochter und wurde nervös, wenn diese zur Schule oder zu Freunden ging. Auch später als Erwachsene musste sich Melinda jeden Tag zwei-, dreimal von der Arbeit aus bei ihrer Mutter melden. Tat sie es nicht, rief Gloria mehrmals dort an, um zu fragen, ob bei ihr alles in Ordnung sei.

Obwohl Melindas Vater sich beim Laden des Gewehrs selbst erschossen hat, gibt Gloria Gott und der Welt die Schuld an seinem Tod. Sie hat nie akzeptieren können, dass er die Verantwortung dafür trug, und wollte auch keine Verantwortung für ihr eigenes Leben übernehmen. Auch die Versicherung hat Schuld, denn das Geld, das Gloria von ihr bekommt, reicht nicht zum Leben. Sie hat einen ängstlichen Bindungsstil und verortet ihre Kontrolle im Außen.

Melinda hingegen konnte schon immer stundenlang allein in ihrem Zimmer sitzen und ruhig und friedlich in ihren Büchern lesen. Ohnedem wird sie nervös und traut sich nicht aus dem Haus, etwa um zur Arbeit zu gehen. Sie war 30, als sie Tom auf der Arbeit kennenlernte. Er fand sie interessant und verabredete sich mit ihr. Die Beziehung wurde enger und er hielt um ihre Hand an. Er hätte sie gern öfter gesehen und beklagte sich darüber, wie schwer es sei, gemeinsame Zeit zu finden, weil sie so viel Ruhe brauchte und allein sein wollte. Neben der Mutter stellte nun auch Tom Ansprüche – das war Melinda zu viel.

Tom bekam ein Angebot für eine bessere Stelle in einem anderen Bundesstaat. Melinda sollte auch umziehen und mit ihm zusammenleben. Gloria war wütend und verzweifelt. Sie beklagte sich über Tom. Der vermeidende Bindungsstil ihrer Tochter bewirkte, dass sie diese noch stärker manipulierte, indem sie ihr vorhielt, dass Tom sie sowieso nicht verstand und sie ihn irgendwann hassen würde, weil sie keine Zeit mehr haben würde, um zu lesen und allein zu sein. So konnte sie Melinda schließlich dazu überreden, ihre Hochzeitspläne fallen zu lassen und bei ihr zu bleiben.

Durch Glorias ängstlichen Bindungsstil und ihre im Außen verortete Kontrolle konnte sie nicht über den Verlust ihres Mannes hinwegkommen. Zudem hinderte sie Melinda daran, ins Erwachsenenleben „durchzustarten“ und zu einer gesunden Kontrollverortung zu finden. Melindas vermeidender Bindungsstil ist gewissermaßen eine defensive Anpassung an Glorias ständige Angst in ihrer Mutterrolle. Weil sie ihre Stressaktivierung nur über das längere Alleinsein in den

Griff bekommt, ist sie – abgesehen von der verstrickten Mutterbeziehung – zu keiner dauerhaften Beziehung fähig.

Eine gesunde Verortung der Kontrolle spielt, wie gesagt, auch eine Rolle bei der Entwicklung des Toleranzfensters. Das Geschehen beeinflussen zu können und sich als Handelnde zu empfinden, gleichzeitig aber zu wissen, wann die Umstände sich der eigenen Kontrolle entziehen und eine bestmögliche Anpassung erfordern – das ist ein Zeichen für Resilienz. Davon hängt auch ab, wie man außerhalb des Toleranzfensters reagiert, wenn man in die Über- oder Untererregung gerät. Davon handelt der folgende Abschnitt.

7.2 Die Toleranzfensterattrappe

Wir möchten das Konzept des Toleranzfensters nun ausdehnen und damit die unterschiedlichen Strategien erklären, die Klient*innen zur Bewältigung ihrer Dysregulation und beim Verlust ihrer Selbstbeherrschung einsetzen, wenn sie aus ihrem Toleranzfenster heraus und in den Zustand der Über- oder Untererregung hineingeraten; besonders dann, wenn es ihnen einfach nicht gelingen will, in die Zone ihrer optimalen Erregung zu gelangen (die ventrale parasympathische und niedrig-tonale dorsale Physiologie). Ihre chronische Über- oder Untererregung versuchen Sie mit defensiven Anpassungsmustern in den Griff zu bekommen, und ihrem subjektiven Empfinden nach scheint es auch zu funktionieren. Aber: *Ihr Toleranzfenster ist nur Attrappe – sozusagen ein „Blindfenster“.* Damit Sie verstehen, wie wir das meinen, haben wir es grafisch dargestellt.

In den folgenden Abbildungen sehen Sie ein sehr schmales Toleranzfenster. Genau das ist typisch für ein Entwicklungstrauma: Durch die damit einhergehende chronische Dysregulation verengt sich die optimale Erregungszone derart, dass die Betroffenen keinen Reiz, der ihr System auch nur im Geringsten bedroht, tolerieren können, sondern quasi zum Fenster hinausstürzen. Wie das bei chronischer Übererregung aussieht, sehen Sie in Abbildung 11.

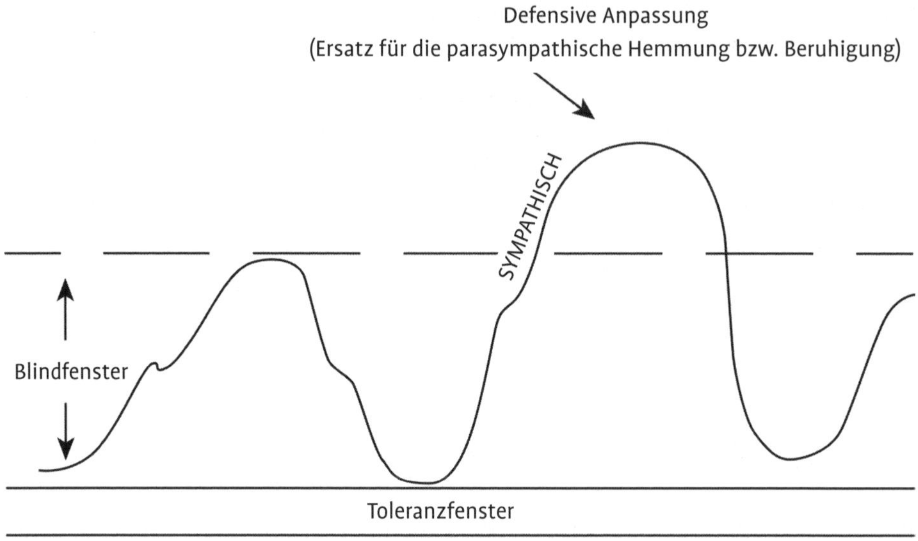

Abbildung 11: Das Blindfenster bei Übererregung

Im unteren Teil der Abbildung befindet sich das Toleranzfenster. Am Spektrumsende der Übererregung haben wir ein zusätzliches künstliches Fenster eingebaut: das Blindfenster. Der übererregte Zustand wird hier durch eine defensive Anpassung bewältigt (z.B. selbstberuhigende Verhaltensweisen wie Dissoziation oder Esssucht), sodass das Verhalten im Rahmen bleibt. Auch hier bewegen sich die Betroffenen aus dem Fenster heraus, wollen wieder zurück, doch sie schaffen es eben nicht ins echte Toleranzfenster, sondern können sich nur so gut wie möglich in einem „erträglichen" Zustand der Übererregung stabilisieren, mit dessen Hilfe sich die sympathischen Reaktionen und Aktivierungszustände gerade so „bewältigen" lassen.

Doch auch an der Unterseite des Toleranzfensters, im Bereich der Untererregtheit kann sich eine Attrappe des Toleranzfensters bilden (siehe Abb. 12). Bei diesem Zustand ersetzt der defensive Anpassungsmechanismus – etwa in Form von Aufputschmitteln, impulsivem bzw. aggressivem Ausagieren oder Sexbessenheit – entweder das ventrale parasympathische System (Kontaktaufnahme) oder das sympathische System (Aktivierung), um die Energielosigkeit der dorsalen Physiologie in erträglichen Maßen zu halten. Und auch in diesem Fall reicht dies nicht aus. Die Betroffenen schaffen es nicht ins Toleranzfenster zurück, sondern stabilisieren sich so gut als möglich innerhalb der ohnmächtigen Vereinzelung der dorsalen Physiologie.

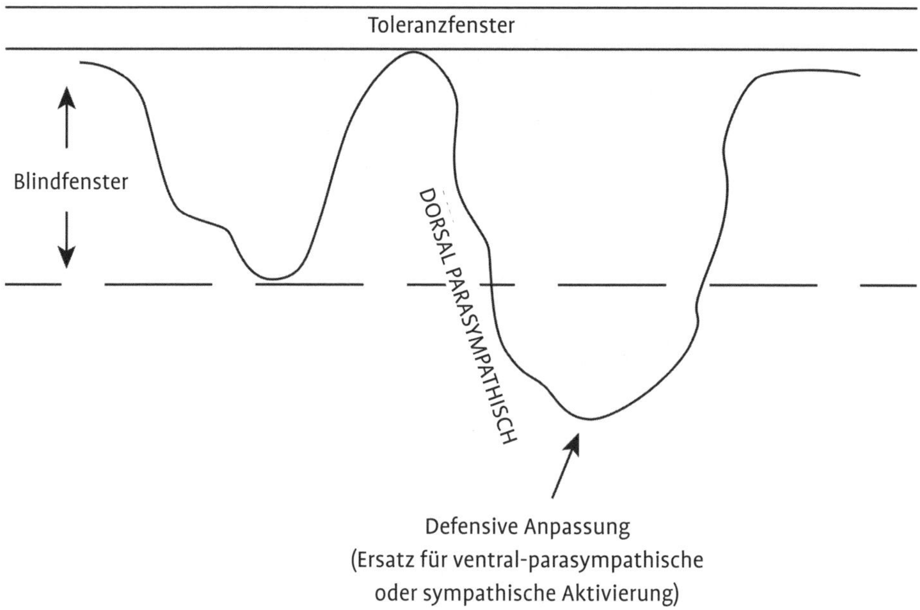

Abbildung 12: Das Blindfenster bei Untererregung

Dies ist keine Regulation. Doch wer keine echte und beständige Selbstregulation kennengelernt hat, wird es so empfinden. Bei einem Entwicklungstrauma bleibt das Toleranzfenster unterentwickelt, sodass die Betroffenen permanent unterhalb der Regulationsschwelle leben. Und ohne Zugang zu echter Selbstregulation behilft man sich eben mit defensiven Anpassungsmechanismen.

Zur Veranschaulichung haben wir beide Fensterattrappen, sowohl die bei Über- als auch die bei Untererregung, in einer Grafik zusammengefügt (siehe Abb. 13).

In der oberen Hälfte sehen Sie die schon früh im Leben entstandene chronisch übererregte Seite des Blindfensters. Wird hier das sympathische System aktiviert, hat das parasympathische System nicht die Kraft, es effektiv zu drosseln und das Gleichgewicht wiederherzustellen bzw. zum Toleranzfenster zurückzukehren. Vielleicht funktioniert das VNS nicht in gegenläufiger Wechselbeziehung, und es kommt zur *Co-Aktivierung.* Das heißt, es wird sowohl das sympathische als auch das parasympathische System aktiviert und damit eine widersprüchliche physiologische Reaktion provoziert, wodurch das Gefühl entsteht, dass der Körper außer Kontrolle gerät.

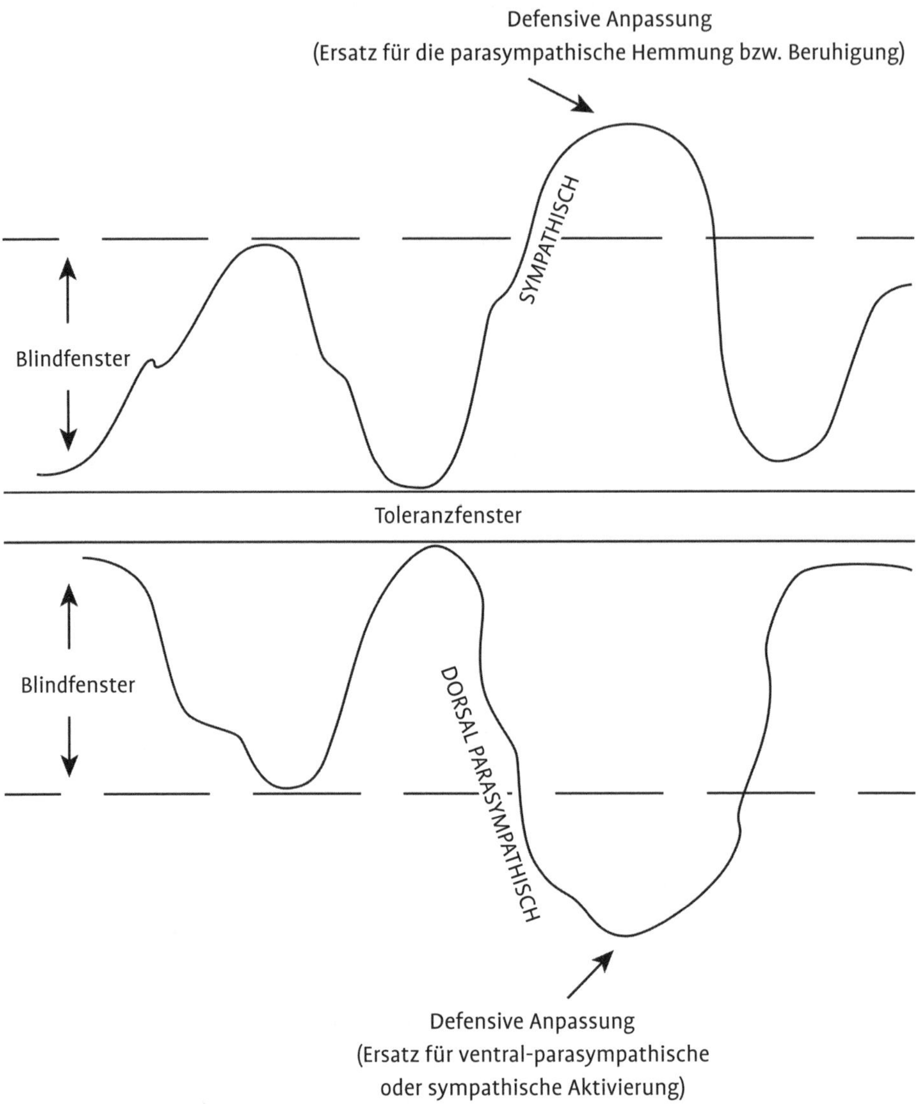

Abbildung 13: Das Blindfenster bei Unter- und bei Übererregung

Als Ersatz für die eigentliche Regulierung des parasympathischen Systems wird eine Art Bewältigungsstrategie bzw. ein defensiver Anpassungsmechanismus entwickelt. Da man in einem permanent erhöhten Erregungszustand schlecht funktionieren und leben kann, versucht man, irgendwie damit zurechtzukommen, und findet sich mit einer Art Gleichgewicht zweiten Ranges ab: dem Blindfenster.

Defensive Anpassungsmechanismen (siehe Kapitel 5) nehmen psychische oder physische Formen an und kommen auch in Beziehungen, im Bindungsstil und im Verhalten zum Ausdruck, etwa als Essanfälle, die eine zwanghafte Art der Selbstberuhigung darstellen.

Eine bei frühen Traumata häufig anzutreffende physiologische Strategie ist der vollkommene Kollaps und ein Gefühl der Abgestumpftheit als Folge einer überbeanspruchten dorsalen Physiologie. Eigentlich ist die hoch tonale dorsale Physiologie (Erstarrung) nicht für den „Dauereinsatz" vorgesehen. Doch wenn der Zugang zum ventralen parasympathischen System versperrt ist, lernt man (physiologisch) das sympathische System hauptsächlich mithilfe des dorsalen Systems zu bändigen. Die niedrig-tonale dorsale Physiologie dominiert bei angstfreier Bewegungslosigkeit (siehe Kapitel 4), etwa im Schlaf, bei sanften Formen von Bindungsverhalten (z.B. entspannter Blickkontakt) und anderen Ruhezuständen. Doch ohne eine gesunde Co-Regulation ist der Weg zur ventralen Physiologie versperrt, sodass nur noch eines übrig bleibt: die dorsale Physiologie. Hat diese neurologische Route sich einmal als erfolgreich erwiesen, greift der Körper später unter ähnlichen Umständen gerne wieder und immer öfter zu diesem „Trick". Es bildet sich ein Muster, die Unbeweglichkeitsreaktion wird chronisch, und schon beim geringsten Anflug einer Aktivierung wird die sympathische Erregung von der lebenserhaltenden Physiologie gedämpft. Da diese jedoch kaum Reaktionen zur Selbstregulation ermöglicht und auch nicht besonders hilfreich ist, um aktiv zu werden und mit anderen in Kontakt zu kommen, kommt es zur allostatischen Überlastung. Mit anderen Worten – die defensive Anpassung laugt die dorsale Physiologie aus und fordert einen hohen Tribut. Sie bewirkt, dass man physiologisch gesehen nicht über die Grenzen der Überlebensreaktion hinauskommt, dadurch weniger Energie über andere wichtige physiologische Funktionen übrig hat und erschöpft zusammenbricht.

Die Strapazierung der dorsalen Physiologie – die auch bei einigen Symptomen der ACE-Studie eine Rolle spielt – gehört zu den häufigsten physiologischen Folgeerscheinungen einer frühen Traumatisierung. Aus diesem Grunde legen wir in unserer Regulationsarbeit, die ja auch der Verbesserung der Resilienz dient, so viel Wert auf den effektiven Umgang mit der dorsalen Physiologie. Mehr darüber erfahren Sie weiter unten in diesem Kapitel.

Aber auch ohne eine gut zugängliche ventrale Physiologie, die sowohl die Regulation als auch das soziale Kontaktverhalten unterstützt, sind die Betroffenen überstimuliert und funktionieren nur scheinbar innerhalb ihres Toleranzfensters. In Wahrheit befinden sie sich in der oberen Hälfte des Blindfensters weit außerhalb der optimalen Zone der Erregung, wo es zu Übererregungsreaktionen wie Wut, Zorn oder Panik kommt.

Selbst sehr stark defensive Anpassungsmechanismen helfen nicht ins Toleranzfenster zurück, sondern höchstens ins Blindfenster außerhalb des Spektrums der Selbstregulation. Mangels besseren Wissens wird die Attrappe mit echter Regulation verwechselt. Denn wer nichts anderes kennt, empfindet das maladaptive Regulationssystem als normal.

Manche Klient*innen halten ihre Reaktionen sehr versiert im Zaum. Wir nehmen ihre vermeintliche Rückkehr in die Regulation für bare Münze, muten ihnen Interventionen zu, die sie noch gar nicht vertragen, und überstimulieren sie dadurch. Die Klient*innen wiederum bemühen sich, mit der Überstimulierung fertigzuwerden, was jedoch zur Folge hat, dass sich ihre defensive Anpassung noch verstärkt.

Dasselbe geschieht auf der entgegengesetzten Fensterseite, die der Untererregung: Übernimmt das dorsale parasympathische System das Ruder, ist weder das ventrale parasympathische noch das sympathische System dazu in der Lage, wieder ein Gleichgewicht herzustellen und die Physiologie in die optimale Erregungszone zurückzumanövrieren. Wie bei der oberen Fensterhälfte funktioniert auch hier die gegenläufige Wechselbeziehung innerhalb des VNS nicht mehr und es wird *coinhibiert* (siehe Seite 86). Ist das parasympathische System weniger effektiv, tut das sympathische System es ihm nach, und die Unvereinbarkeit schlägt sich auf die Physiologie nieder.

Jerry, 56 und alleinstehend, ist Schriftsetzer in einer kleinen Druckerei. Zusammen mit einem Kollegen arbeitet er in Nachtschicht. Die ersten beiden Monate seines Lebens verbrachte er als künstlich beatmetes Frühchen auf der Intensivstation. Von Apparaten umgeben, entbehrte er jegliche fürsorglich liebende Berührung. Seine Eltern durften ihn erst anfassen, als er schon fast sechs Wochen alt war. Sie waren Bauern und Jerry das fünfte von elf Kindern. Wegen ihrer Arbeit auf der Farm konnten sie ihn nur einmal die Woche im Krankenhaus besuchen. Die notgedrungene Trennung hatte langfristige Folgen für Jerry und dessen emotionale Entwicklung.

Als Jerry nach Hause kam, galt er als „pflegeleicht". Laut seiner Mutter schlief er die meiste Zeit und weinte die ersten zwei Jahre über selten. Da sie nur drei Monate nach seiner Geburt erneut schwanger geworden war, hatte seine Mutter nicht genug Energie für ihn. Sie pumpte die Milch in Fläschchen ab und beschäftigte sich kaum mit ihm.

Mit etwa drei Jahren war Jerry nicht mehr zu bändigen. Er rannte ständig davon und zerbrach ohne nachvollziehbaren Grund sein Spielzeug. Bei seiner Einschulung bekam er die Diagnose ADHS und Medikamente zur Verhaltens- und Stimmungsregulierung. Er hatte Mühe beim Lernen und keine engeren Freundschaften.

In der Mittelstufe beklagte er sich über die lästigen Nebenwirkungen der Medikamente und verweigerte die Einnahme. Seine Stimmung veränderte sich drastisch, er war permanent übererregt und stark beunruhigt. Zur Entspannung griff er nach der Wodkaflasche seines Vaters und begann irgendwann auch Haschisch zu rauchen. Schließlich trank und kiffte er mehrmals am Tag. Er schaffte die Schule nur, weil die Lehrer nicht wussten, was sie tun oder wie sie ihm helfen sollten.

Auf der Highschool kam Jerry des Öfteren mit dem Gesetz in Konflikt. Er wurde wegen Vollrausch und Drogenbesitz verhaftet. Trotzdem machte er weiter, denn er konnte seine Familie nur in betrunkenem oder bekifftem Zustand ertragen. Dann wurde er vollkommen ruhig und sein emotionaler Schmerz blieb unbemerkt. Auf diese Weise schlüpfte er wieder in seine alte Rolle zurück, die seine Eltern am liebsten hatten: der nie weinende schlafende Säugling.

Nach der Highschool hatte Jerry mehrere Beziehungen von kurzer Dauer. Sie zerbrachen immer an seiner Alkohol- und Drogensucht oder an den Wutanfällen, die er sporadisch bekam. Frauen hatten Angst vor ihm und den möglichen Folgen seines Zorns. Auch seinen Arbeitsplatz verlor er immer wieder. So lebte er am Rand der Gesellschaft, bis er seine aktuelle Stelle als Schriftsetzer fand.

Offensichtlich konnte Jerry am besten nachts und allein arbeiten. Dann konnte er trinken und kiffen und trotzdem seine Arbeit behalten, obwohl er häufig wütend wurde und seine Kollegen anschrie. Sie stellten ihn wegen des Alkohols und der Drogen zur Rede, doch Jerry stritt alles ab: Er sei weder Alkoholiker noch drogenabhängig. Er wollte es einfach nicht wahrhaben.

Der Substanzmissbrauch und das Leugnen sind in Wahrheit defensive Anpassungsmechanismen. Aufgrund seines aus dem Takt geratenen VNS und in Ermangelung einer natürlich hervorgerufenen parasympathischen Reaktion erfuhr er schon in jungen Jahren die künstliche Bremse durch Medikamente. Er hatte nie ein natürliches Toleranzfenster erfahren, sondern lediglich mit der Attrappe gelebt. Hier war es einerseits still und dunkel, andererseits herrschten Wut und Jähzorn. Regulieren konnte er sich in diesem Blindfenster nur mit Alkohol und Drogen. Er sehnte sich verzweifelt danach, von seiner Familie angenommen und geliebt zu werden, gab aber anderen die Schuld an seinen Problemen.

Da ihm die Co-Regulation und die beruhigende Nähe in den ersten Wochen seines Lebens vorenthalten worden waren, flüchtete er sich zu stark in seine stabilisierende dorsale Physiologie. Zu Hause bei seinen Eltern war er das vermeintlich „pflegeleichte“ Baby, das nie schrie. Und da seine Mutter mit den anderen Kindern schon mehr als genug zu tun hatte, war sie über seine Anspruchslosigkeit erleichtert.

Später machte sich der grundlegende Mangel an Regulation mehr durch Unbeherrschbarkeit bemerkbar. Wenn er seine Medikamente nicht nahm, geriet er in einen Sturm, den er nur mithilfe von Substanzen – seiner defensiven Anpassungsstrategie – „besänftigten“ konnte.

Aufgrund der stark beanspruchten dorsalen Physiologie neigte er sowohl zu Unter- als auch zur Überregbarkeit. Die Erfahrung einer konsistenten Co-Regulation und die Behebung seiner Bindungsstörung würden ihm helfen, innerhalb seines Toleranzfensters zu bleiben und seine Affekte zu regulieren.

Wie bei Übererregung werden die Regulationsfunktionen der sympathischen oder ventralen Physiologie von defensiven Anpassungsstrategien ersetzt. Soziale Situationen werden aus Angst vor zu viel Stimulation vermieden, was jedoch abstumpft und lethargisch macht. Gegen diese dorsale Erstarrung helfen wiederum stimulierende Substanzen oder Verhaltensweisen wie Hypersexualität oder ein beinahe obsessives Verlangen nach menschlicher Nähe.

Die Untererregung des falschen Toleranzfensters führt dazu, dass die Betroffenen resigniert haben, depressiv sind und sich kurz vor dem Kollaps befinden. Sie meiden Stress und verwenden unverhältnismäßig viel Zeit darauf, ihre physischen Ressourcen zu schonen und keine Energie zu verschwenden. Defensive Anpassung nimmt jedoch, wie gesagt, immer mehr Energie in Anspruch, verengt das Toleranzfenster und provoziert weitere defensive Strategien. Aus dieser Dynamik entstehen Symptome, die – siehe ACE-Studie – mit frühen Traumata zu tun haben.

Wie bei der anderen Seite des Blindfensters besteht auch hier die Gefahr, dass die Betroffenen durch effektive defensive Anpassungsmechanismen nur scheinbar wieder in ihr echtes Toleranzfenster zurückkehren und beide, Klient wie Therapeut, darauf hereinfallen. Letzterer sollte also weitere Interventionen parat haben, die das Reaktionssystem des Klienten nicht bestätigen, sondern endlich einmal infrage stellen.

Typisch für das Entwicklungstrauma ist auch die „Angewohnheit", zwischen Übererregung und der tiefen dorsalen Erstarrung hin- und herzuschwanken. Wie in Kapitel 5 bereits erwähnt, geschieht dies in der Regel im Kontext einer für die weitere Entwicklung grundlegenden Dysregulation. Die Betroffenen zeigen abwechselnd Symptome des oberen und unteren Blindfensterbereiches und ein komplexes System defensiver Anpassungsmechanismen.

Zu jedem Blindfenster gehören somatische Symptome, die mit einer strapazierten Überlebensphysiologie verbunden sind – die Art Symptome, wie sie Patienten mit einem hohen ACE-Wert aufweisen.

Die meisten Menschen, die innerhalb eines Blindfensters leben, sind sich dessen gar nicht bewusst und glauben, dass sie sich in einem regulierten Zustand befinden. Sie haben nichts anders kennengelernt, konnten einer Regulation nie näherkommen. Wahrscheinlich ist ihnen das Blindfenster so sehr zum Normalzustand geworden, dass sie sich für entspannt und gelassen halten, obwohl sie sich weit außerhalb der optimalen Erregungszone befinden. Mit der Zeit können wir lernen, die defensiven Anpassungsmechanismen unserer Klient*innen zu erkennen. Mit mehr Erfahrung wissen wir, wann sie sich nicht im Toleranzfenster, sondern im Blindfenster befinden, und können unsere Interventionen darauf einstellen.

7.3 Das Toleranzfenster erweitern und mit Stressoren fertigwerden

Sind wir uns des Blindfensters unserer Klient*innen erst einmal bewusst geworden, können wir unsere Behandlung so gestalten, dass wir deren Bedürfnis nach defensiver Anpassung nicht noch verstärken. Denn genau das tun wir, wenn wir ihnen den spontanen Umgang mit Stressoren zutrauen, sie sich aber ständig außerhalb ihres Toleranzfensters befinden.

Zur effektiven Behandlung eines Entwicklungstraumas muss man die defensiven Anpassungsmechanismen, die signalisieren, dass die Betroffenen sich unterhalb oder oberhalb der Schwelle zur optimalen Erregungszone befinden, erst einmal erkennen lernen. Sollten wir ein Bedürfnis nach defensiver Anpassung im Zusammenhang mit Überstimulierung feststellen, dürfen wir nicht überlegen, was wir *hinzufügen* können, sondern umgekehrt, was *verringert werden* oder *wegfallen* kann. Um möglichst keine defensiven Anpassungsmechanismen zu provozieren, verwenden wir nur noch Interventionen, mit deren Hilfe unsere Klient*innen innerhalb ihres Toleranzfensters bleiben können. Wenn wir dieses erweitern, indem wir die Fähigkeit zur Selbstregulation unterstützen, wird das Bedürfnis nach defensiver Anpassung nachlassen. Mehr dazu in den folgenden Kapiteln.

Nun liegt es ja in der Natur unseres Berufes, dass wir Unterstützung und Nähe anbieten. Doch bei manchen Klient*innen, die Angst vor anderen Menschen haben oder von ihrer Physiologie her keinen Kontakt zu ihnen aufnehmen können, hat dieses Angebot von Nähe und Verbundenheit den gegenteiligen Effekt: Es wird ihnen zu viel, übersteigt die Grenzen ihres falschen Toleranzfensters, erhöht ihre Über- oder Untererregtheit und verstärkt ihre „Blindfenster"-Reaktionen. Sie hätten das Gefühl, sofort reagieren zu müssen, und das würde sie unter Druck setzen. Wir warten ab, bis sie langsam von sich aus Kontaktbereitschaft zeigen, etwa durch die beiläufige Bemerkung, sie hätten irgendwo ein Bild gesehen, das dem im Behandlungszimmer ähnelt, und dabei an uns gedacht. Man darf nicht zu schnell in die Beziehung gehen, sondern sollte erst einmal auf der physischen Ebene ansetzen, bis die nötige Kontaktfähigkeit da ist.

Erweitern kann man das Toleranzfenster, indem man an der Regulation, der Behebung der Bindungsstörung und der Vermittlung von Geborgenheit arbeitet und die anfangs vorsichtigen Anforderungen an die Regulationsfähigkeit schrittweise steigert. Und wie kann man diesen Prozess unterstützen? Indem man effektiv mit der dorsalen parasympathischen Physiologie arbeitet.

7.4 Mit der dorsalen Physiologie arbeiten

Im Fall der für das Entwicklungstrauma typischen Strapazierung der dorsalen parasympathischen Physiologie arbeitet dieses bewahrende System, wie gesagt, nicht innerhalb des Bereiches der niedrig-tonalen „angstfreien Unbeweglichkeit", sondern befindet sich am extremen Ende des Spektrums, beinahe im Zustand der totalen Bewegungslosigkeit, gewissermaßen in einer *funktionalen Erstarrung*. Oder das VNS funktioniert nicht-reziprok, d.h. in der gegenläufigen Wechselbeziehung, verursacht gleichzeitig eine chronische Co-Aktivierung und Co-Inhibierung und damit physiologisch uneinheitliche Reaktionen.

Sowohl die chronische Erstarrungsphysiologie als auch die chronisch nicht-reziproke VNS-Physiologie korrelieren mit einigen der in Kapitel 6 erläuterten ACE-Symptome. Offensichtlich dient diese physiologisch defensive Anpassung als Ersatz für echte Regulation: Weil das dorsale System ständig damit beschäftigt ist, die Erregung im Zaum zu halten, zieht sich das Toleranzfenster immer weiter zusammen und schränkt die Bandbreite der Reaktionen ein. Die Folge ist ein Blindfenster, das überhaupt keine Stimulation mehr zulässt.

Die Schwierigkeit für uns Therapeut*innen besteht nun darin, dass Klient*innen mit einer derart gestörten Regulation schon bei der kleinsten Stimulation in die dorsale Physiologie „fallen". Sie fühlen sich irgendwie schlaff und abgestumpft, haben sich jedoch schon dermaßen an diesen Zustand gewöhnt, dass sie sogar beinahe heiter wirken und man ihnen nichts anmerkt. Die Abgestumpftheit und das Gefühl, von der Außenwelt wie abgeschnitten zu sein, sind ganz natürliche Begleiterscheinungen der dorsalen Erstarrungsphysiologie, die auch bei der Dissoziation vorherrscht.

Die physiologischen Symptome des dorsalen Dauerzustandes sind ganz anders als die des chronisch erhöhten sympathischen Erregungszustandes, welche energieintensive Überlebensreaktionen wie Angriff oder Flucht signalisieren und mit sichtbarer Unruhe und ängstlicher Nervosität einhergehen. Die dorsale Physiologie ist hingegen nicht so leicht erkennbar. Da die Betroffenen vor lauter Abgestumpftheit auch sich selbst gegenüber empfindungslos sind, geben sie an, alles sei in Ordnung, es gehe ihnen gut.

Wie beim sympathischen Erregungszustand wird jede weitere Stimulation oder Gefahr für stärkere Reaktionen sorgen: Die Betroffenen geraten immer tiefer in die Erstarrungsreaktion oder – bei einem nicht-reziproken VNS – verlieren immer mehr die Kontrolle.

Der Zustand der dorsalen Physiologie wird chronisch, wenn die ventrale parasympathische Physiologie aufgrund der fehlenden beständigen Co-Regulation in ihrer

Entwicklung behindert wird. Häufig geht das nicht-reziproke VNS mit dem desorganisierten Bindungsstil sowie einem hohen ACE-Wert einher. Außerdem werden andere Menschen als Stressverursacher und nicht als Lösung betrachtet. Wenn geselliges Beisammensein allerdings eine Gefahr darstellt und schon die Vorstellung von Blickkontakt Entsetzen auslöst, werden solche Interaktionsangebote wohl kaum als Beruhigung empfunden. Sozialer Kontakt ermöglicht den Betroffenen deshalb auch keinen Zugang zu ihrem parasympathischen System, sondern sie müssen ihre sympathische Erregung über ihr dorsales System regulieren, wodurch sie nur noch tiefer in die funktionale Erstarrung geraten.

Die durch eine frühe Traumatisierung in Richtung dorsale Physiologie „fehlgeleiteten" Orientierungssysteme zwingen laut Porges in die hoch-tonale Physiologie hinein, obwohl keine tatsächliche Gefahr vorhanden ist. Das heißt, schon das Ausschauhalten nach potenziellen Gefahren führt direkt zu einer Erstarrungsreaktion. Diese physiologische Reaktion sitzt tief und muss bei der Auswahl therapeutischer Interventionen unbedingt mit berücksichtigt werden. Was in anderen Fällen als normal gilt, könnte möglicherweise kontraproduktiv sein. Unsere Einladung, Blickkontakt zu uns herzustellen, unsere Präsenz und Hilfsbereitschaft in Anspruch zu nehmen, sich umzuschauen und die Umgebung wahrzunehmen, das alles kann bei diesen Klient*innen den Effekt haben, dass sie noch weiter aus ihrem Toleranzfenster *heraus-* und dafür tiefer in ihre defensiven Anpassungsmechanismen *hinein*geraten, sowohl physiologisch als auch vom Verhalten her. Sie kapseln sich weiter ab, dissoziieren und stecken noch stärker in der Überlebensphysiologie fest.

Bei Fällen wie diesen müssen wir bedenken, dass therapeutische Strategien, die zu zwischenmenschlichem Kontakt anregen, nicht zur Weiterentwicklung der ventralen parasympathischen Physiologie einladen und daher nicht funktionieren. Wir dürfen sie nur in sehr kleinen Dosen anwenden, müssen uns langsam an dieses Neuland herantasten und immer gut auf die Reaktionen unserer Klient*innen achten. Da diese in erster Linie ein Gefühl von Sicherheit (angstfreie Bewegungslosigkeit) brauchen, arbeiten wir zunächst mit dem niedrig-tonalen dorsalen System. Wir vermitteln ihnen, dass sie nichts sagen und nicht mit uns in Kontakt treten müssen. Wir wollen sie keinesfalls unter Druck setzen, indem wir ihnen etwas *geben* und dann eine Reaktion von ihnen erwarten, sondern wir versuchen eher, ihnen *etwas zu nehmen*.

Fürs Erste reicht es also, den Klient*innen einfach nur Gesellschaft zu leisten. Fühlt sich jemand so sicher, dass er beispielsweise einnickt, lässt man ihn. Indem wir kaum Fragen stellen und ihm erlauben zu schweigen, bekommt er ein Gefühl für ruhige Co-Regulation. Wenn es ihn tröstet oder beruhigt, sind auch sanfte Berührungen erlaubt – es geht aber auch ohne. Mit dieser Herangehensweise ermöglichen wir dem Klienten die Erfahrung: Ich kann mich ausruhen, während die Therapeutin „Wache hält". Wir bieten ihm einen Zufluchtsort und eine sichere Basis, während er sich darin übt, aus seiner Deckung herauszukommen und die Erstarrungsphysiologie allmählich zugunsten einer niedrig-tonalen Physiologie aufzugeben. Falls er anfängt zu dissoziieren, statt sich auszuruhen, müssen wir ihn darauf aufmerksam machen und ihn behutsam wieder ins Hier und Jetzt zurück„bugsieren".

In Gegenwart einer „Wache haltenden" Therapeutin kann sich der Klient sicher genug fühlen, um zu dösen oder in sich zu gehen und auf seine inneren Empfindungen zu achten. Idealerweise bekommt er das Gefühl, dass die Therapeutin sich unaufdringlich in ihn einfühlt.

Eine andere Möglichkeit besteht darin, dass beide, Klient und Therapeutin, „nebeneinander her spielen", also jeder für sich bleibt. Sie könnten ihn beispielsweise bitten, etwas Schönes zu zeichnen, das er in der Woche zuvor erlebt hat. Er bleibt für sich, während Sie höchstens ab und an eine Bemerkung dazu machen. Oder Sie hören gemeinsam eine Musik, die er sich gewünscht hat. Natürlich muss auch dies wohldosiert sein. Hauptsache, die Klient*innen fühlen sich wohl dabei.

Subtile Interventionen wie diese werden zuweilen unterschätzt, denn es gilt die stillschweigende Übereinkunft, der zufolge wir Therapeut*innen den Prozess aktiv leiten. Wenn unsere Hauptintervention bei der Behandlung eines wie auch immer gearteten Entwicklungstraumas jedoch das Angebot von Co-Regulation ist, heißen wir natürlich jede Gelegenheit für eine Dynamik willkommen, von der sowohl der Klient als auch die therapeutische Beziehung profitieren. Die Sicherheit, die er bei uns fühlt, und der Zugang zu einer tiefen, somatischen Co-Regulation, den wir ihm bieten, wird seine gestörte Bindung wieder richten. Und dazu ist es am besten, ihn erst einmal langsam, aber sicher mit sich selbst in Kontakt kommen zu lassen.

Sobald der Klient sich wohler fühlt und allmählich auf seine neu entdeckte ruhige, aber angstfreie dorsale Physiologie zugreifen kann, laden wir ihn öfter zu einer ventralen Verbindung ein, d.h. mit uns in Kontakt zu treten. Der Fokus sollte darauf liegen, dass der Klient innerhalb seines Toleranzfensters bleibt, er schrittweise und wohldosiert in die Physiologie des sozialen Miteinanders eingeführt wird und seine Fähigkeit allmählich erweitern kann.

7.5 Die Präzisierung der Interozeption

Menschen, die früh und vor allem schwer und über einen längeren Zeitraum hinweg traumatisiert wurden, haben notgedrungen gelernt, die Welt zuallererst durch die Brille potenzieller Gefahr zu betrachten. Damit sie fähiger und resilienter werden, müssen wir darauf achten, dass wir mit ihnen nicht innerhalb ihres Blindfensters arbeiten, sondern, wie weiter oben in diesem Kapitel bereits ausgeführt, im echten Toleranzfenster.

Da das Blindfenster als Ersatz des echten Toleranzfensters ebenfalls für Gleichgewicht sorgt – wenn auch nur für ein zweitklassiges –, merken die Klienten meist nicht, dass sie sich nicht regulieren können. Infolgedessen werden sie relativ leicht überstimuliert und stürzen auch aus ihrem Blindfenster heraus, was unausweichlich starke Überlebensreaktionen zur Folge hat. Wenn Klient*innen derart explosiv reagieren, ist es nicht einfach, sie wieder auf Dauer ins Toleranzfensters zurückzubringen. Was in diesem Fall oft hilft, ist eine verbesserte Interozeption. Die Betroffenen merken dadurch, wann sie sich außerhalb ihres Toleranzfensters befinden, können ihre Reaktionen genauer nachvollziehen und präzisere Rückmeldungen zu den Interventionen abgeben.

Eine häufig bei Trauma eingesetzte biophysiologische Methode besteht darin, auf die eigenen Körperempfindungen zu achten. Was wir für selbstverständlich halten, ist für manche Klient*innen gar nicht so einfach. Denn nicht alle können zwischen verschiedenen Arten von Empfindungen differenzieren oder diese präzise beschreiben.

Jeder Mensch entwickelt eine eigene somatische Sprache, mit der er sich selbst mitteilt, durch die er anderen kommuniziert, wie es ihm geht, und vielleicht sogar, wer er ist. Sie entsteht im Kontext früher, vom Ich und dann auch in der Beziehung zu anderen wahrgenommenen Erfahrungen. Handelt es sich bei diesem Kontext um ein Trauma, dann ist auch das somatische Selbstgespräch vom Trauma geprägt.

In diesem Fall enthält der somatische Wortschatz viele Vokabeln für Schmerz, Stress, Gefahr, Wachsamkeit und andere Empfindungen, die mit dem Überleben zu tun haben. Es mangelt an somatischem Vokabular für positive Erfahrungen wie Geborgenheit, den Genuss schmackhaften Essens oder das Gefühl, dass alles in Ordnung ist. Wer viele Jahre lang nicht – oder vielleicht sogar nie – in einen Zustand der Gelöstheit und Entspannung hineingefunden hat, wird ihn kaum erkennen können.

Ohne eine angemessene interozeptive Sprache werden die Zeichen nicht erkannt, durch die man sich geborgen fühlt und die einem mitteilen, dass man sich innerhalb des Toleranzfensters befindet. Selbst wenn man Regulation erfährt – man merkt es nicht. Wir müssen also darauf gefasst sein, dass manche für die Therapie notwendigen Eckdaten, die unsere Klient*innen angeben, nicht akkurat sind oder sie unsere Fragen falsch verstehen, weil sie damit überhaupt nichts anfangen können. So kann eine scheinbar simple Frage wie „Wann haben Sie sich das letzte Mal geborgen gefühlt?" sehr verwirren. Der Klient wird versuchen, in sich zu gehen und die Information dort zu finden, und kehrt womöglich mit leeren Händen zurück: „Äh, ich weiß nicht recht, ob ich mich jemals geborgen gefühlt habe."

In der Behandlung eines Entwicklungstraumas ist es unter anderem außerordentlich wichtig, dass wir unseren Klient*innen zu einer gesünderen und präzisieren Interozeption verhelfen. Für gewöhnlich geschieht dies durch ein gegenseitiges Austauschen von Erfahrungen, als würden wir unsere „Aufzeichnungen vergleichen". Bemerkt die Therapeutin eine Veränderung in den physiologischen oder somatischen Systemen des Klienten, kann sie ihm dies mitteilen, damit der Klient ihre Erfahrung dann mit seiner eigenen vergleichen kann: „Mir ist aufgefallen, dass Sie gerade tief eingeatmet haben. Ist Ihnen das auch aufgefallen? Wie hat sich das angefühlt?" Wenn man den Klienten berührt, kann man ihm sagen: „Mir ist aufgefallen, dass Sie dort, wo ich Sie mit der Hand berühre, hineinatmen und sich die Muskeln entspannen. Was haben Sie innerlich wahrgenommen?"

Das kleine Kind braucht bekanntlicherweise sehr viel Feedback über somatische Zustände („Mmmmh, ist das nicht lecker?"). Hat ihm diese essenzielle Erfahrung gefehlt, kann das in der Therapie durch einfaches Vergleichen nachgeholt werden: „Äußerlich nehme ich bei Ihnen dies oder jenes wahr. Und Sie? Was nehmen Sie bei sich selbst wahr, was spüren Sie innerlich?" Dies ist ein sehr wichtiger Teil der frühen Co-Regulation: „Mir geht es so. Und wie geht es dir?"

Eine andere Möglichkeit, wie unsere Klient*innen mit unserer Hilfe zu einer gesünderen und präzisieren Interozeption kommen, besteht darin, sie über die psychische und physische Bedeutung der verschiedenen Arten von Empfindungen aufzuklären, vor allem aber über die von positiven. Wer die meiste Zeit seines Lebens seine Aufmerksamkeit auf gefährliche Dinge gerichtet hat, kann die ungefährlichen vielleicht gar nicht richtig erkennen. Wenn es ums Überleben geht, kommt es viel mehr darauf an, das zu erkennen, was einem schadet – und genau das hat das Bewusstsein gelernt.

Wir Therapeut*innen weisen unseren Klient*innen den Weg, damit sie merken, welche Gefühle angenehm sind, welche sie mögen oder – falls dieser Schritt zu groß ist – welche immerhin „weniger schlimm" sind als andere. Wir achten darauf, wie sie ihre Empfindungen einordnen und mit welchen Worten sie sie beschreiben. Manchmal entpuppt sich etwas, das aufgrund ihrer Schilderung unangenehm wirkt, als ganz „normal". So kann eine Klientin, die ihre dorsale Physiologie überstrapaziert hat – sich also subjektiv in einem chronisch abgestumpften Zustand befindet – und vielleicht kaum jemals etwas im Inneren ihres Körper gefühlt hat, sogar bei natürlichen Vorgängen wie Magenknurren erschrecken – weil sich das ungewohnt anfühlt und verunsichert. Was wir uns unbedingt klarmachen müssen: Menschen, die so von ihrem eigenen Körper abgeschnitten sind, dass sie natürliche Körperprozesse grundsätzlich nicht als normal empfinden können, erkennen „normale" Empfindungen nicht, sondern interpretieren sie als potenziell gefährlich.

Diese Unterscheidung der Empfindungen – vor allem die zwischen Gefahr und angenehmer Aufregung – sollte in den sozialen Interaktionen einer gesunden frühen Bindungsbeziehung erlernt werden. So entsteht eine gemeinsame somatische Gruppensprache zur Kommunikation von Stimmungen, Meinungen und Vorlieben, die man miteinander vergleichen kann. Zum Beispiel mögen es manche Menschen, wenn sich beim Achterbahnfahren der Magen hebt und senkt, andere hingegen nicht. Man lernt, dass etwas nicht per se gefährlich oder schlecht ist, nur weil man es nicht mag, sondern es eben einfach Geschmackssache ist. Und man lernt, auf die Dinge aufmerksam zu werden, die man mag, und außerdem, nicht bei jeder unangenehmen Empfindung zu erschrecken.

Hat dieser Lernprozess nicht stattgefunden, muss die Sprache der Selbstkommunikation wie eine Fremdsprache erlernt werden. Hier leisten wir Therapeut*innen wichtige Arbeit: Wir helfen unseren Klient*innen, ihre eigenen Empfindungen neugierig und spielerisch zu erkunden. Durch diese einfache, aber sehr wirksame und oft auch spaßige Aufgabe kann die Klientin ihre Skala möglicher interozeptiver Interpretationen erweitern. Der Wandel des somatischen Narrativs ist ein entscheidendes Element in der Traumatherapie, das zu mehr Resilienz führt, wie Sie im folgenden Kapitel erfahren werden.

8 Das Narrativ des Entwicklungstraumas – eine Landkarte

Unsere Geschichte, alles, was wir erleben und wie wir darauf reagieren, begreifen wir, indem wir uns ein Narrativ schaffen. Auf diese Weise kommen wir zu einem Bild unserer eigenen persönlichen Entwicklung: woher ich komme und wie ich zu der Person geworden bin, die ich heute bin. Über unser kulturelles Umfeld, unsere Geschlechtsidentität, Erinnerungen und Lebenserfahrungen finden wir zu uns selbst. Wir verknüpfen verschiedene Lebensaspekte zu einem schlüssigen Ganzen, unserer „Biografie". Die Fähigkeit, ein schlüssiges oder positives Narrativ zu bilden oder sich daran zu erinnern, kann jedoch beeinträchtigt sein – eines der Symptome, das bei Trauma und manchen psychischen Krankheiten auftritt (Charon 2001; Gold 2007).

Die Selbstnarration ist wichtig in der psychologischen und medizinischen Praxis, sowohl für die Diagnose als auch für die Behandlung und Genesung (Hirsh & Peterson 2009), besonders aber für die Verarbeitung von Traumata (Levine 2010). Beim Traumanarrativ geht es allerdings nicht nur um Geschehnisse und Emotionen. Es reicht viel tiefer in das psychische System hinein und kann, wenn die Genesung noch nicht eingesetzt hat, in jeder Hinsicht großes Unheil anrichten. Manche Klient*innen beginnen erst in der Therapie über das zu reden, was sie erlebt haben. Wir hören ihnen natürlich zu, halten überdies aber nach Hinweisen Ausschau, die uns sagen, was sie beim Erzählen und Konstruieren ihres Narrativs somatisch erleben.

Dieses Kapitel beschäftigt sich mit verbalen und somatischen Narrativen und erläutert, warum es wichtig ist, dass die Betroffenen zu einem Narrativ finden, das auch ihre Regulation und ihre Genesung fördert.

8.1 Das verbale Narrativ

Ein schwieriger Lebensanfang hat erheblichen und vielschichtigen Einfluss auf die weitere Entwicklung, die Verarbeitung von Erlebnissen im Gehirn und die Integration von Erinnerungen – eine außerordentlich wichtige Tatsache im Zusammenhang mit dem verbalen Narrativ. In Bezug auf das Erinnerungsvermögen muss man wissen, dass es zwei Arten des Langzeitgedächtnisses gibt: das implizite und das explizite. Das implizite Gedächtnis entsteht unbewusst und auch die darin gespeicherten Erinnerungen werden unbewusst abgerufen. Trotzdem hat es Einfluss auf das Denken und das Verhalten. Die häufigsten impliziten Erinnerungen sind die *prozeduralen*: Etwas wird so oft wiederholt, dass man es automatisch tut, ohne darüber nachzudenken. Das explizite (bzw. *deklarative* oder *autobiografische*) Gedächtnis erfordert dagegen bewusstes Denken. Fakten und Erlebnisse werden absichtlich erinnert.

Die frühesten Erinnerungen stammen aus dem impliziten Gedächtnis und bestehen hauptsächlich aus bildhaften Eindrücken. Erlebnisse werden nur bruchstückhaft und undifferenziert gespeichert und bleiben irgendwie unreal als nicht explizite Erinnerungen hängen. Das explizite oder autobiografische Gedächtnis kommt erst um das dritte Lebensjahr an Bord, wenn die linke Gehirnhälfte schon weiterentwickelt ist und die Fähigkeit zu logischem Denken und Urteilen besteht. Dass man am Anfang des Lebens neurologisch noch nicht in dem Maße zu Erinnerungen fähig ist wie später mit einem reiferen Gehirn, hat jedoch tief gehende Auswirkungen auf die Art, wie man seine frühe Kindheit mit sich herumträgt. Man konnte sie damals ja noch gar nicht in ein verbales, autobiografisches Narrativ fassen, verbindet damit aber womöglich sehr starke Emotionen und Reaktionen. Da es gerade im Zusammenhang mit einem frühen Trauma zu starken somatischen Reaktionen kommt, ist hier das somatische Narrativ besonders wichtig.

Die besondere Art, wie Kinder Erinnerungen wiedergeben – der bruchstückhafte Ausdruck von Gefühlszuständen in Form von verschwommenen Eindrücken und Metaphern – wird von Erwachsenen zuweilen als schiefe Darstellung der Realität missverstanden. Das kann durchaus auch in der Therapie passieren: Ein Therapeut meint, die Klientin gebe ihre Geschichte nicht richtig wieder, dabei ist das Wirrwarr aus impliziten Erinnerungen kein fehlerhafter Bericht, sondern der ehrliche Ausdruck einer bestimmten Entwicklungsstufe aus jener Zeit, in der die Erlebnisse stattgefunden haben. Das Narrativ des impliziten Gedächtnisses ist weder klar noch chronologisch geordnet. Seine Emotionalität hängt mit dem vom Kind erinnerten Erlebnis zusammen und wirkt daher übertrieben oder als den „Fakten" nicht angemessen, und das besonders im Vergleich mit der Darstellung desselben Geschehnisses durch einen Erwachsenen.

Aus der umfangreichen Erforschung der Beziehung zwischen Trauma und Gedächtnis ist bekannt, dass das Gehirn in einer stark aktivierten Erregung anders mit Erinnerungen umgeht (van der Kolk 1998). Unter dem Einfluss von traumatischem Stress wird das aktuelle Geschehen mit Bruchstücken aus dem impliziten Gedächtnis und Erlebnissen aus anderen Zusammenhängen zu einem Narrativ zusammengefügt, das dann schlüssig erscheint, in Wahrheit jedoch eine Verschmelzung einzelner Ereignisse aus völlig unterschiedlichen Lebensjahren ist. Bei Kindern gehört diese Vermischung von Gefühlen und Erlebtem zur normalen Entwicklung, wird durch ein Trauma allerdings verstärkt und auch im Erwachsenenalter fortgeführt.

Noch komplizierter ist es in den ersten sechs Wochen nach der Geburt, wenn noch keine Bindung etabliert wurde und die Anfälligkeit für traumatische Langzeitwirkungen am höchsten ist. Wie in Kapitel 4 bereits festgestellt, ist die Anfälligkeit in dieser Lebensphase vor allem physiologisch bedingt, weil der ventrale Vagusnerv noch nicht vollständig myelinisiert ist und andere Menschen die Co-Regulation übernehmen müssen. In diesen Wochen und Monaten sollte der Säugling langsam ein Gefühl für Geborgenheit und Verbundenheit entwickeln. Er ist vollkommen darauf angewiesen, dass ein anderer Mensch fähig ist, seine Bedürfnisse zu erkennen und zu befriedigen. Ist dieser Mensch dazu nicht in der Lage, wird dem Kind die nötige Co-Regulation entzogen. So bilden sich die ersten impliziten Muster, darunter auch die Schablone für das Gefühl fehlender Sicherheit. Bis zu einem gewissen Grad kann dies zwar später behoben werden, doch das Fundament ist gelegt und prägt den weiteren Verlauf der Selbstnarration.

In der Regel kann man sich an die nonverbale Phase der ersten zwei Lebensjahre nicht explizit erinnern. Manchmal jedoch – vor allem im Fall eines frühen Traumas – gerät die gesamte Kindheit in Vergessenheit und es ist, als wäre man nie Kind gewesen, sondern schon als Erwachsener auf die Welt gekommen. Es schwirren höchstens ein paar Themen im Hinterkopf herum oder ein vages Gefühl der Angst oder Einsamkeit.

Unserer Meinung nach sollten wir das Narrativ von Klient*innen, die ein Entwicklungstrauma erlitten haben, mit einer Art Urvertrauen aufnehmen, im Sinne von: *Ich sehe dich, ich höre dich und ich glaube dir*. Was auch immer Klient*innen erzählen – wir hören ihnen aufmerksam zu, wir glauben ihre Geschichte und respektieren sie. Für uns ist ihr Narrativ kein detailgenauer Tatsachenbericht, sondern der sprachliche Ausdruck ihrer *Erlebnisse* und ihrer *Reaktionen* darauf. So wie das Trauma biophysiologisch verstanden nicht im Ereignis selbst liegt, sondern in der Reaktion darauf, so verstehen wir auch das Narrativ: Es enthält sowohl implizite als auch explizite Informationen über die späteren Folgen der eigenen Lebensgeschichte. In der Behandlung ist es wichtig zu schauen, wie das explizite Narrativ auf dem impliziten aufbaut. Dinge, über die Klient*innen nicht reden oder die sie nur schwer in Worte fassen können, sind mitunter wichtiger als das, was sie sich zusammengereimt, ausformuliert und zu einem einigermaßen schlüssigen Narrativ verbunden haben.

Über die eigene Vergangenheit zu sprechen ist heilsam, sagt auch Leila Levinson (2011), eine Expertin für generationenübergreifendes Trauma. Es ist, als würde man ein Puzzle zusammensetzen. Die damals entstandene emotionale Energie wird durch den Erzählprozess freigesetzt und kann nach außen abfließen. Indem man sich anderen anvertraut, ist man nicht mehr allein damit. Man redet über schwierige persönliche Erlebnisse, reicht die eigene Geschichte sozusagen weiter. Die Empfangenden hören zu, zeigen Verständnis und Empathie. So kommt man gestärkt aus der Vereinzelung heraus und bewegt sich in die Gemeinschaft hinein, und deshalb gehört dieser Vorgang zu den Elementen, die für eine Heilung notwendig sind.

Betrachten wir das Narrativ einmal aus der Perspektive von Bowlbys sicherer Basis. Die Bezugsperson fungiert als sicherer Ort, wohin das Kind sich wendet, wenn es etwas braucht oder Neues ausprobiert. Bei ihr findet es Schutz und Geborgenheit. Diese Rolle übernimmt nun die Therapeutin in Bezug auf das Narrativ: Sie hütet die Geheimnisse und bewahrt die Geschichte der traumatischen Erfahrungen. Sicherheit und Geborgenheit werden in jedem Fall geboten, unabhängig von dem Inhalt und der Glaubhaftigkeit des Narrativs. Wenn die Klient*innen im Lauf des Therapieprozesses Fortschritte machen, wird ihre Geschichte sich verändern und eine neue Bedeutung bekommen. Und diese Entstehung eines neuen Narrativs ist ein klares Zeichen für eine Verbesserung.

Nichtsdestotrotz ist das verbale Narrativ nur ein Teil des Heilungsprozesses. Auch die vielen anderen Erscheinungsformen des Entwicklungstraumas müssen mit berücksichtigt werden, wie beispielsweise die Reaktionen der physiologischen Systeme, durch welche Klient*innen ihre Geschichte mitteilen: das physiologische Narrativ. Außerdem sollten wir Ausschau halten nach Zeichen für chronischen Stress, der während der Entstehung des Narrativs bestanden haben könnte, auch wenn auf der verbalen Ebene nichts darauf hinweist.

Wie im vorigen Kapitel bereits gesagt wurde, ist die Beurteilung, inwieweit die Klient*innen sich innerhalb ihres Toleranzfensters verhalten können – oder stattdessen im Blindfenster zu defensiver Anpassung neigen –, höchst aufschlussreich in Bezug auf frühe Kindheitserlebnisse, die den Betroffenen mittlerweise vielleicht so normal erscheinen, dass sie nicht wissen, wie sie sie in ihr Narrativ mit einschließen können.

Auch der Bindungsstil gehört zu den Anpassungsmechanismen, die das in Ermangelung einer fähigen Bezugsperson um sein Leben kämpfende Kind entwickelt hat. Er gibt Aufschluss über das Ausmaß der Sicherheit in der frühen Kindheit unserer Klient*innen.

Folgende knappe Erzählung bringt die Definition des Entwicklungstraumas auf den Punkt: *Als ich klein war, ist etwas Schlimmes passiert, und diejenigen, die sich eigentlich hätten kümmern sollen, waren nicht da oder konnten nicht für mich da sein, um mich zu retten oder mir aus dieser Situation herauszuhelfen.* Von dieser rudimentären Form gibt es unzählige Variationen. Etwas Schlimmes oder Schreckliches kann auf die unterschiedlichste Art und Weise geschehen, und es gibt viele Gründe dafür, dass eine Bezugsperson ihr Kind nicht getröstet, nicht beschützt oder nicht geliebt hat oder all dies nicht konnte oder wollte. Oder sie hat es vielleicht versucht, aber nicht geschafft.

Oder sie war sogar Verursacherin von Angst oder Schmerz. Auch dafür gibt es viele verschiedene Möglichkeiten, und obwohl ihnen allen das „faktische" Erlebnis des Traumas zugrunde liegt, muss das Narrativ der Klient*innen diesem nicht unbedingt entsprechen. Vielleicht beschreiben sie eine wunderbare Kindheit mit warmherzigen und liebevollen Eltern, haben heute jedoch Probleme mit Beziehungen oder leiden unter Frustration oder fühlen sich ständig bedroht. Das heißt: Was die Erwachsenen erleben, passt nicht zu dem Narrativ, das sie von ihrer frühen Kindheit haben.

Selten beschuldigen Kinder ihre biologischen Eltern direkt. Meistens schaffen sie ein Narrativ, mit dem die Schuld woandershin verschoben wird, auf irgendwelche außerfamilären Zwänge, eine Krankheit oder eine erfundene Geschichte wie etwa die, dass sie ihren biologischen Eltern weggenommen wurden. Mit zunehmendem Alter entwickelt das Kind die Fähigkeit, Erfahrungen und frühe Herausforderungen direkter in sein Narrativ zu integrieren, und entsprechend verändert sich dieses mit der Zeit.

Doch das Entwicklungstrauma geschieht auf einer nonverbalen Entwicklungsstufe, und deshalb bleibt das zugrunde liegende Narrativ der essenziellen Geschichte häufig verborgen und mischt sich mit späteren Erlebnissen, die den prägenden Einfluss der ersten Lebenserfahrungen kaschieren. Und trotzdem zieht es sich durch die Themen, mit denen sich die Betroffenen in ihrem Leben beschäftigen. Mit Nachdruck bestimmt es Reaktionen und Verhaltensweisen, entzieht sich jedoch dem bewussten Zugriff.

Das Narrativ des Entwicklungstraumas ist untrennbar verbunden mit der Physiologie, der vorhandenen oder fehlenden Erfahrung von Sicherheit sowie der Erfahrung, mit dem somatischen Ich verbunden oder von ihm getrennt zu sein. Häufig ist es aber auch mit einem tief sitzenden Schamgefühl verbunden, einer Scham, die man als essenziellen Teil von sich selbst empfindet. Das ist eine wichtige Komponente des frühen Traumas, auf die wir später noch ausführlicher eingehen.

Das Narrativ des Entwicklungstraumas ist eine dreidimensionale und sehr komplexe Landkarte der Lebensgeschichte, die das Erkunden unbekannter Gebiete manchmal jedoch erschwert. Wir Therapeut*innen müssen sie lesen können, damit unsere Klient*innen sich mit unserer Hilfe neue, gesündere Landkarten erstellen – neue Narrative, die auch die Erfahrung von Sicherheit, Zugehörigkeit und Resilienz mit einschließen.

8.2 Das somatische Narrativ

Was sich wie ein roter Faden durch das gesamte Kapitel zieht, ist: Ein Entwicklungstrauma kennzeichnet sich vor allem auch dadurch, dass es auf einer präverbalen

Entwicklungsstufe geschieht, also bevor das Kind sprechen gelernt hat. Und da das unreife Gehirn noch keine Erinnerungen bilden kann, ist auch die Fähigkeit zur Narrativbildung stark eingeschränkt und noch nicht in dem Maße vorhanden, wie das bei Erwachsenen mit einem ausgereiften Gehirn die Regel ist. Das in der frühen Kindheit Erlebte wird also erst später von einem Narrativ überlagert, interpretiert und in die persönliche Geschichte eingepasst.

Folglich wird die erste Zeit im Wesentlichen somatisch erlebt: Der Körper empfängt die Wahrnehmungen wie eine Antenne, und da das Gehirn noch nicht so weit ist, um das Wahrgenommene mittels abstraktem und logischem Denken zu verstehen, geschieht die Selbstkommunikation über die Sinnesorgane und die Interozeption. Das Baby erfährt Nähe und Geborgenheit über den direkten und beruhigenden Körperkontakt und kommuniziert durch Gurren und Glucksen. Das Feedback aus dem sozialen Umfeld wird erst später an Wichtigkeit zunehmen. Auf seinen ersten Entwicklungsstufen ist der Mensch wie ein neurologischer und somatischer Schwamm, der alles, was er erlebt, komplett aufsaugt, ohne es durch ein voll entwickeltes Bewusstsein zu filtern. Da ist noch keine Selbstreflexion und daher auch kein kognitiv-bewusst entstandenes Narrativ. Das Narrativ des Entwicklungstraumas ist somit grundsätzlich ein *somatisches Narrativ*.

Das somatische Erleben geschieht rein über die Sinnesorgane, das interozeptive Gewahrwerden der inneren Zustände und die direkte Empfindung von Angenehmem und Unangenehmem. Wenn man überhaupt von Verstehen sprechen kann, dann ist es kaum differenziert, sondern eher primitiv und „holzschnittartig". Im Zentrum stehen ganz elementare Fragen: Habe ich Hunger? Ist mir warm? Fühle ich mich geborgen? Werde ich geliebt? Habe ich Angst? Bin ich in Sicherheit?

Das somatische Narrativ ist im Gegensatz zum verbalen nicht linear und folgt keiner chronologischen Reihenfolge. Es kann zwar schlüssig sein, lässt sich jedoch nicht immer verbal artikulieren. Somatische Erfahrungen sind multimodal. Die Informationen, auf denen sie aufbauen, stammen aus verschiedenen Quellen, und alle machen sie gleichzeitig auf sich aufmerksam. Das somatische Narrativ ist ziemlich diffus und enthält keine klar definierten oder kognitiv erkennbaren Attribute, sondern Dinge, die man *irgendwie fühlt*. So werden im Zusammenhang mit der somatischen Version des Narrativs oft Begriffe wie „gefühlt" oder „empfunden" verwendet, man spricht von einem Gefühl der Sicherheit oder empfundener Unsicherheit, was ja gerade beim Trauma häufig Thema ist. Wodurch dieses Gefühl entsteht, lässt sich nicht im Entferntesten sagen, man weiß eben nur, wenn es da ist.

Genau dieses *Gefühl*, etwas zu *wissen*, ist aber gerade das Problem mit somatischen Narrativen. Sie scheinen irgendwie Wirklichkeit zu sein, man *weiß* es einfach. Aber der Mensch ist auch ein lebendes, atmendes und selbstbezügliches System. Auf die

Frage nach seinem Befinden antwortet er an einem schlechten Tag, er sei unruhig und fühle sich, als sei er dem Tode nahe. Woher weiß er, dass er unruhig ist und bald sterben wird? Naja, eben weil er unruhig ist, als stünde er dem Tode nahe! In dieser Situation versuchen wir unseren Klient*innen zu helfen, ihren Zustand etwas präziser zu beschreiben. Wir schlagen ihnen vor: „Wenn Sie also in sich gehen und all diese Empfindungen der Unruhe in sich wahrnehmen, dann haben Sie den Gedanken, dass Sie bald sterben werden." Wahrscheinlich lautet die Antwort: „Nein, das ist kein Gedanke. Ich spüre das wirklich!"

Was die Behandlung eines Entwicklungstraumas so problematisch macht, ist unter anderem das somatische Narrativ. Stellen Sie sich das so vor: Die Traumatisierung hinterlässt einen neurologischen Fußabdruck, eine Spur aus Brotkrümeln, gewissermaßen eine größere, vollständigere Landkarte, die uns mitteilt, wie man sich durch die frühen Kindheitserlebnisse hindurchmanövriert (und sie überlebt) und wie man diesen Prozess in das Bild von sich selbst und der Umwelt integriert hat. Mit der Zeit wird diese Landkarte für das Gelände, innerhalb dessen man sich selbst begreift, zu einem konstanten Bezugspunkt für neue Erfahrungen. Jeder Mensch kartografiert die Narrative seines Lebens und seiner Erlebnisse. Erleidet er ein Entwicklungstrauma, strukturiert sich seine Landkarte – das Narrativ – um das Trauma herum. Das Trauma wird zum Leitprinzip.

Das somatische Narrativ kann so viel Macht haben, dass es zum Lebensnarrativ wird. Es kann aber auch ähnlich dem Krankheitsnarrativ die Form einer kurzen Erklärung des momentanen Befindens, beispielsweise rund um die Symptome, annehmen. Um einen Kontext für sich selbst und aktuelle Ereignisse zu erhalten, kann das Narrativ auch aktualisiert werden.

Im vorigen Kapitel wurde erwähnt, wie wichtig es für Klienten ist, eine präzisere Interozeption zu entwickeln. Das ist u.a. auch deswegen so wichtig, weil das somatische Narrativ sonst nicht aktualisiert werden kann. Bei Klient*innen, denen es an Regulation und Gesundheit gefehlt hat, ist die Wandlung des somatischen Narrativs aber auch ein entscheidendes Element für den Aufbau von Resilienz. Daher haben wir die Aufgabe, aufgrund der Informationen aus dem verbalen und dem somatischen Narrativ die Daten für eine neue Landkarte zu berechnen und gleichzeitig dafür zu sorgen, dass unsere Klient*innen ihre interozeptive Kapazität erweitern und verbessern.

8.3 Die Beziehung zwischen dem verbalen und somatischen Narrativ

Narrative sind vielschichtig: Mit jedem neuen, sinnvoll integrierten Erlebnis bilden sich im Lauf der Zeit weitere Schichten. So entsteht aus dem verbalen und dem somatischen Narrativ eines frühen Traumas eine verschachtelte und meist sehr fragile Landkarte. Und diese Landkarte des Traumas prägt von Grund auf die Physiologie und das Verhalten sowie das System der Glaubenssätze – über sich selbst, die anderen und die Umwelt.

Durch das Narrativ lässt sich das Erlebte überschaubar und verstehbar strukturieren. Man bekommt eine Orientierungshilfe, anhand derer man weiß, wer man ist. Diese Landkarte bezieht sich stets auf das Gelände, zu dessen Erklärung sie einmal angefertigt wurde. In sich ist das Narrativ, die von innen heraus empfundene Lebensgeschichte, immer „korrekt". Es gibt genau das wieder, was man subjektiv erlebt hat, egal ob andere das von außen auch so sehen oder nicht. Uns Therapeut*innen hilft es, unsere Klient*innen besser zu verstehen und den alles entscheidenden Auftakt für unsere Arbeit mit ihnen zu geben: *Ich sehe dich, ich höre dich und ich glaube dir.*

Während des Therapieprozesses wird die Gegend gewissermaßen „neu kartiert". Nicht dass sie auf der alten Karte falsch abgebildet war – sie lässt sich mit der neuen Karte aber besser erkunden, weil diese einfach mehr Optionen enthält. Würde man sich weiterhin nach der alten Karte orientieren, käme man immer wieder zum selben Ort, mit denselben Enttäuschungen, Verletzungen und Frustrationen.

> Rodneys Eltern sind sehr ehrgeizig und haben ihre drei Söhne damit schon von Kind auf unter Druck gesetzt. Rodney, der Jüngste, war für sie eine Enttäuschung. Er war zwar gut in der Schule, interessierte sich aber nicht für Naturwissenschaften wie seine Brüder – der eine ist Arzt, der andere Forscher geworden. Nur von ihnen gab es Fotos im Haus, nicht von Rodney. Seit jeher erlebt er sich in seiner Familie als der, der nie gut genug ist, nie den Erwartungen der Eltern gerecht wird. Dies ist sein ständiges Narrativ. Im Hintergrund lauern immer Angst und Stress, die sich manchmal zu Panikattacken steigern, doch für gewöhnlich als eine leichte Unruhe empfunden werden, die ihn dauerhaft begleitet und ihn dazu zwingt, ja auch alles „richtig zu machen".
>
> Rodney ist wegen dieser Probleme in Behandlung bei einer somatischen Therapeutin, erkennt bisher aber nur seine Stresssymptome. Als die Therapeutin ihn beispielsweise dazu einlädt, auf seinen Atem zu achten, fragt er sich, ob er so atmet, wie sie es von ihm erwartet, und merkt dann, dass sein Atem wie zugeschnürt ist. Als seine Therapeutin ihn bittet, darauf zu achten, ob er zur Ruhe kommt, kann er nur sagen, ob er mehr oder weniger gestresst ist. Wieder hat er nur das Gefühl, immer alles falsch zu machen, selbst als seine Therapeutin ihm versichert, dass all seine Wahrnehmungen willkommen seien.

Nachdem er regelmäßig seine „Hausaufgaben“ gemacht und gelernt hat, auf positive Ereignisse zu achten und auf das, was er dann in seinem Inneren fühlt, kann Rodney schließlich die kleinen Unterschiede in seinem Stresspegel erkennen. Er kann zwar noch nicht sagen, ob er zur Ruhe gekommen oder entspannt ist, glaubt aber seine Empfindungen wahrnehmen zu können, ohne sich gleich selbst zu beurteilen, ob er es auch „richtig“ macht.

Im Fall eines Entwicklungstraumas wird die Traumakarte zur prägenden Schablone für neuartige Erlebnisse oder Empfindungen – alle gehen durch diesen trauma-orientierten Filter. Wer ein Trauma überlebt hat und die Erfahrung von Sicherheit, Regulation und Resilienz wahrscheinlich kaum machen konnte, dessen Referenzsystem ist eher auf die Norm der traumatischen Belastung geeicht, sodass sich die neue Erfahrung von zunehmender Regulation und Resilienz falsch anfühlt und Reaktionen hervorruft, die ausgerechnet gegen die angestrebte Veränderung gehen. Das ist, als wollte man eine Stadt, in der man noch nie war und wo man sich nicht auskennt, mit der abgewetzten, aber vertrauten Karte seines Heimatortes erkunden. Das passt natürlich nicht, und so irrt man orientierungslos umher.

Wir müssen also ziemlich viel Zeit aufwenden, damit sich unsere Klient*innen ihrer neuen Fähigkeiten bewusst werden: Sie können sich nun auch in schwierigen Situationen in ihrem Toleranzfenster halten, ihre defensiven Anpassungsmechanismen verringern und ein präziseres interozeptives Vokabular für ihre eigenen Erlebnisse entwickeln.

Eine dieser Strategien, die Verortung von Kontrolle im Außen, taucht in traumaorientierten Narrativen häufig auf: „Ich kann an meinem inneren Zustand nichts ändern, weil die Umstände das nicht zulassen; die Empfindungen kommen von außen oder von einer Krankheit, von kontaminiertem Wasser oder von einer Allergie.“ Wie aus den physiologischen und verhaltensgesteuerten Reaktionen erfahren wir auch aus den Alltagsnarrativen unserer Klient*innen, was *nicht* geht: „Ich habe mich nicht wohlgefühlt, weil die Musik in dem Restaurant so laut war. Ich konnte nicht klar denken, weil das Licht so grell war.“

Eine Klientin erzählt, sie könne unmöglich zur Ruhe kommen, wenn die äußeren Bedingungen nicht genau stimmen. Für eine Neukartierung braucht sie Fähigkeiten und Strategien zur Affektregulation, sodass sie sich *trotz* der lauten Musik, *trotz* des grellen Lichts wohlfühlen kann – und dabei müssen wir ihr helfen. Es gilt, die Traumakarte „umzuschreiben“ mit dem Ziel, ein neues Referenzsystem zu erstellen, um sich auf direkterem Wege und unabhängig von seiner Umwelt wohlfühlen zu können.

Das Narrativ des Entwicklungstraumas nimmt häufig auch die Form des *Krankheitsnarrativs* an. Dieses ist beinahe ausnahmslos teils somatisch und teils verbal. Wie wir bereits in Kapitel 6 gesehen haben, ist das frühe Trauma eng mit der späteren Entwicklung von Krankheiten und Gesundheitsproblemen verbunden. Eine Erkrankung kann auch untrennbar mit tiefer liegenden Metaphern und Narrativen verbunden sein, die die Hilflosigkeit, die Ohnmacht, die fehlende Sicherheit oder die Dysregulation der Betroffenen erklären.

Krankheitsnarrative oder kurzfristig erklärende Narrative sind häufig Teil des gesamten Traumanarrativs, das in dem Versuch entstanden ist, das Leiden zu begründen. Sie drehen sich um Symptome, ihre Entstehungsgeschichte, Entwicklung sowie die Auffassung, ob man wieder gesund wird oder nicht. Das ist der „rote Erzählfaden". Einer der Erzählstränge kann ein somatisches Narrativ sein, das Empfindungen einschließt, die mit der Krankheit und ihren Symptomen einhergehen und die Betroffenen in ihrem Glauben bestärkt, ihre Gesundheit sei potenziell ernsthaft gefährdet.

Im heutigen Gesundheitswesen wird das Krankheitsnarrativ häufig skeptisch betrachtet, teilweise mit der Begründung, es sei medizinisch unzureichend und nicht so zuverlässig wie eine medizinische Untersuchung. Wenn man ihm überhaupt Beachtung schenkt, dann mehr als „Geschichte" der Erkrankung und nicht als Tatsachenbericht. Obwohl die Erkundung des Narrativs wichtige Erkenntnisse zutage fördern könnte, verlässt man sich in hohem Maße auf eine technische Diagnostik. So wird eine Diagnose vor allem auf Basis medizinischer Tests und objektiver klinischer Daten entschieden, und der potenzielle Nutzen des Narrativs bleibt unbeachtet.

Laut Forschung gibt es viele Faktoren, die beim Krankheitsnarrativ eine Rolle spielen: die Reaktionen der Familie auf die Symptome oder Diagnose, kulturelle Auffassungen und Ideologien bezüglich Krankheiten, die Einstellung der Patienten zu ihren Symptomen: Verleugnung oder Hoffnung auf Heilung, der Wunsch nach Aufmerksamkeit, missverstandene Symptome und so weiter. Das sind gute Gründe, weshalb viele Mediziner*innen dem Krankheitsnarrativ mit Skepsis begegnen, was jedoch dazu führt, dass die Betroffenen nicht ernst genommen und als unglaubwürdig abgetan werden (Shapiro 2011). Für Menschen, die früh traumatisiert wurden, kann es einer Retraumatisierung gleichkommen, wenn man ihr Narrativ nicht „für voll nimmt". Deswegen ist es so wichtig, dem Krankheitsnarrativ konzentriert und aktiv interessiert zu lauschen und die Klient*innen auf diese Weise zu bestärken und beruhigen.

Wie die ACE-Studie ja zeigte, gehören körperliche Erkrankungen zu den Nebenwirkungen des frühen Traumas. Da die chronisch hyperaktive dorsale parasympathische Physiologie rund um die Uhr mit lebenserhaltenden Maßnahmen beschäftigt ist, entsteht ganz leicht ein Krankheitsnarrativ, das Energielosigkeit, Verdauungsprobleme oder niedrigen Blutdruck als Teil einer komplizierteren Krankheit erklärt, wegen der die Betroffenen immer wieder zum Arzt gehen. Natürlich müssen die Symptome medizinisch behandelt werden, doch im Bewusstsein eines tiefer gehenden Narrativs, das ebenfalls einer Untersuchung bedarf.

Die mit traumatischen Kindheitserlebnissen zusammenhängenden Symptome sind offenbar Teil eines somatischen Narrativs, aus dessen Erkundung Klient*innen lernen, wie sie das Bild, das sie von ihren Symptomen haben, neu zeichnen können. So wirkt die Erkenntnis über den Zusammenhang zwischen einem hohen ACE-Wert und den potenziellen gesundheitlichen Folgen auf manche bestärkend. Es hilft ihnen zu verstehen, dass ihre Symptome möglicherweise auch mit einer frühen Traumatisierung zu tun haben (siehe Fallbeispiel von Margaret in Kapitel 6).

Das Krankheitsnarrativ kann auch direkt mit der defensiven Anpassung und dem Blindfenster verbunden sein. Gerade bei einer stark im Außen verorteten Kontrolle ist es beruhigend, unangenehme Empfindungen eher einer Krankheit statt einer affektiven Dysregulation zuzuschreiben. Trotzdem sollte man immer sichergehen, dass keine potenziellen medizinischen Probleme übersehen wurden.

In der Behandlung eines Entwicklungstraumas können Sie also mit fast hundertprozentiger Sicherheit davon ausgehen, dass Sie es mit einem Narrativ zu tun bekommen, das nicht rein verbal, sondern sehr komplex ist.

8.4 Die Landkarte des Traumas: Physiologie und Verhalten

Das beim Entwicklungstrauma Erlebte ist gleich dreifach verankert: nicht nur in der Grundeinstellung sich selbst und der Außenwelt gegenüber, sondern auch in einem vom Überlebenskampf und von defensiver Anpassung bestimmten Verhalten sowie in der Physiologie. Auf wenn es ungewöhnlich erscheint – diese Art von Narrativ kommt immer auch über bestimmte physiologische Reaktionen und Verhaltensweisen zum Ausdruck. Wir müssen es aktiv in das Bild einbeziehen, das wir uns von unseren Klient*innen machen – und in der Landkarte ihres Traumas.

Da das Entwicklungstrauma so untrennbar mit einem lebensbedrohlichen Zustand verbunden ist, lauern in den tieferen Schichten des Erwachsenenverhaltens manchmal primitive Überlebensreaktionen. Durch die Traumaphysiologie wird das Verhalten schnell defensiv und irgendwie dringlich. Dadurch haben die Klient*innen es schwer, neugierig und kreativ in den Veränderungsprozess zu gehen und ein anderes, somatisch oder anderweitig geartetes Narrativ auszuprobieren. Was in einem lebensbedrohlichen Kontext einmal hilfreich war, passt nicht mehr, wird zur Störung und behindert Veränderung und Besserung. Die mächtige Überlebensphysiologie verstärkt jedes Narrativ, in das sie sich einmal hineingeschrieben hat, sodass sich die somatischen Narrative nicht nur real anfühlen, sondern sogar *aufdringlich* real.

Alles, was mit Überlebenskampf zu tun hat, spielt in jeder Art von Narrativ eine wichtige Rolle, bleibt aber dort verborgen, wenn er in der frühen Kindheit stattgefunden hat, einfach deshalb, weil in dieser nonverbalen Entwicklungsphase nur implizite Erinnerungen gespeichert werden können. Doch ohne die kognitive Erinnerung, ohne eine klare Geschichte hinter den Folgen wird immer nach einer Erklärung gesucht. Auf diese Weise haben die früheren Erlebnisse dauerhaft Einfluss auf die Interpretation des unmittelbaren Geschehens und zeigen sich in allmählich auftauchenden Themen, die häufig mit den im Narrativ verborgen herrschenden Überlebensreaktionen verbunden sind.

Wir kennen drei Verhaltensweisen bei Gefahr: Angreifen, Flüchten oder Totstellen. In Anlehnung an Porges Polyvagaltheorie könnte jedoch auch das Interesse, Kontakt zu anderen Menschen aufzunehmen, eine Reaktion auf Gefahr sein, vielleicht sogar die allererste. Man versucht es auf dem sozialen Weg und wenn man damit nichts erreicht, greift man zu körperlichen Methoden (Angriff, Flucht, Totstellen). Jüngere Modelle wie die Sensomotorische Psychotherapie gehen sogar von weiteren Untergruppen des sozialen Gefahrenverhaltens aus, wie Unterwürfigkeit oder der Suche nach Schutz bei Bezugspersonen. Die Berücksichtigung sozialer Aspekte und des Beziehungsverhaltens als Teil des Schutzsystems hat zu einer differenzierten Sichtweise darüber geführt, wie soziale Tiere (und dazu zählt auch der Mensch) auf potenzielle Gefahren reagieren.

Das VNS unterstützt die Überlebensreaktion durch physische Systeme, die Bewegung, Bewegungslosigkeit und den Kontakt zu anderen Menschen steuern. Gesund entwickelte und gut funktionierende physiologische Systeme stärken die Selbstschutzfähigkeit auf eine dem jeweiligen Kontext angemessene Weise. Wie bereits in Kapitel 4 ausgeführt, spielen auch verschiedene neurale Plattformen dabei eine Rolle. So wird das Interesse am sozialen Kontaktverhalten von der ventralen parasympathischen Physiologie gefördert, Angriff und Flucht von der sympathischen Physiologie und im Extremfall der lebenserhaltende Totstellreflex von der dorsalen parasympathischen Physiologie.

Hat sich die Physiologie jedoch unter dem Einfluss von traumatischen Belastungen entwickelt, orientieren sich Verhaltens- und Denkweisen nach der „Traumakarte" mit ihren maladaptiven Mustern des unverarbeiteten Überlebenskampfes. So kommt es, dass manche Menschen bei Stress komplett erstarren, statt sich an andere zu wenden und bei ihnen Hilfe und Unterstützung zu suchen. Die Stilllegung der ersten prägenden neuronalen Plattformen hat bei ihnen einen Kollaps provoziert, der zum Problem wird, wenn sich seine physiologischen Bahnen erst einmal tief in das Reaktionssystem hineingefräst haben. Infolgedessen gerät ein gesunderes Bindungsverhalten außer Reichweite und die Annäherung an andere Menschen wird unmöglich.

Auf diesen Mustern der Physiologie und des Verhaltens baut wiederum das Narrativ auf, das die Betroffenen von sich selbst haben. So mehren sich Erlebnisse, die die Landkarte des Traumas bestärken.

Jonelle ist 47, verheiratet und Mutter von vier Kindern, die noch zu Hause wohnen. Als Kind wurde sie von ihren Eltern misshandelt. Ihre Mutter kümmerte sich mehr um Jonelles Stiefvater als um ihre Tochter. Sie versorgte sie nur mit dem Notwendigsten: Essen, Wasser und frischen Windeln. Sie nahm sich jedoch kaum Zeit, um zusammen mit ihr die ersten Worte zu sprechen und mit ihr zu spielen. Sich unerwünscht und ungeliebt zu fühlen war das größte Problem, mit dem Jonelle als Kind zu kämpfen hatte.

In der Highschool lernte sie Bob kennen. Wenn sie in der Schule und zu Hause ausrastete, hielt er immer zu ihr, denn er wusste, nach ein paar Tagen Ruhe würde sie wieder zu der Person werden, die er liebte.

Bob machte ihr einen Heiratsantrag, also heirateten sie und bekamen zwei Kinder. Es gab oft Stress und viele Spannungen und trotzdem waren alle glücklich. Jonelle war häufig nervös und überfordert. Immer wieder brauchte sie „Auszeiten von der Familie“, um wieder ins Gleichgewicht zu kommen.

Als sie von zwei schwer traumatisierten Mädchen hörte, die zur Adoption freigegeben waren, sah sie darin eine Gelegenheit, anderen zu helfen. Also entschied das Ehepaar, die beiden zu adoptieren. Doch kaum waren sie eingezogen, kam Frustration auf, nicht zuletzt, weil die Beziehung zu den eigenen Kindern litt. In Jonelles Augen war die Adoption ein gravierender Fehler gewesen.

Eines Abends saßen sie beim Essen, als die Mädchen wieder einmal in Streit gerieten und ihre Emotionen ausagierten. Jonelles sympathisches Erregungslevel sprengte den Rahmen ihres Toleranzfensters. Sie hatte das Gefühl, von allen attackiert zu werden, und rastete aus. Schreiend griff sie in die Schüssel und bewarf die anderen mit Essen. So schnell und unüberlegt, wie sie reagiert hatte, so schnell brach sie weinend und um Verzeihung bittend zusammen, voller Scham wegen ihres aggressiven Verhaltens.

Bob musste Jonelle ins Bett bringen. Sie war mit den Nerven am Ende und brauchte mehrere Tage, bis sie sich von diesem Vorfall, der sie völlig ausgelaugt hatte, erholen konnte.

Aufgrund ihrer Kindheitserlebnisse hatte Jonelle ihre Überlebensphysiologie nicht im Griff, als sie die Grenzen ihres Toleranzfensters überschritt. Ihr Verhalten sprach Bände – es war das Narrativ ihrer Kindheit, als sie gelernt hatte, im Zustand der Übererregtheit ohne Hilfe selbst klarzukommen. Bob zeigte zwar immer Verständnis für ihr Bedürfnis nach Auszeiten zur Erholung von ihren Anfällen, und das half ihr. Aber sie sah nun ein, dass sie professionelle Hilfe brauchte, um diese alten Verhaltensmuster zu ändern.

In Kapitel 5 ging es um die defensive Anpassung, eine Art Fehlanpassung gegen Überstimulierung, Angst, Überflutung und anderen, dem Überleben dienenden Reaktionen. Werden die Grenzen des Toleranzfensters immer wieder überschritten, bilden sich defensive Anpassungsmechanismen, die jedoch nur ins Blindfenster führen. Und so entsteht die Landkarte, gezeichnet von unsichtbaren Strategien, durch die man schablonengetreu handelt, ohne sich dessen bewusst zu sein. Man merkt nur die maladaptiven Reaktionen der Physiologie und des Verhaltens, doch den Bezug zum Trauma erkennt man nicht.

8.5 Das Narrativ aus der Perspektive der neurologischen Entwicklung

Das Narrativ formiert sich zum Teil auch auf Basis der frühen neurologischen Entwicklung, also in einer Phase, wo der Mensch noch nicht alle zum Überleben notwendigen Funktionen wie etwa die Nahrungsaufnahme willentlich steuern kann. Dabei helfen frühkindliche Reflexe, die den Säugling zu Reaktionen auf seine Umgebung provozieren, etwa zu Bewegungen, mit denen er Kontakt sucht und sich anklammert, oder die Atmung und den Schluckakt koordinieren, damit er beim Stillen nicht erstickt.

Wie bei den anderen Elementen des somatischen Systems kann auch hier ein Trauma eine Störung verursachen, die den weiteren Entwicklungsprozess – welcher auch auf den Reflexen aufbaut – unterschwellig beeinträchtigt.

Manche frühkindlichen Reflexe, wie der Würgreflex und die Schreckreaktion, bleiben erhalten; andere, wie zum Beispiel der Brustsuchreflex, durch den der Säugling beim Streicheln seiner Wange den Kopf zu der stimulierten Seite dreht, gehen mit der Zeit verloren. Entweder verschwinden sie ganz oder ihre Funktionen werden ins Verhaltensrepertoire übernommen und finden Ausdruck in Gesten, Bewegungen und Reaktionen auf die Umwelt. Manche Reflexe sind schon bei der Geburt aktiv, andere tauchen später in bestimmten Entwicklungsphasen auf. Eine Liste mit den Reflexen, die für die Therapie eines Entwicklungstraumas wichtig sind, finden Sie auf Seite 176 f.

Diese sogenannten primitiven Reflexe ersetzen im Wesentlichen die willkürliche Bewegung, bis das Kind so weit ist, bewusste Entscheidungen zu treffen und vorsätzlich zu handeln. *Primitiv* deswegen, weil es sich um vom Stammhirn initiierte Bewegungen handelt, die ohne Kognition ablaufen. Je weiter sich das Gehirn entwickelt und je mehr es dazulernt, desto weniger werden diese automatischen Bewegungen benötigt, bis sie schließlich somatisch integriert sind. Werden sie es nicht, spricht man von *persistierenden Reflexen*.

Primitive Reflexe können durch körperliche Vorfälle gestört werden, etwa durch Stürze, Kopfverletzungen, längere Krankenhausaufenthalte, Anästhesie, Giftstoffe und andere schwerwiegende Belastungen, manche auch durch genetische Abweichungen.

Die meisten primitiven Reflexe werden innerhalb des ersten Lebensjahres integriert. Geschieht dies nicht, kommt es später zu sozialen, beruflichen und motorischen Problemen. Beibehaltene Reflexe haben einen negativen Einfluss auf die Interozeption und sind beispielsweise direkt mit Lernschwierigkeiten verbunden.

Die Neuroentwicklung im Gehirn erfolgt hierarchisch von unten nach oben, d.h. vom am wenigsten komplexen (dem Hirnstamm) zum komplexesten Areal (dem limbischen System und der Hirnrinde). Da sie zudem sequenziell verläuft, spricht man auch von einer „neurosequenziellen Entwicklung". Bei diesem fein abgestuften System entwickelt sich jeder Abschnitt für sich und je nach Funktion zu einem bestimmten Zeitpunkt, und dennoch hängen sie zusammen und sind aufeinander abgestimmt.

Im Gegensatz zur viele Jahre andauernden kognitiven Entwicklung müssen diese prägenden neuralen Netzwerkfundamente für eine möglichst reibungslose Geburt schon intrauterin beinahe vollständig organisiert sein. Verläuft die neurosequenzielle Entwicklung nicht wie vorgesehen, dann ist die gesamte zukünftige Entwicklung quasi auf Sand gebaut.

Primitive Reflexe

Der **Mororeflex** ist mit der Angriffs-oder-Flucht-Reaktion verbunden. Bei dieser primitiven Version der Schreckreaktion öffnet und schließt das Baby die Arme. Der intrauterin entstandene Reflex wird im Lauf des zweiten bis vierten Lebensmonats integriert.

Mögliche Symptome bei Fortbestehung: Überempfindlichkeit, Hyperreaktivität, schwache Impulskontrolle, sensorische Überlastung sowie soziale und emotionale Unreife.

Der **Brustsuchreflex (auch Rootingreflex genannt)** dient der Nahrungsaufnahme und bewegt den Kopf des Babys in Richtung der stimulierten Wange. Er entsteht intrauterin und wird im Lauf des dritten bis vierten Lebensmonats integriert.

Mögliche Symptome bei Fortbestehung: mäkelig beim Essen, Abfluss von Speichel oder anderen Flüssigkeiten beim Trinken, Sprech- und Artikulationsprobleme, Daumenlutschen oder Fingerknibbeln.

Der **Greifreflex (auch Palmarreflex genannt)** besteht aus dem automatischen Krümmen der Finger, um etwas festzuhalten. Er entsteht intrauterin und wird im Lauf des fünften bis sechsten Lebensmonats integriert.

Mögliche Symptome bei Fortbestehung: Probleme mit der Feinmotorik, schlechte Fingerfertigkeit, schlecht leserliche Handschrift oder Dysgraphie.

Der **asymmetrische tonische Nackenreflex (ATNR)** hilft dem Baby durch den Geburtskanal und nach der Geburt bei der Entwicklung kontralateraler (Überkreuz-)Bewegungen. Er entsteht intrauterin und wird im Lauf der ersten sechs Lebensmonate integriert.

Mögliche Symptome bei Fortbestehung: schlechte Augen-Hand-Koordination, Schwierigkeiten bei der Handschrift, Probleme mit Überkreuzbewegungen und schlechtes visuelles Erfassen beim Lesen und Schreiben.

Der **Galantreflex (Rückgratreflex)** beugt die Wirbelsäule des Babys zur Berührung hin. Er entsteht intrauterin und wird zwischen dem dritten und sechsten Lebensmonat integriert.

Mögliche Symptome bei Fortbestehung: Konzentrationsschwäche, schlechtes Kurzzeitgedächtnis, ein- oder beidseitige Fehlhaltung, Bettnässen und Zappeligkeit.

Der **tonische Labyrinthreflex (TLR)** ermöglicht die kontrollierte Kopfbewegung und trainiert Gleichgewicht und Muskulatur. Er entsteht intrauterin und wird nach dreieinhalb Jahren integriert.

Mögliche Symptome bei Fortbestehung: niedriger Muskeltonus, Zehenspitzengang, Gleichgewichtsstörungen, Reisekrankheit und Orientierungsprobleme.

Der **Landaureflex** ist wichtig für die Haltung. Er entsteht vier bis fünf Monate nach der Geburt, wenn das Baby sitzen lernt. Er wird im Lauf des ersten Lebensjahres integriert.

Mögliche Symptome bei Fortbestehung: schlechte Motorik.

Der **symmetrisch-tonische Nackenreflex (STNR)** bereitet auf das Krabbeln vor. Er entsteht zwischen dem sechsten und dem neunten Lebensmonat.

Mögliche Symptome bei Fortbestehung: niedriger Muskeltonus, schlechte Augen-Handkoordination, gebeugte Sitzhaltung und die Unfähigkeit, konzentriert stillzusitzen.

Die Neuroentwicklung gewährt Einblick in die Gesamtentwicklung der frühen Kindheit. Sie wird von denselben Ereignissen und Faktoren beeinträchtigt, die das Entwicklungstrauma verursachen. So entwickelt sich das Gehirn in Abhängigkeit von den frühen Entwicklungsphasen. Je früher die Störung, desto schwerwiegender die Folgen. Geht alles gut und arbeitet das System nach Plan, dann geht die Entwicklung reibungslos weiter. Eine Störung der Entwicklung des unteren Gehirnareals wird jedoch all das beeinflussen, was später einmal auf diesem deformierten Grundstein gebaut wird.

In der Therapie des Entwicklungstraumas ist Timing extrem wichtig. Aus der Perspektive der Neuroentwicklung erkennen wir, wie entscheidend der Zeitpunkt des Traumas im Hinblick auf dessen Langzeitfolgen ist. Tatsächlich wird ein Trauma im ersten Lebensmonat eine andere Wirkung auf das Kind haben als eines, das im Alter von drei Jahren erlitten wurde, und zwar deshalb, weil die Neuroentwicklung sich auf einer anderen Stufe befindet. Im ersten Monat schädigt das Trauma ein primitiveres und im dritten Lebensjahr ein fortschrittlicheres und reiferes System. Wiederholt sich das Trauma, wird das Kind für weitere Schäden anfällig. So wie positive Erfahrungen in der Entwicklung sich positiv auf die Lernfähigkeit und die Beziehungen in der Zukunft auswirken, so wirken sich Störungen negativ aus.

Das Gehirn entwickelt sich entsprechend seiner Inanspruchnahme. Wird diese Entwicklung früh gestört, versucht das System damit fertigzuwerden, indem es sich sozusagen auf „Reset“ stellt. Dadurch wird allerdings das Bewusstsein für Gefahr geschärft, sodass das Kind allzeit auf der Hut ist (Perry & Pollard 1998; Perry 2004b).

Frühe (absichtliche oder unabsichtliche) Vernachlässigung bedeutet: Die für eine gesunde Neuroentwicklung grundlegenden Bedürfnisse werden nicht ausreichend befriedigt. Dafür braucht das Kind die Interaktion mit seiner Bezugsperson, und zwar so oft wie nötig, auf angemessene Weise und zur rechten Zeit. Das ist wesentlich Teil des Bindungsprozesses und wichtig für die Entwicklung des Säuglings. Doch die gesunde neurosequenzielle Entwicklung erfordert auch die richtige Stimulation in einem Geborgenheit vermittelnden Umfeld. So entsteht die innere Fähigkeit zu Regulation und Co-Regulation – die „Kernkompetenz“, welche gesunde Interaktionen ermöglicht (Perry 2004b, 2006). Das Timing und das Muster der Entwicklungsstörung haben also Einfluss darauf, wie gut man später im Leben zurechtkommt und wie viel zu leisten man imstande ist.

Die meisten Reflexe werden während der präverbalen Entwicklungsphase aktiviert und integriert. Tritt eine Störung in dieser Zeit auf, wenn man sie noch nicht innerhalb des autobiografischen bzw. deklarativen Gedächtnisses verarbeiten kann, gibt es kein Narrativ für diese ursprüngliche Störung, dafür aber eines für dessen *Nebenwirkungen*.

Wie Sie in der Tabelle sehen können, kommt es bei persistierenden Reflexen häufig zu Symptomen wie Lernschwierigkeiten, Gleichgewichtsstörungen und einem niedrigen Muskeltonus. Ein Trauma kann in der neurosequenziellen Entwicklung zu vielen Beeinträchtigungen führen (Perry 2009), aber in der Kindheit genügt schon eine einzige, um zu einem negativen Selbstbild zu gelangen (dumm, unfähig, „irgendwie anders“). Denn leider werden Kinder, die aufgrund ihrer Unbeholfenheit nicht an Bewegungsspielen teilnehmen können oder Lernschwierigkeiten haben, oft gehänselt und gemobbt. Aus diesem Grund ist eine Störung der neurosequenziellen Entwicklung eng mit chronischer somatischer Scham verbunden. Durch die Erfahrung, auch die einfachsten Aufgaben nicht meistern zu können, entsteht ein Gefühl der Unzulänglichkeit, das sich tief ins Selbstbild einätzt.

Der Blick aus der Perspektive der Neuroentwicklung hilft, bei Klient*innen die Zeichen einer derartigen Störung zu durchschauen und die Behandlung entsprechend zu planen. So werden wir in der Arbeit mit Erwachsenen die Strategien erkennen, die sie sich zur Anpassung der fehlenden Entwicklungskomponenten angeeignet haben. Oft werden diese überhaupt nicht erkannt. Eine Diagnose gibt es meist nur, wenn die Störung schwer genug ist. Doch in der Regel bleibt sie unsichtbar, weil sie ganz tief im „Kartierungssystem" eingebettet ist. Lernschwierigkeiten beispielsweise lassen sich auf beschämende Erlebnisse zurückführen, die bei den Betroffenen zu dem Schluss führten: „Ich bin eben blöd." Die Neuroentwicklungsstörung ist zwar im Narrativ enthalten, doch wenn man nicht weiß, wie man das Ganze verstehen kann, kommt nur das vage Gefühl auf, dass irgendetwas nicht in Ordnung ist.

Bei der Behandlung des Entwicklungstraumas tappt man oft ziemlich im Dunkeln, es gibt keine zuverlässige Erinnerung, kein kognitives Narrativ, an das wir uns halten könnten. Die beste Orientierungshilfe sind dann die somatischen Erinnerungen und Reaktionen, weil wir damit ein Narrativ bekommen, das auch ohne kognitive Erinnerungen oder verbale Anhaltspunkte zugänglich ist. Als Behandler*innen müssen wir uns bemühen, verschiedene Informationsquellen anzuzapfen und zu erkennen, was bei unseren Klient*innen früh im Leben schiefgegangen ist. Haben wir erst einmal die Fundamente der neurosequenziellen Entwicklung verstanden, finden wir auch Anhaltspunkte dafür, wie wir helfen können. Wenn die Neuroentwicklung jedoch schwer gestört wurde, sind auch unseren Interventionen Grenzen gesetzt, zumindest so lange, bis die Betroffenen ihre Neuroentwicklung besser integriert haben.

8.6 Bindung: Defensive Anpassung und das Verhaltenssystem

In Bezug auf die „Traumakartierung" unserer Klient*innen ist auch ihr Bindungsverhalten relevant, da es zu ihrem Überlebensnarrativ gehört. Deswegen sollten wir darauf achten, wie sie mit Stressoren umgehen, die mit Beziehungen zu tun haben, denn so erhalten wir ein genaueres Bild von ihrem Narrativ. Das Verhalten – gegenüber Bindungspersonen in diesem Fall – ist für uns gewissermaßen eine Form des Narrativs.

Bowlby hatte sich in seiner Forschung zuerst auf den ungeheuer starken Stress konzentriert, den Babys durchmachen, wenn ihre Bezugsperson nicht in der Nähe ist oder ganz fehlt. Die Trennung kann physisch sein, etwa wenn die Bezugsperson aus dem Zimmer geht, aber auch psychisch, wenn sie innerlich mit etwas anderem beschäftigt ist und dem Kind ihre emotionale Nähe entzieht. Die Babys in Bowlbys Studie weinten, hielten den Atem an, schrien und suchten hektisch nach ihrer Bezugsperson, um wieder bei ihr zu sein. Obwohl dieses Verhalten damals für gewöhnlich mit emotionalem Schmerz in Zusammenhang gebracht wurde, merkte Bowlby an, dass nicht nur Menschen unter Ängsten litten, sondern auch andere Säugetiere (Bowlby 1973).

Bowlby betrachtete dieses Verhalten als adaptive Reaktion auf die Trennung von der Bezugsperson, um Unterstützung, Schutz und Mitgefühl zu bekommen. In seinem Bedürfnis nach Nähe zeigt sich, wie sehr das Kind in Bezug auf Nahrung und andere Dinge auf seine Bezugsperson angewiesen ist. Evolutionär betrachtet erhöht das Bedürfnis nach Nähe die Überlebenschancen bis zur Geschlechtsreife. Dieses Motivationssystem des Überlebens – Nähe zur Bezugsperson herstellen – bezeichnete Bowlby später als das Verhaltenssystem der Bindung.

Im Sinne dieses Verhaltenssystems gehören die Bindungsstile zur Überlebensreaktion. Hier verbinden sich die verhaltensbiologischen Modelle der menschlichen Entwicklung und die modernen Theorien der affektiven Regulation und der Persönlichkeit. Laut Bowlby hat das Bindungssystem einen einzigen Zweck: Überleben. Wie nah ist die Bindungsfigur? Ist die Bezugsperson da, zugänglich und offen für die Bedürfnisse des Säuglings? Diese Überlebensfragen bildeten die Grundlage für das Konzept von der Aufrechterhaltung der Nähe.

Werden dem Säugling durchweg Sicherheit und Geborgenheit gewährt, entwickelt er einen sicheren Bindungsstil, der gesunde Beziehungen ermöglicht, sowie ausreichend Selbstbewusstsein für die Erkundung der Außenwelt. Sicher gebundene Kinder besitzen außerdem eine grundlegende Fähigkeit zur Selbstregulation und erfüllen im Wesentlichen die Kriterien für Resilienz.

Werden Sicherheit und Geborgenheit nicht durchweg gewährt, entwickelt das Kind wahrscheinlich einen ängstlichen oder ambivalenten Bindungsstil. Dieser stellt offenbar einen Versuch dar, mit dem Überlebensstress fertigzuwerden, der aufkommt, wenn die Bezugsperson unzuverlässig ist und kein Gefühl der Verbindung und Geborgenheit vermittelt. In diesem Kontext betrachten wir die Bindungsstile als eine Art der defensiven Anpassung.

Kann das Kind keine Verbundenheit zu seiner Hauptbezugsperson empfinden, gerät es in einen Zustand der Furcht/Angst oder Abwehr. Bei Furcht und Angst bittet und bettelt es, damit sich seine Bezugsperson ihm zuwendet und sich um seine Bedürfnisse kümmert. Diese verzweifelte Suche nach der Bezugsperson führt zu einem noch stärker von Angst definiertem Bindungsstil, bei dem das Kind ständig bemüht ist, seine Angst durch die Aufrechterhaltung der Nähe zu lindern. Dies ist oft gepaart mit einer extrem im Außen verorteten Kontrolle.

Bewegt sich das Kind hingegen öfter in Richtung Abwehr, entwickelt es einen vermeidenden bzw. desorganisierten Bindungsstil. Es wird versuchen, die Nähe zur Bezugsperson aufrechtzuerhalten, ohne sein Bedürfnis danach zu zeigen. Dieser Bindungsstil entwächst zwei gegensätzlichen Impulsen: dem Bedürfnis nach Nähe zur Linderung der Angst und der Furcht vor der Angst, die diese Nähe auslöst.

Mithilfe seiner defensiven Anpassungsmechanismen lernt das kleine Kind, seinen Überlebensstress zu bewältigen, wenn seine Bezugsperson nicht konsequent genug da ist, um für Co-Regulation zu sorgen.

Je länger und ausgiebiger das Kind sich aber um Nähe zu seiner Hauptbezugsperson bemühen muss, desto stärker werden auch die defensiven Anpassungsmechanismen. Kann es wiederholt keinen Kontakt herstellen, gibt es irgendwann auf und kollabiert. Diesen Zustand bezeichnete Bowlby später als Verzweiflung bzw. Depression.

8.7 Somatische Scham

Was das Wort „Scham" eigentlich bezeichnet, ist nicht immer klar definiert. In Wissenschaft und Forschung wird der Begriff teilweise im Sinne chronischer, ungesunder oder toxischer Scham verwendet, und die Begriffe „Schuldgefühle" oder „Reue" im Sinne eines gesunden, das prosoziale Verhalten fördernden Lernprozesses. An anderer Stelle wird hingegen zwischen „gesunder Scham" und „toxischer Scham" unterschieden. Da wir es einfach und eindeutig halten wollen, sprechen wir von gesunder, prosozialer Scham beziehungsweise von chronischer oder maladaptiver Scham.

Im Zusammenhang mit dem Überleben haben viele Emotionen ein weites Bedeutungsspektrum, das von „gesund" am einen Ende bis hin zu „ungesund" oder „maladaptiv" am anderen Ende reicht. Das gilt auch für Scham. Inzwischen weiß man schon eine Menge über die Rolle, die dieses Gefühl im Leben und in der Gesellschaft spielt. Dank der intensiven Forschungsarbeit von Brené Brown ist Scham stärker ins Bewusstsein gerückt, und zahlreiche Nachschlagewerke und Ratgeber zum Thema sind für unsere Arbeit sehr hilfreich.

Hier nun geht es um die *somatische Scham*. Wie „Identitätstrauma" geht auch dieser Begriff auf David de Rosenroll zurück. Mit beiden will der psychologische Berater, Erzieher und Dozent für *Somatic Experiencing* die tief verwurzelten chronischen Schamgefühle des somatischen Erlebens beschreiben, die untrennbar mit dem elementaren Selbstbild verbunden sind (de Rosenroll 2017). Chronische somatische Scham ist ein Gefühl, das *vom Verstand her* unbegründet oder unlogisch erscheint und sich trotzdem nicht abstellen oder verändern lässt. Häufig entsteht es durch Panikattacken und Phobien. Vom Verstand her weiß man, dass die Ängste übertrieben oder unrealistisch sind, und doch sind sie da, die unkontrollierbaren Reaktionen auf bestimmte Trigger. Schon der Gedanke daran weckt Schamgefühle.

Beim *Identitätstrauma* haben sich Identität und somatisches Selbstbild auf der Grundlage von Scham gebildet. Mögliche Ursachen sind generationenübergreifende

Traumata sowie Gender- oder Neurodiversität, die bereits in einem sehr jungen Alter – besonders aber wenn man vom Umfeld aktiv beschämt wurde – das Gefühl vermitteln, „anders als die anderen“ zu sein. Bedauerlicherweise kommen für die Verflechtung der elementaren und chronischen Beschämung mit dem Selbstbild viele verschiedene potenzielle Ursachen infrage. Eine davon ist das Entwicklungstrauma.

Somatische Scham, Identitätstrauma oder andere Formen chronischer Schamgefühle produzieren Gedanken wie: *Ich bin ein schlechter Mensch. Ich bin ein Problem. Ich bin nicht liebenswert. Ich bin unfähig.* Die Erfahrung des Nichtdazugehörens, des Abgesondertseins, führt zu der falschen Überzeugung, dass man es gar nicht verdient hat, dazuzugehören, weil man wertlos und unerwünscht ist. Das ist nicht die Art von Scham, bei der einem klar ist, dass man sich falsch verhalten hat, sich aber trotzdem dazugehörig und geliebt weiß, sondern das Gefühl: *Ich selbst* bin das Problem, es liegt an *mir*.

Dass Kinder Hilfe von ihren Bezugspersonen brauchen, um über die wiederholte Beschämung hinwegzukommen, wissen wir unter anderem auch aufgrund der Arbeit von Allan Schore, der außerdem auf die Beziehung zwischen gesunder Scham/Genesung und der Entwicklung einer gesunden Affektregulation hingewiesen hat (Schore 2013; Burgo 2012).

Scham steht im Zusammenhang mit der hemmenden Physiologie des parasympathischen Systems. In ihrer gesunden sozialen Erscheinungsform soll sie antisoziales Verhalten hemmen und prosoziales Verhalten fördern (Porges 2011a). Können Säuglinge und Kleinkinder den Kontakt zu ihren Bezugspersonen ungehindert wiederherstellen, führt Scham zur bewussten Wahrnehmung sozialer Regeln und verstärkt in der Tat auch das Gefühl der Zugehörigkeit und der Geborgenheit. Dann nämlich lernt das Kind, dass es die Beschämung verkraften und wieder in die Verbundenheit seiner Bezugspersonen beziehungsweise in die soziale Gruppe zurückkehren kann, wenn es bestimmte Dinge tut (Verantwortung übernimmt, um Entschuldigung bittet und sein Verhalten ändert) (Schore 1991).

Nicht ohne Grund gehört die gesunde Scham in die Kategorie des Überlebens. Ist ihre hemmende Wirkung stark genug, unterbindet sie sogar eigennütziges Handeln: Wer sich wiederholt sehr schämt, lernt – über das allmähliche Verinnerlichen prosozialer Erfahrungen –, sich irgendwann zu beherrschen. Im günstigen Fall macht man sich die gesunden Regeln der sozialen Gruppe zu eigen, etwa das Verbot der Gewalt gegen andere, und kann sich im Kreise derer, zu denen man sich zugehörig fühlt, mühelos anständig benehmen. Auf diese Weise mündet die ursprüngliche Beschämung in ein altruistisches Verhalten, das Sozialkontakte fördert.

Das Angenommensein durch die anderen ist überlebenswichtig, besonders aber in primitiven Gesellschaften. Von seinem Stamm, der Unterkunft und Verpflegung gewährt, geächtet und ausgestoßen zu werden, kann sogar zum Tode führen. Somit ist das Schamgefühl ein wichtiger Motivator prosozialen Verhaltens, sowohl für das Überleben des Einzelnen als auch für das der Gruppe. Aber auch in fortschrittlichen Kulturen sind wir darauf angewiesen, von der Gemeinschaft akzeptiert zu werden. Wer sich angenommen weiß, ist selbstsicher, auch außerhalb der Gruppe. So hat die Forschung nachgewiesen, dass Kinder, die während und nach einem Trauma keine Bestätigung und Unterstützung von ihrem „Klan" erfahren, sondern von ihm abgelehnt werden, eher resignieren und überfordert sind (Ludy-Dobson & Perry 2010).

Die mit den Schamgefühlen des Traumas einhergehende hemmende Physiologie kann manchmal überraschend „nützlich" sein, weil sie die Zustände hoher Aktivierung regelt, besonders aber bei der Überlebensreaktion in Form des Angriffs. Dann ist die bremsende Scham eine effektive defensive Anpassung. So erzählen nicht wenige unserer Klient*innen, sie zeigten niemals ihr wahres Ich, weil sie dann womöglich jemanden umbringen würden. In diesem Fall scheint die Scham als Regulator für unkontrollierte Aggression zu funktionieren: Um diese zu unterdrücken, wird das sogenannte „wahre Ich" unterdrückt. Aber auch angemessene Angriffsreaktionen können durch Scham gehemmt werden. Und manchmal dient die Scham als Ersatz für echte Regulation und wird zum festen Bestandteil des Blindfensters.

Gesunde Scham ist zeitlich beschränkt und wird von einem Gefühl der erneuerten Zugehörigkeit und der bestätigten Liebe abgelöst. Ein Kind, das seine Hand nach einem Topf mit heißem Wasser ausstreckt, hört wie seine Mutter „Nein!" schreit und fängt deswegen an zu weinen. Schnell nimmt sie es tröstend in den Arm und entschuldigt sich vielleicht sogar für ihr Aufbrausen. Dieser Zyklus aus Korrektur und bestätigter Verbundenheit erinnert an den Bindungszyklus, den natürlichen Rhythmus einer sicheren und gegenseitigen Beziehung, der auch Zugänglichkeit und Wiederherstellung mit einschließt. Ob gesund oder ungesund – Scham gehört, wie die Wiedergutmachung, in den Kontext sozialer Beziehungen.

Entwickelt sich das Schamgefühl auf ungesunde Weise, führt das entsprechend zu ungesunden Verhaltensweisen. So machen missbrauchte Kinder die Erfahrung: Wenn sie „Nein" sagen – d.h. angemessene Grenzen setzen und über sich selbst bestimmen wollen –, werden sie dafür bestraft. Sie lernen deshalb, sich zu beherrschen, nicht zu widersprechen und Aggression, selbst wenn sie angemessen ist, zu unterdrücken. Nach innen gerichtete Scham wird jedoch chronisch, sie schadet und vergiftet den Menschen.

Ein früh erfahrener Mangel an Zugehörigkeit und Angenommensein kann ebenfalls zu ungesunder Beschämung führen, zu dem Gefühl, *essenziell* missraten, abstoßend und wertlos zu sein. Und auch ein generationenübergreifendes (epigenetisches) Trauma kann ein Grundgefühl der Scham mit sich bringen und eine somatische Schablone bilden, die so tief verankert ist, dass sie sich nicht so einfach verändern lässt. Es ist schwierig, den Klient*innen zu einem gesunden Gefühl der Verbundenheit und der Zugehörigkeit zu verhelfen, wenn es so stark schambehaftet ist. Es ist aber äußerst wichtig.

Was wir Behandler*innen uns klarmachen müssen: Auch in der hemmenden Funktion der ungesunden, maladaptiven Scham, die in der Regel eng mit einer verzerrten Einstellung zu sich selbst und dem eigenen Verhalten verbunden ist, schlummert immer der mächtige Überlebenstrieb, vor allem aber in der somatischen Scham.

Die erste Reaktion auf eine Beschämung findet meist auf der Verstandesebene statt. Man macht sich Gedanken darüber, was man falsch gemacht hat und fragt sich, was die andere Person wohl dazu bewegt haben mag. Das kann sich allerdings sehr schnell in die hemmende Physiologie hineinsteigern. Wird die dorsale Physiologie „aus Gewohnheit" überstrapaziert, gerät man durch die Scham Hals über Kopf in das primitive Reaktionssystem – das Reptiliengehirn –, welches die Fähigkeit zur kognitiven Verarbeitung blockiert. Auf diese Weise wird die dorsale Physiologie zur „Geheimniswahrerin". Sie speichert die Beschämung, aber deren Inhalt ist verschwommen.

Auch die Scham ist auf der „Landkarte" der Klient*innen eingeschrieben. Sie ist ein fester Bestandteil ihres Narrativs, tief in ihrer somatischen Reaktion eingebettet und wird zum Ersatz für Regulation. Statt auf die hemmende Physiologie zuzugreifen, fühlen die Betroffenen sich beschämt, und dieses Schamgefühl übernimmt dann die hemmende Funktion. Auch dies ist eine Form der Maladaption oder defensiven Anpassung, die, wie wir bei den ACE-Symptomen festgestellt haben, die Gesundheit stark beeinträchtigen kann.

8.8 Die Therapie der somatischen Scham

Hat das Trauma und die damit einhergehende Beschämung in einem grundsätzlich unklaren Kontext stattgefunden, also in einer Entwicklungsphase, in der die Betroffenen – in sich selbst und von der Bezugsperson – noch nicht sehr klar differenziert sind, wird die Beschämung mit größerer Wahrscheinlichkeit falsch verortet: Nicht im eigenen Handeln liegt die Ursache, sondern in der eigenen Person. So gibt es Fälle, wo es zur Misshandlung gehört, dass das Kind aktiv und absichtlich bloßgestellt und beschämt wird, um es zu bestrafen, auszuschließen, zu demütigen oder zum Schweigen zu bringen.

Valeria, 42, eine Amerikanerin mit lateinamerikanischen Wurzeln, wurde mit 13 auf dem Heimweg von der Schule von einer Gruppe junger Männer aus der Nachbarschaft vergewaltigt. Auch 29 Jahre später ist ihr Traumanarrativ noch immer sehr präsent. Obwohl sie es im Leben zu etwas gebracht hat, Therapeutin geworden ist und sich aktiv für Migrant*innen einsetzt, leidet sie wegen der Vergewaltigung häufig unter tief sitzenden Schamgefühlen, was ihr Selbstbild ständig beeinträchtigt.

„Ich fühle mich nie sicher. Seit der Vergewaltigung habe ich ständig Angst, allein zu sein. Es ist mir sehr peinlich, aber ich muss immer wieder nachschauen, ob die Türen und Fenster meiner Wohnung auch ja richtig verriegelt sind. In der Schule war ich nie beliebt. Ich wurde von den anderen gehänselt, weil ich dick war und lateinamerikanische Wurzeln habe (so haben sie sich allerdings nicht ausgedrückt) und fast niemand wollte in der Cafeteria neben mir sitzen.

An den Tagen, an denen ich aus der Wohnung gehen kann, halte ich es kaum aus vor Angst. Dann schaffe ich es noch nicht einmal um den Block herum. Ich komme mir vor wie im Gefängnis. Sogar wenn eine Freundin mitkommt – kaum höre ich ein Geräusch, das mich an die Jungen erinnert, ist das wie Alarm: Sofort gerate ich in Panik. Als ob ich das Ganze noch einmal erleben würde.

Mit der Zeit hat sich das zwar gebessert, doch irgendwie sitze ich immer auf der Kante kurz vor dem Absturz. Nachts kann ich kaum schlafen, Entspannung ist mir fremd. Vielleicht habe ich es einfach nicht verdient, glücklich zu sein und so zu leben, wie ich will. Mein Leben ist wie ein Horrorfilm. Ich sitze vor der Leinwand, meine Hände werden feucht, mein Herz klopft, bestimmt wird gleich etwas Schlimmes passieren. Ich schäme mich noch immer so sehr, dass ich mich frage, womit ich diese Jungen dazu gebracht habe, mir weh zu tun.

Und habe ich einmal Erfolg in meiner Arbeit, erlahme ich irgendwie, als wäre ich depressiv. Dann mache ich noch nicht einmal mehr das, was mich eigentlich interessiert und mir zu meinem Traumberuf verholfen hat."

Mithilfe ihrer Therapeutin konnte Valeria die somatischen Empfindungen ihrer Symptome erkunden (Angstzustände; Hyperreaktivität auf bestimmte Geräusche; das Gefühl, selbst bei verriegelten Türen und Fenstern nicht sicher zu sein; das Gefühl, vor lauter Scham zusammenzuschrumpfen; Trägheit und Apathie). Mit fortschreitender Therapie ließ der Automatismus ihrer hemmenden Physiologie nach und so konnten die beschämenden Erlebnisse auch von den höheren Gehirnregionen (dem limbischen System bzw. dem Mittelhirn) verarbeitet werden. Dadurch würde Valeria Zugriff auf die schrecklichen „Geheimnisse" bekommen, die sich der Verarbeitung bisher entzogen hatten, das war der Therapeutin bewusst. Valeria musste mit Gefühlen rechnen, zu denen sie vorher nicht fähig gewesen war.

Langsam und methodisch erkundete Valeria alle Einzelheiten ihrer Empfindungen und deren Bedeutung, ihre physiologischen Reaktionen und Gedanken. Die Angst und das Gefühl der Ablehnung wurden stärker. Die Beschäftigung mit dem tief sitzenden Schamnarrativ, über das sie sich seit ihrem dreizehnten Lebensjahr definierte, förderte mehr und mehr längst vergessene Kindheitserinnerungen zutage.

„Wenn die anderen Kinder mich verspotteten, musste ich an meinen Vater denken, der mir regelmäßig sagte, ich sei hässlich. Seit ich zurückdenken kann, hatte ich das Gefühl, dass er mich nicht mochte und wütend auf mich war. Er schrie mich immer an, pisackte mich und nannte mich ein böses Mädchen. Was hatte ich bloß getan, dass er mich so hasste? Das habe ich nie verstanden. Aber auch die anderen Kinder: Es war, als wüssten sie etwas über mich, das ich selbst nicht wusste, ich war ein schlechter Mensch, ich war böse. Also zog ich mich zurück, weswegen die anderen mich wohl noch mehr hänselten. Egal was ich tat – ich wurde ständig gedemütigt, es war ausweglos.

Ich war noch klein, als mein Vater sich aus dem Staub machte. Immer gab ich mir dafür die Schuld, obwohl ich wusste, dass das nicht stimmte. Meine Mutter bemühte sich nach allen Kräften, damit ich ein Zuhause hatte, doch oft hatten wir nichts zu essen. Ich habe fast keine Erinnerung an meinen Vater, hatte auch vergessen, wie gemein er damals zu mir war. Wenn ich an die Vergewaltigung denke, fühle ich Scham in mir aufwallen, genau wie in meiner Kindheit – die verdiente Strafe für meine Bösartigkeit."

Weil die Vergewaltigung so eng mit der früheren ablehnenden und aggressiven Behandlung durch den Vater verbunden ist, sind Valerias Schamgefühle noch viel stärker und bestätigen das, was sie von sich als Kind immer geglaubt hatte: dass sie wirklich böse sei und die Vergewaltigung irgendwie selbst herbeigeführt habe. Da sie die beschämenden Erlebnisse mit ihrem Vater unterdrückt und fast völlig aus ihrem Narrativ verbannt hatte, verknüpfte sie sie stattdessen mit der Vergewaltigung. Erst als sie sich diese verborgenen Teile ihrer frühen Kindheit bewusst machte, konnte sie besser verstehen, warum sie sich von der Vergewaltigung nie richtig hatte erholen können.

Auch ihre Identität als Latina hatte unter der Beschämung gelitten, das erkannte sie jetzt. Dass ihre Klassenkameraden diesen Aspekt aktiv ausgenutzt hatten, um sie bloßzustellen und zu mobben, hatte sich ebenfalls mit der früheren Beschämung verbunden und ihr Selbstwertgefühl – das Gefühl, glücklich sein zu dürfen – beeinträchtigt.

Valeria konnte die Vergewaltigung und die Traumatisierung durch ihren Vater unmöglich auseinanderhalten. In ihrem Unterbewusstsein war beides untrennbar miteinander verknüpft, sodass die Vergewaltigung noch viel stärker nachwirkte. Als sie gemeinsam mit ihrer Therapeutin die komplexen Zusammenhänge zwischen ihrer Kindheit und der späteren Vergewaltigung erkundete, löste sich die Blockade. Nun konnte sie ihr Narrativ so verändern, dass es ihre authentischen Stärken und Fähigkeiten besser widerspiegelte.

Wenn die Klient*innen mit unserer Hilfe verstehen, wie die Dynamik der Scham sich so tief in die „Landkarte" der frühen Kindheit hineinschreiben konnte, beginnt die Bergung der darunter liegenden gesunden Überlebensimpulse: Die Blockade löst sich und das Traumanarrativ kann sich wandeln. In Kapitel 11 wird es im Einzelnen darum gehen, wie sich traumatische Erlebnisse miteinander verbinden, eins werden, und wie man mit dieser verkoppelten Dynamik umgeht, damit die Klient*innen von ihrem Trauma genesen können.

9 Das Bedürfnis nach einer neuen Landkarte: Regulation, Regulation und nochmals Regulation!

In diesem Kapitel laden wir Sie dazu ein, sich Gedanken über einen regulationsbasierten Ansatz zu machen, der sich für die Therapie von Menschen eignet, die unter den Symptomen bzw. defensiven Anpassungsmechanismen eines Entwicklungstraumas leiden. Davon würden besonders diejenigen profitieren, die einen hohen ACE-Wert aufweisen oder deren vegetatives Nervensystem nicht mehr in gegensätzlicher Wechselwirkung funktioniert, also entweder zu stark in Richtung Aktivierung oder in Richtung Hemmung tendiert.

Von den über 17.000 Teilnehmenden an der ACE-Studie hatten zwei Drittel mindestens ein schädigendes Kindheitserlebnis, und davon wiederum 87 % mehr als eines. Also auch jene ohne ein schweres Entwicklungstrauma hatten manche der Folgen zu spüren bekommen (ACES Too High 2017). Aufgrund der potenziellen Schwankungsanfälligkeit bei den Reaktionen der Klient*innen, besonders wenn diese eine prägende Dysregulation aufweisen und die Traumatisierung sich eventuell wiederholt, empfiehlt sich ein in kleinen Dosen verabreichter regulationsbasierter Ansatz, mit dem sich die Symptomatik behutsam verändern lässt. Wir bauen ihnen sozusagen ein Gerüst, auf das sie sich während ihres Genesungsprozesses stützen können, um langsam ihre Fähigkeiten zu erweitern und sich besser regulieren zu können.

Die Behandlung mit dem Fokus auf Regulation anzugehen, bedeutet, von unten nach oben zu arbeiten, zuerst also mit den Funktionen, die mit primitiveren – und entwicklungsgeschichtlich älteren – Gehirnregionen, wie etwa dem Hirnstamm, zu tun haben. Durch die Förderung der Regulationsfähigkeit entsteht eine stabile Grundlage für den weiteren neurosequenziellen Entwicklungsprozess, der in der frühen Kindheit der Betroffenen wahrscheinlich nicht stattgefunden hat.

Bei dieser subtilen Interventionsart komme das Gefühl auf, „gar nichts zu tun", hören wir oft. Unserer Meinung nach erreichen wir so – langsam, still und leise – mit Menschen, die ein Entwicklungstrauma erlitten haben, etwas ganz Großes: die alles entscheidende Grundlagenarbeit, von der alle weiteren Behandlungsschritte abhängen. Das ist wie beim Schreibenlernen: Erst kommen einzelne Buchstaben dran und dann die Wörter.

Die Krux des Entwicklungstraumas ist der eklatante Mangel an zuverlässiger Sicherheit und Co-Regulation. Hierdurch wird die Fähigkeit zur Selbstregulation untergraben und es werden stattdessen verschiedene Strategien bzw. defensive Anpassungsmechanismen entwickelt. Je nach Zeitpunkt haben die Betroffenen gar keine oder nur wenig Co-Regulation erfahren. Fehlte es beispielsweise in den ersten Wochen nach der Geburt an adäquater Betreuung, ist keine Verbundenheit mit der Bezugsperson oder Co-Regulation möglich.

In Kapitel 7 haben Sie erfahren, wie die Attrappe des Toleranzfensters die angestrebte Regulation in weite Ferne rückt. Doch Regulation gewährt wiederum Zugang zum echten Toleranzfenster. Im Blindfenster entsteht keine echte Regulation, sondern nur das *Gefühl*, stabil und reguliert zu sein. Dazu müssen die Betroffenen jedoch ihre Reaktionsbrandbreite einschränken, was wiederum ihren Zugang zur Resilienz blockiert, die Flexibilität und eine volle Reaktionsbereitschaft erfordert — all das, was im gesunden Toleranzfenster möglich wäre. Die zur Aufrechterhaltung des Blindfensters nötigen defensiven Anpassungsmechanismen verbrauchen zusätzliche Energie. Man erlaubt sich nicht, verletzbar zu sein, und wird unflexibel – und das schwächt die Resilienz.

Bevor wir direkter mit den Symptomen oder defensiven Anpassungsmechanismen unserer Klient*innen arbeiten, die äußerlich meist den Eindruck erwecken, reguliert zu sein, sollten wir in erster Linie eine ausgeglichenere Form der Regulation anstreben. Regulation ist das A und O der Wiederherstellung des gesunden Toleranzfensters. Nur wenn die Klient*innen *wirklich* reguliert sind, können sie unsere Interventionen vollständig in ihr Gesamtsystem integrieren. Ohne diese Grundlage kann eine starke Aktivierung eine intensive Dysregulation hervorrufen, die die Entwicklung in vieler Hinsicht beeinträchtigt, darunter auch die Eigenwahrnehmung und die Selbstregulationsfähigkeit. Also müssen wir uns zunächst ganz und gar auf die gesunde Regulation konzentrieren, und zwar in all ihren Facetten. Dadurch erhalten beide – Therapeutin wie Klientin – eine resilientere Grundlage, auf der sich der Genesungsprozess entfalten kann. Damit wir nicht von dem riesigen Bedarf an Co-Regulation überfordert sind, müssen unsere Klient*innen sich selbst erst einmal wenigstens einigermaßen stressfrei beruhigen können.

Wer ein schweres Entwicklungstrauma und Bindungsbrüche erlebt hat, kennt Sicherheit nur als Fremdwort. Zum Sicherheitsempfinden gehört auch die Fähigkeit zu erkennen, ob man in guten Händen ist und freundlich behandelt wird und ob die andere Person angemessen auf die jeweiligen Bedürfnisse reagiert, ohne ihre eigene Selbstregulation zu vernachlässigen. Als Erstes haben wir vor allem die Aufgabe, die Selbstregulierungsfähigkeit unserer Klient*innen zu stärken. In den nachfolgenden Therapiephasen können wir ihnen Verbundenheit und Co-Regulation anbieten. Und Co-Regulation öffnet die Tore zu einem Gefühl der Sicherheit.

Unser Therapieraum soll ein Zufluchtsort sein, eine sichere Basis, auf der unsere Klient*innen zu mehr Resilienz finden können. Diese „Regulationsarbeit", wie wir sie nennen, dauert bei einem Entwicklungstrauma aller Voraussicht nach viele Monate, wenn nicht sogar Jahre. Der Behandlungsplan sieht folgendermaßen aus: Regulation, Regulation, Regulation … und nochmals Regulation. Damit unsere Klient*innen der Welt mit einem Gefühl der Sicherheit und Offenheit begegnen können, brauchen sie eine neue Landkarte, eine, die nicht nach dem Muster ständig sich wiederholender furchteinflößender oder traumatischer Erlebnisse gezeichnet wurde, sondern auf mehr Empfänglichkeit für Regulation und Resilienz basiert.

Klient*innen auf dem Weg zu einer besseren Regulation erkennen meist klarer, was sie im Leben brauchen und was ihnen fehlt. Werden ihre elementaren Bedürfnisse nach Verbundenheit und Regulation befriedigt, können sie mit ihren Erinnerungen an die weit zurückliegende Unterversorgung Frieden schließen. Wir flicken die in der frühen Kindheit zerrissene Bindung und übernehmen gewissermaßen die Rolle der Eltern. Manche Kolleg*innen finden unseren Regulationsschwerpunkt in der Behandlung von Menschen, die sich an einem extremen Ende des Traumaspektrums befinden, ungewöhnlich, scheint dieser doch angesichts ihrer herausfordernden Symptomkomplexität zunächst kontraindiziert zu sein. Mitnichten! Wir verschaffen uns ein genaues Bild von der Landschaft des Entwicklungstraumas und planen unsere Interventionen gezielt und effektiv.

Da Sie nun vertraut sind mit der Dynamik des Entwicklungstraumas und unserem Behandlungsansatz, erfahren Sie in den folgenden Abschnitten mehr darüber, woran man den Mangel an Regulation erkennt, wie die Therapie unter verschiedenen Aspekten der Regulation aufgebaut ist, wie wir die Interaktionen mit unseren Klient*innen deuten und inwiefern wir Trauma sogar als potenzielles Sprungbrett für Veränderungen betrachten.

Die Regulations- und Resilienzfähigkeit kann auf so vielfältige Art und Weise unterstützt werden, dass wir eine Auswahl treffen mussten. Im Folgenden finden Sie einige Beispiele dafür, wie man durch einen regulationsbasierten Behandlungsansatz zu neuen Sichtweisen gelangen kann.

9.1 Regulation: Therapeut, Therapieraum und Voraussagbarkeit

Zu unseren Aufgaben gehört es, die Co-Regulation zu bieten, die unsere Klient*innen in der frühen Kindheit entbehrt haben, d.h. in einer Lebensphase, in der sie darauf angewiesen waren, dass andere Menschen sie trösteten und die Regulation ihrer

Physiologie übernahmen. Wir können davon ausgehen, dass die neurosequenzielle Entwicklung im Säuglingsalter sie nicht zu Selbst- und Co-Regulation befähigt hat.

Im Wesentlichen geht es darum, das in der Kindheit Verpasste im therapeutischen Umfeld in die Wege zu leiten. Wahrscheinlich haben Klient*innen, die sich bisher immer außerhalb ihres Toleranzfensters befunden haben, ein sekundäres System zur Regulation ihrer Erregungszustände entwickelt und stecken dadurch in der Toleranzfensterattrappe, was ihnen selbst und anderen (fälschlicherweise) einen regulierten Eindruck vermittelt. Möglicherweise ist die Hypothalamus-Hypophysen-Nebennierenrinden-(HHN)-Achse, welche die Stressreaktionen und viele physiologische Prozesse steuert, hoch aktiviert, was sich in der Herz- und Atemfrequenz und weiteren physiologischen Reaktionen niederschlägt, äußerlich aber kaum auffällt. Wir müssen also unsere Sinne schärfen, um auf diese subtilen Anzeichen unterschwelliger physiologischer Zustände aufmerksam zu werden.

Tatsächlich sind Neugeborene bereits fähig zur Selbstberuhigung: Sie wenden sich ab von lauten Geräuschen und grellem Licht; sie lutschen an Daumen oder Fingern. Damit signalisieren sie, dass ihr zentrales Nervensystem wie vorgesehen funktioniert. Co-Regulation erfolgt über „Babysprache" (die übertriebene Mimik und Gestik in der Kommunikation von Erwachsenen mit Babys), so Allan Schore, der den Wechsel von der Regulation von außen (Abhängigkeit von anderen) nach innen (Fähigkeit zu Selbstregulation) als Hauptaufgabe der Kindesentwicklung betrachtet (Schore 2001).

Co-Regulation wurde von Alan Fogel und Andrea Garvey definiert als „eine Art koordinierter Aktion zwischen mehreren Menschen, bei gegenseitiger Anpassung von Handlungen und Intentionen" (Fogel & Garvey 2007, S. 1). Demnach ist Co-Regulation ohne andere also nicht möglich. Das Hin und Her erfordert die Fähigkeit, zu reagieren und sich jeweils aufeinander einzustellen.

Der „Tanz der Co-Regulation" wird zum Umfeld der Eltern-Kind-Regulation, wenn Eltern und Kind sich gegenseitig Feedback geben, welches wiederum die nächste Interaktion bestimmt. Diese Art von Tanz geht immer weiter, das ganze Leben lang. Da liegt es auf der Hand, wie schwierig das Leben für Menschen ist, die nie die Möglichkeit hatten, ihn zu erlernen. Dieser Lernprozess indes ermöglicht die Entwicklung des höheren Denkvermögens. Der Mensch muss erkennen können, auf wen oder was er anspricht, er muss lernen, nicht sofort zu reagieren und statt reaktionsfreudig eher empfänglich zu sein. Er braucht Kommunikationsfähigkeit und sollte mit seinem Verhalten eine freundliche und empathische Reaktion erzeugen. „Die Fähigkeit, kurzfristig auf die Ressourcen eines nahestehenden Menschen zuzugreifen, ist sozusagen die Schnellstraße zu emotionaler Regulation" (Sbarra & Hazan 2008, S. 157). Sie umgeht das denkende Hirn und führt elegant und effizient ans Ziel, direkt in die innersten Schichten der Physiologie.

Für die Arbeit mit dem Entwicklungstrauma brauchen auch wir unbedingt die Fähigkeit zu Selbst- und Co-Regulation. Das ist das Allerwichtigste, da wir während des Behandlungsprozesses die Rolle der Bezugsperson übernehmen. Wir werden zur „sicheren Basis" unserer Klient*innen, gemeinsam entwickeln wir neue Nervenbahnen für die Regulation.

Manche Klient*innen können das Angebot der Co-Regulation anfangs nicht „verkraften". Ihr Temperament, ihre defensiven Anpassungsmechanismen und ihr Blindfenster werden sie wahrscheinlich schützen wollen und eher keine Hilfe sein. Die Etablierung des Zufluchtsortes braucht Zeit und eine gute Beziehung, denn der Tanz der Co-Regulation zwischen Klient und Therapeut kommt nicht sofort zustande. Wir müssen das Angebot der Co-Regulation jedoch hartnäckig aufrechterhalten, denn irgendwann wird es schließlich angenommen, auch wenn es manchmal viele Monate und in schweren Fällen sogar viele Jahre dauert.

Viele Jahre lang erfahren auch in einem intakten Umfeld aufwachsende Kinder eine permanente Co-Regulation in der Beziehung zu den für sie sorgenden Personen. Sie erfahren, was ein Zufluchtsort ist und kennen ihre sichere Basis. Aus einem natürlichen Wunsch nach Nähe und Trost bei Angst und Stress werden sie diese Erfahrungen der Co-Regulation später wiederholen wollen, auch im Erwachsenenalter.

Und wie sieht es mit unseren Klient*innen aus? Durch unseren Fokus auf Regulation und durch das hartnäckige und zuverlässige Angebot von Co-Regulation werden sie irgendwann fähig, es wahrzunehmen und darauf einzugehen. Ein erstes Anzeichen dafür könnte sein, dass sie unbewusst im selben Rhythmus atmen wie wir oder dass ihr Narrativ sich etwas verändert.

Wir müssen jedoch auch auf unseren eigenen Bindungsstil achten und wie dieser sich auf unser Angebot der Co-Regulation und Gegenseitigkeit auswirken könnte. Verliere ich beispielsweise das Interesse, wenn ein Klient offenbar nicht auf mich eingeht, könnte dieser dadurch seine frühen Bindungserfahrungen wiedererleben. In Kapitel 11 werden wir uns noch genauer mit diesem Thema befassen.

Um zu verstehen, was die Verhaltens- und Reaktionsweisen unserer Klient*innen bedeuten, müssen wir uns Folgendes vergegenwärtigen: Ein Entwicklungstrauma unterminiert häufig nicht nur die Fähigkeit zur Regulation der Physiologie und des Verhaltens. Ganz oft wissen unsere Klient*innen auch nicht, woher ihre Impulse stammen. Wer früh im Leben traumatisiert wurde, konnte meistens nicht auf das Gefühl von Sicherheit bauen und wird diese auf Grund des Mangels an einem eindeutigen Referenzsystem nicht wahrnehmen können, erst recht nicht in Beziehungen. Diese Menschen verfügen notgedrungen über ein sensibles Sensorium für Unstimmigkeiten im Verhalten, in der Kommunikation, im Ton, im Gesichtsausdruck und in der

Körperhaltung. Auch gegenüber ihrem Therapeuten, dessen Verhalten und Mimik sie scharf beobachten und skeptisch nach verborgenen Motiven absuchen, für den Fall, dass sie von ihm nicht verstanden, enttäuscht oder gar im Stich gelassen werden.

In Ermangelung eines inneren, interozeptiven Gespürs für Sicherheit wird diese anhand von äußeren Faktoren beurteilt. Dann fehlt aber wahrscheinlich auch das Vokabular für die Interpretation unserer Äußerungen und therapeutischen Absichten. Aus diesem Grund müssen wir stets darauf achten, dass wir uns glaubwürdig und kongruent zu unserer Absicht verhalten. Unsere Klient*innen brauchen Transparenz, Vorhersehbarkeit und sehr bewusste, klare Grenzen.

Meist sind die Dysregulation und das Bedürfnis nach Vorhersehbarkeit vom Ausmaß her antiproportional voneinander abhängig. Je stärker jemand dysreguliert, chaotisch, oder „außer Kontrolle geraten" ist, desto größer das Bedürfnis nach einem berechenbaren äußeren Umfeld, das ein Gefühl der Sicherheit vermittelt und wo man die Fähigkeit lernen kann, sich einzulassen. Der Klient mag vielleicht selbst das Gefühl haben, dass alles normal und in Ordnung ist. Vielleicht versteht er nicht, warum er überhaupt eine Therapie macht. Er weiß nur, dass die anderen nicht so mit ihm umgehen, wie er sich das wünscht. Manchmal sind es auch die Eltern, die ihre Kinder zur Therapie schicken. Es gibt ganz einfache, aber sehr wirkungsvolle Interventionen, damit Klient*innen, die nicht gut mit Ungewissheit und Veränderungen klarkommen, ein Gespür für Sicherheit entwickeln: auf Grenzen und Berechenbarkeit achten, indem man die Sitzung pünktlich beginnt und beendet und zehn Minuten vor Ende Bescheid sagt, Termine nicht immer wieder absagt oder Urlaub rechtzeitig ankündigt. All das sind Möglichkeiten, wie Klient*innen sich besser auf den Prozess einlassen und allmählich in sich selbst ein zuverlässigeres Gespür für Sicherheit entdecken können. Manchen Klient*innen ist schon damit geholfen, dass sich alle Dinge in der Praxis immer an der gleichen Stelle befinden.

Irgendwann kommt der Zeitpunkt, wo wir nicht mehr so genau auf diese Dinge zu achten brauchen, doch vielen Behandler*innen, die regelmäßig mit Entwicklungstrauma-Klient*innen arbeiten, werden sie zur Routine. Wir dürfen deren Verhalten nicht als Kontrolle, Widerstand oder Trotz abtun, sondern sollten es als Zeichen für die immer noch unterschwellig aktive Dysregulation betrachten. Das Bedürfnis nach äußerer Ordnung ist umso größer, je schwächer die Fähigkeit zur inneren Regulation bzw. für die Verortung von Kontrolle im Inneren ist.

Wer früh traumatisiert wurde, wird in einem stark strukturierten Milieu wie dem Militär, der Polizei, dem Klerus oder dem Gesundheitswesen wahrscheinlich gut zurechtkommen. Eine klare Hierarchie, Verhaltensregeln und strenge Essens- und Schlafenszeiten vermitteln eine wohltuende Ordnung und das Gefühl, emotional gut aufgehoben zu sein. Indem wir diese Vorhersagbarkeit im therapeutischen Setting nachahmen, können sich die Klient*innen beruhigen und sind bereit, tiefer in den Prozess einzusteigen.

9.2 Die Physiologie der Regulation

Im Zuge eines Entwicklungstraumas wirkt sich der Mangel an Regulation auf den ganzen Menschen aus, vor allem auch auf seine Physiologie. Besonders ohne die Regulation des VNS lassen sich Veränderungen in den anderen Systemen nur schwer verkraften. Da neuronale Plattformen (siehe Kapitel 4, im Zusammenhang mit der Polyvagaltheorie) für bestimmte Verhaltensweisen wichtig sind, muss man erst einmal sichergehen, dass diese auch vorhanden sind.

Kommt ein Klient beispielsweise nicht an seine ventrale parasympathische Physiologie heran, fallen ihm soziale Kontakte schwerer. Er mag noch so willig sein, das allein reicht nicht: Um Verbindung zu anderen Menschen aufzunehmen, muss er sich erst einmal über seine eigene Physiologie hinwegsetzen. Dominiert die sympathische Physiologie, dreht sich in seiner Selbstkommunikation alles um Gefahr und die Gefahrenreaktion. Der Klient bringt seine defensiven Anpassungsmechanismen ins Spiel und blendet die Stimmen aus, die ihm in seinem Kopf zurufen: „Lauf!" Und trotzdem ist er deutlich weniger bereit zu sozialem Kontakt, als er es mit einer zweckmäßigeren Physiologie gewesen wäre.

Funktioniert das VNS einer Klientin nicht mit der gegensätzlichen Wechselwirkung, wird es ihr schwerfallen, ihre Physiologie zurückzuregeln. Hier müssen wir darauf achten, dass ihr Blindfenster-Verhalten nicht länger bestärkt wird und weitere defensive Anpassungsmechanismen provoziert. Das erreicht man, indem man den Druck auf ihr Reaktionssystem verringert und dafür sorgt, dass sie in ihrem Toleranzfenster bleibt.

Um die Symptome unserer Klient*innen aus deren Perspektive zu verstehen und zu wissen, was sie für eine bessere Regulation benötigen, mit der sie die defensiven Anpassungsmechanismen des Blindfensters nach und nach ersetzen können, müssen wir uns intensiver mit ihrer Vergangenheit auseinandersetzen.

> Der 14-jährige Will wirkt, als wäre er auf alle Menschen wütend. Er erklärt das damit, dass er immer verbal oder physisch angegriffen wird, egal was er tut. Wills – somatisches und verbales – Narrativ ist das eines resignierten Teenagers. Seine Eltern sind sehr beschäftigt und er verbringt die meiste Zeit allein zu Hause. Trifft er sich dann doch einmal mit Schulkameraden, endet das im Streit, und so machen sie alles ohne ihn. Wills Eltern haben beschlossen, dass er Hilfe braucht, die sie ihm nicht geben können, und ihn zu einem Therapeuten geschickt, der

sich auf junge Menschen spezialisiert hat. Sie scheinen zwar besorgt um ihren Sohn, geben aber beide zu, sie seien beruflich sehr eingespannt und könnten auf keinen Fall mehr Zeit mit ihm verbringen und die Therapie auf diese Weise unterstützen.

Schon bald ist dem Therapeuten klar, dass Wills Narrativ als defensive Anpassung fungiert. Mehrmals erzählt Will, sein Leben käme ihm vor, als säße er in der Falle. Sein Therapeut schaut ihn an, hört ihm zu und glaubt ihm. Augenscheinlich macht es Will nicht glücklich, dass er meistens Ärger hat und wütend ist. Gemeinsam suchen sie nach Möglichkeiten, wie Will seine Reaktionen effektiver regulieren kann. So lernt er zunächst, wenigstens erst mal eine „Pause" zu machen, bevor er reagiert. Dadurch kann er zwar über seine Situation und mögliche Lösungen nachdenken, doch immer noch geht er auf andere los.

Zuerst sieht Will keine Lösung: „Die Welt ist schlecht und ich auch und nichts wird sich je ändern." Doch kleine Dinge verändern sich. Durch die Pausen merkt er, wie er lieber wäre. Ihm fällt auf, wann er nicht in sich ruht, sondern emotional reagiert. Er ist oft extrem einsam, gestattet es sich aber nicht, das wirklich zu fühlen, sondern wird stattdessen sehr schnell wütend. Mit Unterstützung seines Therapeuten kann er erkennen, dass seine Großmutter stets für ihn da ist, obwohl sie in einem anderen Bundesstaat wohnt und sie nur per Videochat miteinander reden können, was ihn immer sehr freut. So schlägt ihm sein Therapeut vor, dass es gut wäre, wenn sie ihm helfen könnte, im Toleranzfenster zu bleiben.

Will ruft sie an und sie willigt ein, mit ihm zu skypen, nicht nur wenn er länger als eine Stunde allein zu Hause ist, sondern auch beim Essen, um ihm dabei Gesellschaft zu leisten. Durch diese Maßnahmen schafft er es, innerhalb seines Toleranzfensters zu bleiben. Und erstmals erkennt er: Die Wurzel für seine Wut ist die Einsamkeit. Durch die regelmäßigen Gespräche mit seiner Großmutter wird ihm bewusst, wie sehr er sich schon immer nach Kontakt gesehnt hat, die Wut ihn aber davon abgehalten hat, dieses Bedürfnis wahrzunehmen.

Wills neues Narrativ lautet jetzt so: Selbst wenn er physisch allein ist, leistet ihm seine Großmutter per Videochat Gesellschaft. Er kann seine Reaktionen so lange hinauszögern, dass er nur noch selten die Nerven verliert. Er verbringt jetzt auch außerhalb der Schule mehr Zeit mit anderen und hat das Verhältnis zu einem seiner Klassenkameraden wieder in Ordnung bringen können. Seine Mutter hat sich mit den Eltern dieses Jungen getroffen und ihnen offen erzählt, wie viel Zeit ihr Sohn allein zu Hause verbringe, worauf sie sich bereit erklären, Will mindestens einmal die Woche zum Abendbrot einzuladen.

Manchmal reichen schon kleine, einfache Interventionen wie diese, damit ein Klient versteht, wie sehr sein Blindfenster ihm den Zugang zur Regulation versperrt.

Der Klient braucht Hilfe, um seine physiologischen Reaktionen verstehen und besser einordnen zu können, besonders die des sympathischen Systems, das die aktive Gefahrenreaktion einleitet. Dass er dabei Angst hat oder die Kontrolle über sich verliert, ist natürlich unangenehm für ihn, aber unvermeidbar, um darüber hinwegzukommen und sich regulieren zu lernen. Das kann jedoch sehr schwierig werden, wenn er beim geringsten Anflug einer Bedrohung gleich zurückscheut.

Das als „gefährlich“ abgespeicherte Gefühl wird mit tatsächlicher Gefahr verwechselt. Mit anderen Worten: Die zu vermeidende Gefahr besteht in dem aktivierten Zustand und der Angst, welche in Wahrheit jedoch Anzeichen dafür sind, wie hart die Betroffenen um ihr Leben ringen. Was sie fühlen, ist ihre eigene Lebenskraft im Überlebenskampf. Doch zu ihrem Unglück hört dieser Kampf einfach nicht auf, sondern führt zu einer allostatischen Überlastung und beansprucht so viel Lebenskraft, dass für andere Dinge keine mehr übrig ist.

Regulation kann dazu beitragen, diese Lebenskraft wieder freizusetzen und sie den Klient*innen zugänglich zu machen – vorsichtig, schrittweise und in einem sicheren Umfeld. Es ist eine sanfte Form der Regulationsarbeit: Behutsam und kontrolliert führen wir die Klient*innen an ihre Überlebensphysiologie heran, sodass sie eine positive Erfahrung machen. Genaueres darüber erfahren Sie in Kapitel 11.

9.3 Regulation und Verhalten

Für den Zusammenhang zwischen Regulation und Verhalten sind zwei Gesichtspunkte wichtig. Auf den ersten haben wir bereits hingewiesen: die Zwanghaftigkeit der Überlebensphysiologie. Sie fegt alltägliche Belange beiseite und nötigt den Betroffenen auf, um ihr Leben zu kämpfen. Sie verursacht drastische Veränderungen im Gehirn und in den sensorischen Systemen. Solange sie „im Raum ist“, bedingt sie ein Verhalten, das sich kaum verhindern lässt und sich unter anderen Umständen so nicht zeigen würde.

Verhaltensauffälligkeiten sind der häufigste Grund, aus dem Eltern ihre Kinder in Therapie schicken. Jemand – die Eltern selbst, aus dem schulischen oder weiteren außerfamiliären Umfeld – hat ein besorgniserregendes Verhalten bemerkt. Verhält sich das Kind nicht nur sporadisch oder kurzfristig so auffällig, wird professionelle Hilfe gesucht. Zu den häufigsten Diagnosen von Kindern und Erwachsenen mit Dysregulation gehören: Aufmerksamkeitsdefizit-Hyperaktivitätsstörung (ADHS), Störung des Sozialverhaltens mit oppositionellem, aufsässigem Verhalten, verschiedene Spektrumsstörungen, Angst- und Aggressionsstörungen. Sie werden meist mit verschreibungspflichtigen Medikamenten behandelt, die besonders bei langfristiger Einnahme schwere Nebenwirkungen verursachen können.

Ein problematisches Verhalten der Überlebensphysiologie ist beispielsweise Aggression. Sogar sanftmütige oder schüchterne Menschen werden aggressiv, wenn sie sich bedroht fühlen. Wird man ausreichend provoziert, kämpft man um sein Leben. Doch was in der einen Gefahrensituation sinnvoll ist, ist es in einer anderen nicht.

Zum Beispiel dann nicht, wenn man auf eine Kritik äußernde Kollegin oder auf eine Anweisungen erteilende Lehrerin reagiert, als stünde das eigene Leben auf dem Spiel. Aber Klient*innen mit einer chronisch im Überlebensmodus arbeitenden Physiologie fällt es manchmal schwer, ihr Verhaltensmuster zu regulieren, weil es eben aufgrund eines Gefühls mangelnder Sicherheit entstanden ist.

Durch den Fokus auf die Regulation der Physiologie wird die von der Gefahrenphysiologie auferlegte, zum Reagieren zwingende Last häufig leichter. Manchmal reicht es schon, den „Druck" der Überlebensphysiologie „rauszunehmen" und den Klient*innen mehr Wahlmöglichkeiten in Bezug auf ihr Verhalten zu bieten. Dadurch kann möglicherweise auch die Medikation reduziert oder gar ganz abgesetzt werden.

Sobald die Klient*innen ihr Verhalten als Teil der Gefahrenreaktion oder sogar als Teil ihrer defensiven Anpassung begreifen, können sie meist bewusster und selbstbestimmter handeln. Ein größeres Bewusstsein der Wahlmöglichkeiten ermöglicht dann die Erweiterung ihres Toleranzfensters.

Der zweite Aspekt ist der, dass das aktuelle Verhalten erlernt wurde und mit den ersten Co-Regulationserfahrungen zu tun hat beziehungsweise mit deren Fehlen. In der Kindesentwicklung spielt dieses erlernte Verhalten eine wichtige lebenserhaltende Rolle, später jedoch ist es eine Quelle für Zwietracht und Entfremdung.

Zur Co-Regulation der frühen Kindheit gehört die Erfahrung von Gegenseitigkeit. Denn nicht nur der Säugling/das Kind profitiert davon, sondern auch die umsorgende Person, die die Nähe dieser Beziehung als wohltuend und bereichernd empfindet und sich dadurch vielleicht sogar selbst besser regulieren kann. Durch den Prozess der Co-Regulation bekommt das Kind das Gefühl, dass es handeln und etwas erreichen kann, das seine Fähigkeit zur Selbstregulation positiv beeinflusst. An diesem Punkt jedoch kann sich die Reaktion in verschiedene Richtungen entwickeln. Sobald Kinder und Säuglinge mitkriegen, dass die Bezugsperson auch auf ihr Verhalten reagiert, sind sie nämlich fähig, entweder als defensive Anpassung oder liebevolle Interaktion davon Gebrauch zu machen. Sie nehmen die potenziellen Schwachstellen ihres Gegenübers wahr und nutzen sie bewusst aus, indem sie die „richtigen Knöpfe drücken" und ihre Bezugspersonen – die Eltern oder später auch die Partner – so lange provozieren, bis diese abrücken oder sich trennen, beispielsweise dann, wenn die Nähe als zu stark oder sogar als bedrohlich empfunden wird.

Ein defensiver Anpassungsmechanismus, dessen sich nicht nur Kinder, sondern auch Erwachsene aus demselben Bedürfnis heraus bedienen, ist das unkontrollierte Ausagieren von Impulsen, womit die Bezugsperson zu einer wie auch immer gearteten Reaktion bewegt werden soll, egal zu welcher, Hauptsache es wird *überhaupt reagiert*. Auch hier begreift sich das Kind als ein handelndes und Einfluss nehmendes Subjekt, allerdings nicht über die Co-Regulation, sondern über die Provokation irgendeiner Reaktion, weil jede Reaktion besser ist als gar keine.

Tatsächlich sollten wir uns in der Behandlung auch um Verhaltensweisen bemühen, die Co-Regulation nachahmen oder Selbstregulation ersetzen. So verhelfen wir unseren Klient*innen zur Einsicht über ihre defensive Anpassung und ihr Blindfenster, die Teil der Überlebensstrategie sind und ihnen damals geholfen haben, aus der Not heraus für sich selbst zu sorgen. Das hat ihnen wenigstens etwas Sicherheit vermittelt, und deshalb ist es uns wichtig, sie nicht mit einem Ruck aus dem Blindfenster herauszureißen und ins Toleranzfenster hinüberzuverfrachten, sondern mit ihnen gemeinsam in kleinen Schritten an diesem Prozess zu arbeiten.

Und dennoch stehen die ursprünglichen Überlebensstrategien den Klient*innen aktuell im Wege. Deshalb helfen wir ihnen, deren Funktion zu verstehen, und zeigen ihnen, woran sie erkennen können, wann sie die Schwelle ihres Toleranzfensters überschreiten und in die Attrappe geraten.

9.4 Wie die soziale Regulation besser gelingt

Dieselben Ereignisse und Umstände, die ein Entwicklungstrauma ausmachen, tragen häufig auch zu der Unfähigkeit bei, in sozialen Settings reibungslos zu funktionieren und sich darin wohlzufühlen. Infolge des Traumas ist das sensorische System hyper- oder hyposensitiv. Soziale Situationen werden zur Herausforderung, entweder durch das Abstumpfen der Wahrnehmung und der gefühlten Distanz zum Geschehen oder weil sie durch eine starke Licht-, Geräusch-, Geruchs- oder taktile Sensibilität als überstimulierend empfunden werden.

Eine gestörte Selbst- und Co-Regulation kann auch die Lernfähigkeit des Kindes zum Erliegen bringen. Bekannterweise werden soziale Fähigkeiten von klein auf durch Beobachten der Bezugsperson sowie ihrer Verhaltensweisen und Interaktionen im sozialen Miteinander erworben. Fehlt hier der Zugang, fehlt es auch an Gelegenheiten, sich daran zu beteiligen und soziale Fähigkeiten zu erwerben, beispielsweise die Kontaktaufnahme zu anderen.

Nun ist Vereinsamung bei jeder Art von Trauma eine häufige Begleiterscheinung. Doch wer ein Entwicklungstrauma erlitten hat, das ja von Menschen verursacht wurde (und nicht von der Umwelt oder den äußeren Bedingungen) und zu einem fundamentalen und allumfassenden Mangel an Sicherheit führt, kann nicht zwischen vertrauenswürdig und gefährlich unterscheiden und empfindet daher jede soziale

Situation als ein riskantes und sehr heikles Unterfangen. Da scheint dann die beste Lösung zu sein, andere Menschen zu meiden.

Mit zunehmender Regulationsfähigkeit wachsen wohl auch die Möglichkeiten, Sozialkontakte zu erfahren, aber die dafür nötigen elementaren Beziehungsfähigkeiten sind noch unterentwickelt. Wenn andere Menschen gerade auch durch die verbesserte physiologische Regulation nicht mehr so furchteinflößend sind, sondern interessant werden, brauchen unsere Klient*innen Hilfe, um die elementaren Regulationsfähigkeiten im Umgang mit ihnen zu erwerben. Damit sie sich in sozialen Interaktionen sicher fühlen, arbeiten wir mit den Klient*innen daran, die für sie richtige Dosis zu finden.

9.5 Regulation und Resilienz

Durch die effektive Arbeit an der Regulation können unsere Klient*innen schließlich länger in ihrem Toleranzfenster bleiben. Es wird sich ganz organisch erweitern, die Regulation noch steigern sowie zur Resilienz führen. Regulation und Resilienz zeichnen sich jedoch durch Ruhe aus und Ruhe macht manche Klient*innen nervös. Sie ist unbekanntes Terrain, vor dem Menschen, die ein Entwicklungstrauma erlitten haben, natürlich Angst haben. Ruhe, egal ob innere oder äußere, wird mit Gefahr assoziiert, die von irgendwoher droht, und signalisiert: Gleich wird etwas Schlimmes passieren. Überall entdecken sie Dinge, die ihnen nicht gefallen oder die unverständlich und befremdlich wirken. Das erzeugt Stress.

Genau das, wonach sich die Klient*innen schon immer gesehnt haben – Sicherheit, Geborgenheit, Regulation –, fühlt sich unterschwellig oder offenkundig falsch oder gefährlich an. Denn es handelt sich um eine neue Landkarte für unbekanntes Terrain, nämlich das neue Terrain eines Menschen, der nicht von Trauma geprägt ist, sondern von Resilienz.

Im Mittelalter wurden unbekannte Gebiete auf Landkarten mit dem Kommentar versehen: „hic sunt dracones" (hier befinden sich Drachen). Diese Inschrift tragen auch die Karten unserer Klient*innen, besonders wenn sie es mit neuen Regulationszuständen zu tun bekommen. Sie verfügen über eine sehr detaillierte „Gefahrenkarte", haben aber so gut wie keine Erfahrung mit Sicherheit und Regulation. Alles Neue wird immer zuerst als potenziell gefährlich kodiert. Daher müssen wir ihren Fortschritt sorgfältig dosieren , damit sie sich allmählich an ihn gewöhnen.

Wichtig ist auch, dass wir unseren Klient*innen helfen, sich ein neues interozeptives Vokabular anzueignen, das die Wahrnehmung der Anzeichen für Regulation und Gefahrlosigkeit fördert. Vielleicht ihr Leben lang haben sie sich ganz auf Gefahr eingestellt und brauchen nun Zeit, um auch die leiseren Töne wahrzunehmen, die Sicherheit, Verbundenheit und Regulation bedeuten. Das langsame Anwachsen der Resilienz wiederum stärkt das VNS und erweitert dessen Verhaltensrepertoire.

Die Entwicklung von Regulation und Resilienz lässt sich in einem Satz zusammenfassen: *Stellen Sie das System infrage und kehren Sie zur Stabilität zurück.* Die Infragestellung passiert wie von selbst, sobald Klient*innen ihr eigenes Verhalten bemerken, Zugang zu ihrem Traumanarrativ erhalten oder – von irgendetwas provoziert – aus ihrem Toleranzfenster herausfallen. Die Rückkehr zur Stabilität wird anfangs Mühe kosten und viel Unterstützung benötigen, wird mit der Zeit jedoch immer einfacher. Wird dieser Prozess häufig wiederholt, entsteht schließlich Resilienz.

Schwierige Situationen zu meistern macht, wie die Forschung gezeigt hat, resilient – aber nur, wenn die Kapazitäten nicht überstiegen werden. Das ist etwa so wie in dem Märchen „Schneewittchen und die sieben Zwerge": Das Bett darf nicht zu klein und auch nicht zu groß sein, sondern muss das richtige Maß haben. Um resilient zu werden, muss man sich über die Komfortzone hinausgehend strecken, ansonsten spürt man seine Muskeln nicht. Man braucht Herausforderungen, um die eigenen Kapazitäten zu erweitern. Gleichwohl dürfen sie nicht zu groß sein, damit man nicht überfordert wird und an der Aufgabe scheitert. Wenn Regulationstraining also eine Veränderung hervorrufen soll, muss es so sein: *anstrengend, nicht zu locker, aber machbar.*

Mit fortschreitender Arbeit spüren die Klient*innen, wie die allostatische Überlastung nachlässt, und bekommen immer mehr Zugang zu ihrer Vitalität. Die erstarkte Vitalität macht sich vor allem körperlich bemerkbar, etwa in einer besseren Immunreaktion gegen Ansteckung und Entzündung, regelmäßigem Schlaf und Menstruationszyklus, mehr Energie, um nur einige wenige Beispiele zu nennen. Die Betroffenen haben mehr Freude am Leben, mehr Kontakt zu anderen Menschen, sie haben das Gefühl, in Sicherheit zu sein, Dinge bewegen zu können, zu sich selbst zu finden. Wir, der Autor und die Autorin, glauben, dass durch die Verbesserung der Regulation und die Minderung der allostatischen Last einige der mit einem hohen ACE-Wert verbundenen Folgen aufgefangen oder sogar „repariert" werden können, weil der Körper auf mehr Ressourcen zugreift und gesunder funktioniert.

Falls es in Ihrer Praxis möglich ist, können Sie auch Maßnahmen für die physische und physiologische Resilienz sowie Unterstützung bei der Veränderung des somatischen bzw. Krankheitsnarrativs anbieten. Manche Klient*innen brauchen psychisch Unterstützung bei ihrem Veränderungsprozess. Andere wissen vielleicht nicht, wie sie neue Freunde finden können, wollen lernen, wie man Gespräche führt oder nonverbale Botschaften deutet, und könnten von einer Beratung oder einem Coaching profitieren. Wenn wir als Therapeut*innen unsere eigenen Stärken und Schwächen kennen, können wir auch eher unsere Fähigkeiten und Kenntnisse so einsetzen, dass unsere Klient*innen sich besser regulieren können. Das wiederum hat Einfluss auf alle anderen Aspekte ihres Lebens.

9.6 Das Narrativ: Die neue Landkarte der Regulation

Wer ein Entwicklungstrauma erlitten hat, dessen Existenz gleicht einer nicht enden wollenden Kette von Krisensituationen. Eine Möglichkeit, damit umzugehen: sich die Schwierigkeiten zu eigen machen und sie in Resilienz umwandeln. Dazu aber braucht man Zugang zu der Kraft, durch die man überlebt hat.

Durch den Fokus auf den Aufbau von Regulation und Resilienz beginnt für die Klient*innen der notwendige Prozess der Neukartierung. Je kompetenter sich ein Mensch erlebt, desto weiter traut er sich hinaus, um seine Umwelt zu erkunden. Das unbekannte Terrain, das nun vor seinen Füßen liegt, wird erfasst und in der neuen Landkarte abgebildet. Dadurch verändert sich auch das Narrativ. Es entsteht in dem Moment, in dem der Mensch begreift, wer er ist und warum er sich selbst schützen will und sich entsprechend verhält. Je fähiger er wird, desto mehr wandelt sich sein Narrativ und umfasst nun auch Erfolgserlebnisse, neugieriges Interesse oder Erkundungsbereitschaft. Und schließlich vielleicht auch ein Gespür für Sicherheit und Verbundenheit. Dann lautet der Anfang der Geschichte, die sich der Mensch selbst erzählt, nicht mehr so: *Ich habe immer Angst und bin unglücklich*, sondern so: *Ich bin stärker, als ich dachte, und kann Schwierigkeiten ausgeglichener und erfolgreicher begegnen.*

Zugleich wandelt sich auch das somatische Narrativ. Symptome verändern sich: Entzündungen heilen, Schmerz lässt nach, Migränen werden seltener. Das Krankheitsnarrativ enthält nun auch eine positive Einstellung zur Zukunft und die Möglichkeit, eines Tages ohne die Schmerzen und Symptome zu leben, die einen das ganze Leben gequält haben.

Mehr Zugang zu Regulation und Resilienz zu haben wird in vielen Lebensbereichen tiefe Spuren hinterlassen. Und obwohl all diese positiven Veränderungen wunderbar sind, muss man sich darauf gefasst machen, dass Menschen, deren bisheriger Lebensmittelpunkt ihr Trauma war, vollkommen die Orientierung verlieren können, wenn dieser „Kompass" nicht mehr da ist und Regulation und Resilienz sich zu verstetigen beginnen. Mit dieser neuen Vitalität müssen unsere Klient*innen erst einmal zurechtkommen. Auf welche Weise wir diesen Lernprozess unterstützen können, erfahren Sie in Kapitel 11. Nun könnte man denken: Das kann ja kein großes Problem sein, doch manche Menschen zittern stärker vor ihren neuen Hoffnungen und Träumen als vor den altbekannten Grenzen, innerhalb derer sie schon so lange leben. Wie jemand einmal sagte: „Wenn ich mich nicht mehr die ganze Zeit damit beschäftige, gesund zu werden, was fange ich denn dann an?“

10 | Berührung

10.1 Berührung in der frühen Kindesentwicklung

Berührung ist nicht nur essenziell wichtig für die gesunde Entwicklung des Menschen: Wir brauchen sie auch, um zu überleben. 1971 veröffentliche Ashley Montagu seinen bahnbrechenden Titel *Touching: The Human Significance of the Skin* (Dt.: Körperkontakt - die Bedeutung der Haut für die Entwicklung des Menschen). In diesem Buch wird zum ersten Mal genau erläutert, weshalb der Haut-zu-Haut-Kontakt so wichtig für die gesunde Entwicklung von Säuglingen ist.

Montagu beruft sich auf frühere Forschungsarbeiten, die sich mit der hohen Säuglingssterblichkeit in Waisenhäusern befassten. Dass diese in manchen Fällen bei 30–40 % lag, obwohl die lebenswichtigen physischen Bedürfnisse erfüllt wurden, führte Montague auf unzureichende physische Zuwendung (durch Berührung) zurück sowie auf das unzureichende Beziehungsangebot, zu dem auch die angemessene Stimulierung durch ein einfühlsames Betreuungspersonal gehört (Montagu 1971). Neuere Forschungsergebnisse bestätigen die Wichtigkeit des direkten Hautkontakts (etwa in Form der sogenannten Känguru-Methode), vor allem aber in den ersten Tagen und Wochen nach der Geburt. Er wirkt sich positiv auf die beim Stillen notwendige Verbundenheit aus, auf die Gewichtzunahme, das Immunsystem und das hormonelle Gleichgewicht (Bigelow et al. 2014).

Bei Frühgeborenen ist der direkte Hautkontakt sogar eine Überlebensfrage, zum Teil auch, weil ihre Körpertemperatur dadurch besser geregelt wird als in einem Inkubator. Tatsächlich ist die Haut von Frauen, die gerade geboren haben, im Brustbereich bis zu zwei Grad wärmer als am restlichen Körper. So hat es auch einen positiven Effekt auf die Körpertemperatur des Kindes, wenn es an der Brust der Mutter liegt, gestillt und getröstet wird. Eine Studie an rumänischen Waisenkindern ergab, dass Babys, die länger als acht Monate in einer Anstalt gelebt hatten, im Vergleich zu denen mit einer Aufenthaltsdauer von weniger als vier Monaten, höhere Mengen an Kortisol und niedrigere Mengen an Oxytocin und Vasopressin aufwiesen (Hormone, die Bindung und Affektregulation unterstützen) - sogar noch zwölf Jahre später (Nelson et al. 2011). Selbstverständlich hängt dieser Unterschied nicht nur mit der fehlenden Berührung zusammen. Es sind viele Faktoren, die die Entwicklung beeinflussen, und viele verschiedene Arten der Vernachlässigung, deren Folgen sich später zeigen werden.

Dessen ungeachtet liegen nun genug Forschungsergebnisse vor, die klar erkennen lassen, dass direkter Hautkontakt zu signifikanten Unterschieden in Bezug auf die Langzeitentwicklung und die Gesundheit führt. Gerade bei Neugeborenen wirkt er beruhigend auf das Nervensystem und verbessert den Schlaf (Bigelow et al. 2014). Er stellt Nähe zwischen Kind und Bezugsperson her und wirkt sich bei beiden positiv auf physiologische Veränderungen aus, die im Großen und Ganzen auch die Regulation fördern. Tiffany Fields Forschungsarbeit am Touch Research Institute in Miami hat deutlich gezeigt, dass Massagetherapie bei Neugeborenen wie bei Senioren folgende Vorteile hat (Field 1998, 2017):

- Gewichtzunahme bei Säuglingen
- fördert Aufmerksamkeit
- reduziert Depressionssymptome
- lindert Schmerz
- senkt den Stresshormonpegel
- stärkt das Immunsystem

Haut-zu-Haut-Kontakt ist die erste Erfahrung von Co-Regulation außerhalb der Gebärmutter. Ohnedem kann man nicht lernen, wie Gegenseitigkeit funktioniert. Durch die aktive Kontaktaufnahme und die einfühlsame Berührung der Bezugsperson blühen Babys geradezu auf. Auch wenn in manchen Kulturen Menschen einander weitaus mehr berühren als in anderen – Babys werden in jeder Kultur berührt. Wird die Berührung schon von Anfang an als etwas Positives erfahren, ist die physische Verbundenheit zwischen Bezugsperson und Kind ein Eckstein im Aufbau von Selbstregulation und Resilienz.

Des Weiteren hilft Berührung auch bei der Entwicklung der Interozeption. Diese bezeichnet Porges (1993), wie gesagt, als überlebenswichtigen „sechsten Sinn des Säuglings". Präzise Interozeption (siehe Kapitel 2) unterstützt die Regulation der physiologischen Systeme und das Gespür für Sicherheit und Verbundenheit, ohne die sich keine Resilienz bilden kann. Wie wir im vorigen Kapitel erläutert haben, lernen Säuglinge während des Prozesses der Co-Regulation nicht nur, dass die Bezugsperson bei ihnen etwas bewirkt, sondern auch umgekehrt, dass sie etwas bei der Bezugsperson bewirken. Sie erleben sich als handelnde Wesen, die ihre Umwelt und die Menschen darin aktiv beeinflussen können. Bezugspersonen gehen auf Babys ein, sind meist dazu geneigt, sie zu berühren und mit ihnen zu schmusen. Der am häufigsten beobachtete Kreislauf zwischen Baby und Bezugsperson – oder sogar einer fremden Person – ist tatsächlich das Lächeln. Das Baby lächelt und die andere Person erwidert das Lächeln. Und so lernt das Baby, dass es den „Lächel-Kreislauf" in Gang setzen kann.

Das gilt auch für Berührung und Co-Regulation. Das Baby lernt nicht nur, wie es sich selbst regulieren kann, sondern auch, wie es die Regulation seiner Bezugsperson beeinflussen kann. Anfangs geschieht dies über subtile taktile Impulse sowie durch die Erfahrung der somatischen Reaktionen der Bezugsperson wie Veränderungen von Atmung, Puls oder Muskeltonus. Forschungsarbeiten zeigen, dass gesunde Berührung in der frühen Kindheit zur Empathie führt und dazu befähigt, die soziale Symbolsprache zu verstehen (Field 2014).

Wer in der frühen Kindheit eine zuverlässige Co-Regulation erfahren hat, lernt in der Regel leichter, Signale für Regulation zu erkennen, z.B. das angenehme Gefühl von Behaglichkeit, Geborgenheit oder Sattheit. Wie bereits mehrfach gesagt, erfolgt diese prägende Entwicklung des vegetativen Nervensystems, durch welche die ventrale parasympathische Physiologie voll zugänglich wird, gleich zu Beginn des Lebens und erfordert eine wache Reaktionsbereitschaft der Bezugsperson. Somit ist die Bezugsperson buchstäblich Nährerin der Resilienz.

Wie aus vielen Forschungsarbeiten hinreichend bekannt (Carter & Sanderson 1995), beeinträchtigt Vernachlässigung, etwa in Form eines mangelnden direkten Hautkontakts, die Entwicklung, häufig sogar lebenslang, mit negativen Auswirkungen auf die Stresschemie, das Immunsystem und die Regulation physischer und emotionaler Impulse.

Der Forschung zufolge sind die langfristigen Folgen der Vernachlässigung möglicherweise sogar stärker als die von physischem oder sexuellem Kindesmissbrauch. MRT- und PET-Untersuchungen zeigten deutliche Veränderungen in der Struktur und der chemischen Aktivität des Gehirns: Es ist infolge von Vernachlässigung kleiner bzw. die Anzahl der synaptischen Verbindungen ist geringer. Vernachlässigung oder Misshandlung in der frühen Kindheit sind außerdem verantwortlich für die Hypersensibilität in Stresssituationen sowie für die Unfähigkeit, Fürsorge und Freundlichkeit anzunehmen und entsprechend darauf zu reagieren (Shonkoff & Phillips 2000; Shonkoff, Boyce, Cameron et al. 2004; Shonkoff et al. 2012).

Ein Mangel an gesunder, angemessener und fürsorglicher Berührung kann eine zusätzliche Ursache für ein Entwicklungstrauma sein. In einem durch Missbrauch oder Vernachlässigung geprägten familiären Umfeld wird Berührung als gefährlich erlebt oder als Ausdruck von Gewalt. Einige Ursachen für einen negativ empfundenen Körperkontakt sind im ACE-Fragebogen enthalten (siehe Kapitel 6). Es gibt aber weitere. Wissenschaftlich erwiesen ist etwa, dass der längere Aufenthalt in einem unterversorgenden Waisenhaus für Kinder zum Risiko werden kann. In manchen Ländern ist noch nicht angekommen, welch positiven Einfluss regelmäßiger direkter Hautkontakt hat, oder es fehlt aus Zeitgründen an Aufmerksamkeit für die Babys. Beides zeigt sich in den Studien am Beispiel Rumänien.

Das von Nathan A. Fox, Charles A. Nelson und Charles H. Zeanah geleitete *Bucharest Early Intervention Project,* eine Kooperation zwischen der Tulane University in New Orleans, der University of Maryland und dem Boston Children's Hospital, wurde 2000 in Rumänien gegründet. Als das Ceausescu-Regime gestürzt wurde, lebten mehr als 170.000 Kinder in Anstalten. Durch die lange Reihe blutiger Kämpfe gab es nicht genügend Erwachsene, die sich um die Kinder kümmerten. In den Anstalten wurden sie nach Alter getrennt, was bedeutete, dass jüngere Kinder nicht von ihren älteren Geschwistern betreut werden konnten.

Das Bukarestprojekt begann mit einer Studie an 136 Kindern, die seit ihrer Geburt im Waisenhaus gelebt hatten. 68, also die Hälfte, kamen zu Pflegefamilien, die von den Forschern ausgesucht und bezahlt wurden, die anderen blieben im Waisenhaus. Die Kinder waren sechs Monate bis drei Jahre alt, ihr Durchschnittsalter betrug 22 Monate.

Zudem gab es noch eine Kontrollgruppe aus Kindern, die nie in einem Waisenhaus gelebt hatten und immer noch bei mindestens einem Elternteil wohnten. Alle Kinder wurden im Lauf der Jahre immer wieder Untersuchungen unterzogen, die auf tief greifende Beeinträchtigungen hinwiesen. Häufig waren sie kognitiv, motorisch und sprachlich unterentwickelt, dazu psychisch oder in ihrem sozio-emotionalen Verhalten gestört. Die schlechte motorische Entwicklung wurde direkt auf den Mangel an Berührung und Stimulation durch die Betreuenden zurückgeführt. Bei allen Kindern wurden EEGs durchgeführt und Auffälligkeiten festgehalten, wobei die Gehirnaktivität bei vielen Kindern aus den Anstalten erschreckend niedrig ausfiel.

Dagegen zeigten sich bei den in Pflegefamilien untergebrachten Kindern Verbesserungen. Sie konnten sich beispielsweise besser sprachlich ausdrücken, hatten einen höheren IQ und ausgeprägtere sozio-emotionale Fähigkeiten. Manche hatten sichere Bindungen zu ihren Bezugspersonen aufgebaut und konnten problemloser ihre Emotionen ausdrücken. Diese Ergebnisse waren zwar weitaus besser als die der Heimkinder, jedoch immer noch deutlich schlechter als die der Kontrollgruppe. Sie zeigten außerdem, dass der Zeitpunkt des Umzugs in die Pflegefamilie das Ausmaß der Besserung beeinflusste. Am besten fielen die Werte aus, wenn das Kind vor seinem zweiten Geburtstag umgezogen war. Mit acht Jahren war die Gehirnaktivität der Pflegekinder auf dem Niveau der Kontrollgruppe (Bos et al. 2009).

Auch die Ergebnisse der strukturellen MRT-Untersuchungen waren beeindruckend. Das Gehirn der Heimkinder war kleiner, mit geringerer grauer und weißer Substanz (die graue Substanz besteht aus Nervenzellkörpern und die weiße aus Leitungsbahnen bzw. Nervenfasern). Somit wirkt sich eine Heimunterbringung signifikant auf die Gehirnfunktion aus (Bos et al. 2011). Bei Kindern, die vom Heim zu Pflegefamilien umgezogen waren, konnte sich die weiße Substanz dagegen mit der Zeit teilweise regenerieren, die graue Substanz allem Anschein nach jedoch nicht.

Aus dieser Studie über Vernachlässigung erfahren wir zur Genüge, was passiert, wenn Kinder ohne die liebevolle Berührung und die Zuwendung einer gut auf sie eingespielten Bezugsperson aufwachsen. Beachten Sie aber auch: Der Schaden kann behoben werden. Bekanntlich bleibt das Gehirn ein Leben lang plastisch. Wenn wir uns in der Therapie auf Regulation und regenerative Berührung konzentrieren, ist es also möglich, einige der aufgrund von Vernachlässigung entstandenen neurologischen und physiologischen Fehler zu korrigieren.

Philip Fisher, Professor für Psychologie an der University of Oregon, befasst sich mit therapeutischen Interventionen für sehr junge Kinder in sozial und wirtschaftlich marginalisierten Bevölkerungsgruppen. Etwa zeitgleich mit dem Start des Bukarestprojekts begann Fisher eine Untersuchung zum Thema Adoptivkinder in den USA. Er vermutete, dass deren Verhalten und Probleme auf physische Misshandlung in der frühen Kindheit zurückgingen. Erst später bemerkte er, wie sehr seine Forschungsergebnisse denen des Bukarestprojekts ähnelten.

Eine spezifische Erkenntnis förderte Fisher jedoch zutage: Er hatte bei den amerikanischen Waisenhauskindern einen erhöhten Cortisolspiegel erwartet, doch die Werte fielen anders aus: „Ihr Spiegel war morgens niedrig und blieb es den ganzen Tag lang“, notierte er (Weir 2014, S. 36). (Bei einem normalen 24-Stunden-Zyklus ist der Cortisolwert morgens höher und sinkt im Lauf des Tages ab.) Später erkannte er eine Korrelation zwischen dem abweichenden Cortisolverhalten und Vernachlässigung in der frühen Kindheit: „Dieses klare Alltagsmuster mit niedrigem morgendlichem Cortisolwert erwies sich als Kennzeichen für Vernachlässigung – eine höchst aufschlussreiche Erkenntnis“ (Weir 2014, S. 36). Ein tagsüber niedriger Cortisolspiegel ist bei Menschen, die irgendeine Art von Entwicklungstrauma erlitten haben, relativ häufig. Generell gehört eine Cortisolstörung zu den typischen Traumasymptomen, wobei ein chronisch niedriger Wert als Zeichen der längerfristigen traumatischen Stressphysiologie gilt.

In Fishers Untersuchung waren die Cortisolwerte von Kindern mit einfühlsamen Pflegeeltern normal. Waren diese jedoch gestresst, verhielten sich die Werte wie die von Waisenhauskindern (Fisher et al. 2007). „Dieses Muster ist umso ausgeprägter, je weniger Unterstützung die Kinder erfahren und je höher der Familienstress ist“, so Fisher (Weir 2014, S. 36).

Nun sind Vernachlässigung und Misshandlung relativ naheliegende Ursachen eines Entwicklungstraumas. Die typischen Folgeerscheinungen treten jedoch z.B. auch im Zusammenhang mit längeren Erkrankungen und Krankenhausaufenthalten auf. So waren einige unserer erwachsenen Klient*innen, denen es an tröstender Berührung und Co-Regulation fehlt, als Kind länger im Krankenhaus, zu einer Zeit, als man in der Medizin noch nicht erkannt hatte, wie wichtig Hautkontakt für die Gesundheit von Säuglingen und Kleinkindern ist. Heutzutage ermöglichen ja viele Krankenhäuser und Kliniken den direkten Hautkontakt zwischen Kind und Bezugsperson. Davon abgesehen hat natürlich jede Krankheit Einfluss auf das Ausmaß an wohltuender Berührung, die einem zuteil wird.

Die gute Nachricht lautet: Der Schaden kann behoben werden, sogar wenn die Vernachlässigung in der frühen Kindheit schwerwiegend war. Eine therapeutisch unterstützte Regulation – zum Beispiel über angemessene, gesunde und unverfängliche Berührung – hat Einfluss auf die Gesundheit und das Wohlbefinden, selbst wenn sie später erfolgt als eigentlich vorgesehen. So wurde zwar nicht bei allen rumänischen Kindern, aber doch bei vielen eine anhaltende positive Veränderung festgestellt, nachdem sie ein stabiles Zuhause gefunden hatten, sogar bei denen, die durch einen längeren Aufenthalt im Waisenhaus schwere Schäden davongetragen hatten.

Ann Bigelow ist Professorin für Psychologie an der St. Francis Xavier University in Nova Scotia und Mitglied in einem multidisziplinären Forschungsteam, das den direkten Hautkontakt zwischen Müttern und Kindern untersucht. In einem Interview wurde sie gefragt, was man für Kinder tun könne, die in ihrem ursprünglichen Umfeld weder angemessen berührt worden waren noch emotionale Zuwendung erfahren hatten. Ihre Antwort: „Hauptsache, man gibt ihnen das, was sie nicht bekommen haben." (Harmon 2010).

Damit fasst Bigelow elegant den Grund zusammen, der uns zum Schreiben dieses Buches veranlasst hat. Wir sind der ganz festen Überzeugung, dass die Therapie eines Entwicklungstraumas eine somatische Perspektive erfordert, wenn sie effektiv sein soll. Berührung muss nicht immer dazugehören, kann aber gerade für diejenigen sehr heilsam sein, bei denen sich das Trauma auch darin äußerte, dass sie sich durch unangemessene Berührung schutzlos ausgeliefert fühlten. Zumindest sollte diese Behandlungsart als eine Möglichkeit unter mehreren in Betracht gezogen werden. Natürlich kann auch Berührung wie jede Art der Kommunikation oder Intervention kontraproduktiv sein und muss angemessen und vorsichtig eingesetzt werden.

10.2 Berührung und die somatische Therapie des Entwicklungstraumas

Somatische Therapieansätze sind von Natur aus – der Name sagt es schon – körperorientiert. Ob ihre Anwendung anschlägt, hängt stark davon ab, wie gut wir die somatische Kommunikation unserer Klient*innen verstehen. Wir können deren somatische Zustände zwar nicht so erleben, wie sie es selbst tun, können sie aber dennoch in eine für uns durchaus verständliche Sprache übersetzen. Das gilt auch dann, wenn die Klient*innen ihre Erlebnisse in Worte fassen. Wir hören zu, achten auf Wortwahl und Inhalt, aber auch darauf, was nicht gesagt, sondern mit nonverbalen Mitteln ausgedrückt wird: Gestik, Körperhaltung, Atemrhythmus, Zittern, Gewichtsverlagerung oder eine subtile Veränderung des Kreislaufs. Mithilfe dieser somatischen Signale können wir verstehen, wie unsere Klient*innen ihr Trauma verarbeiten. Da die Signale sehr nuanciert und subtil sind, müssen somatische Therapeut*innen sehr gut geschult sein, um so viele Kommunikationsarten wie möglich zu verstehen.

Optimalerweise setzen wir mehrere Sinne gleichzeitig ein: auditiv, visuell, olfaktorisch, kinästhetisch und taktil. In diesem Kontext ist Berührung eine Art Werkzeug, mit dem wir den Verarbeitungsprozess unserer Klient*innen besser beobachten können. Manchmal findet die Kommunikation in ihrem Inneren über subtile Gewebeveränderungen statt, was nur über Körperkontakt wahrnehmbar ist. Aus dieser Art von Beobachtung gewinnen geschulte Therapeut*innen genauso viel Informationen wie über die herkömmlichen verbalen Signale. Der Prozess ist im Grunde derselbe. Berührung ist beim somatischen Traumatherapieansatz zwar nicht zwingend notwendig, erweitert aber das Spektrum der infrage kommenden Anwendungen.

Wird Berührung angewandt, muss man sich über die Auswirkungen im Klaren sein. Die integrierte Anwendung von Berührung in Psychotherapie und Beratung ist immer noch diskutabel und zuweilen sogar umstritten, weshalb wir unbedingt auf die Wahrung aller rechtlichen und ethischen Grenzen achten müssen.

Art und Umfang der Berührung hängen von verschiedenen Faktoren ab, unter anderem von der Approbation, dem therapeutischen Ambiente, der Klientel und dem Behandlungsstil. Falls Sie sie gezielt einzusetzen wünschen, sollten Sie in Ihrem Einwilligungsformular ausführlich darauf hinweisen und sich nach jeder Anwendung den Grund dafür notieren und wie diese Berührung in den gesamten Therapieplan passt. Berührung bedarf des ausdrücklichen Einverständnisses der Klienten und Klientinnen, und man darf sie nur einsetzen, wenn man sich dessen versichert hat – jedes Mal.

Berührung ist ausgesprochen hilfreich für den Veränderungsprozess (siehe Übersicht). Doch selbst wenn sie ethisch und rechtlich legitim ist, gibt es Momente, wo sie überhaupt nicht oder nur mit äußerstem Bedacht eingesetzt werden darf. Kontraindiziert ist Berührung immer dann, wenn

1. der Klient/die Klientin sich dabei unwohl fühlt, sich damit nicht einverstanden erklärt hat oder den Zweck der Berührung nicht versteht;
2. der/die Behandelnde sich unwohl dabei fühlt.

Wenn Berührung Teil der Behandlung sein soll, müssen sich *beide* damit wohlfühlen. Die Intention ist immer die Heilung eines Kindheitstraumas. Falls Sie sich also nicht sicher sind, ob Berührung wirklich nützlich oder willkommen ist, sollten Sie andere Methoden verwenden, die den Veränderungsprozess effektiver unterstützen.

Da wir auch verstehen müssen, wie unsere eigene Lebensgeschichte in unsere Arbeit mit hineinspielt – d.h. was wir unter gesunder Berührung verstehen und welche Erfahrungen wir damit gemacht haben –, werden wir uns in Kapitel 11 auch mit dem Thema Übertragung und Gegenübertragung auseinandersetzen.

Folgende Umstände oder Intentionen verbieten die Berührung im Kontext einer Psychotherapie oder Beratung:

- zur Behandlung oder Versorgung körperlicher Verletzungen; einzige Ausnahme: zur Erleichterung der mit der Verletzung verbundenen psychischen oder traumatischen Stresssymptome
- zur sexuellen Stimulierung oder Interaktion
- um dem Klienten/der Klientin zu schaden
- wenn die Behandelnden sich über den Zweck der Berührung unklar sind und ihn den Klient*innen nicht erklären können
- wenn Klient*innen nicht ausdrücklich eingewilligt haben, dass Berührung zweckvoll ist und in der Sitzung zur Anwendung kommt
- wenn die Dynamik der Übertragung oder Gegenübertragung für die Behandelnden zu viel ist
- wenn Klient*innen sich nicht auf den Veränderungsprozess einlassen und dem durch Handauflegen oder Massage entgehen wollen
- wenn die Behandelnden sich nicht auf den Veränderungsprozess einlassen können, weil er ihnen unangenehm ist und sie lieber mit Berührung arbeiten, obwohl es nichts bringt
- wenn den Behandelnden nichts anderes einfällt
- wenn die Behandelnden den komplexen Bedürfnissen ihrer Klient*innen in Bezug auf Berührung nicht gewachsen sind: je komplexer und subtiler deren Symptome, desto mehr Erfahrung und Übung ist nötig

Unter folgenden Umständen ist bei der Anwendung von Berührung Vorsicht geboten:

- Klient*innen haben negative Erfahrungen mit Berührung gemacht, besonders aber vonseiten ihrer Eltern oder einer anderen für die Betreuung zuständigen Person. Dies ist mit deutlich wahrnehmbarer somatischer Scham verbunden.
- Klient*innen haben nicht genügend Erfahrung mit angemessener Berührung und könnten deren Intention missverstehen.
- Klient*innen sind nicht reif genug, um den für Berührung notwendigen Körperkontakt zu tolerieren; sie übertragen eventuell die Entwicklungsprobleme in Ermangelung anderer Ressourcen auf die therapeutische Beziehung.
- Klient*innen haben Schwierigkeiten, angemessene Grenzen zu erkennen.
- Klient*innen sind von Berührung überfordert oder werden von den dadurch hervorgerufenen Empfindungen zu stark aktiviert.
- Kulturelle Unterschiede erschweren die Interpretation der Berührung.

Unter folgenden Umständen ist Berührung meist ausgesprochen nützlich

- Somatische Beschwerden stehen im Vordergrund; das in der präverbalen Entwicklungsphase erlittene Trauma hat eine physische Ursache (etwa einen längeren Krankenhausaufenthalt).
- Die Klient*innen können schon besser unterscheiden zwischen angemessener, fürsorglicher und unangemessener, schädlicher Berührung (die sie wahrscheinlich früher erlebt haben).
- Den Klient*innen wird so ein Gespür für Sicherheit und Zugang zu Co-Regulation vermittelt.
- Die Klient*innen können dadurch ihren Veränderungsprozess noch ganzheitlicher integrieren.
- Es hilft den Klient*innen, ihren Erregungszustand effektiv zu regulieren.
- Die verbale Kommunikation ist nur eingeschränkt möglich, sei es aufgrund einer Sprachbarriere oder einer Behinderung. Die Behandelnden müssen allerdings sichergehen, dass die Klient*innen sich dabei wohlfühlen; sie brauchen ihr deutliches Einverständnis und müssen ihre Reaktion auf die Berührung während des gesamten Prozesses genau erfassen.

Wie in diesem Buch bereits mehrfach erläutert wurde, bringt ein Trauma die gesunde Entwicklung auf verschiedene Weise zum Erliegen. Angemessene, gefahrlose und ethisch vertretbare Berührungen ermöglichen es, Bindungsstörungen zu beheben, eine gesundere und präzisere Interozeption zu fördern, ein Gespür für Sicherheit und Verbundenheit zu entwickeln, besser Zugang zu Co- und Selbstregulation zu bekommen und chronische somatische Schamgefühle zu überwinden. Durch Berührung lernen Klient*innen, angemessene Grenzen zu erkennen und zu setzen. Sie können sich als Handelnde erfahren und bestimmen, wie, wann und welche Art der Berührung erfolgt. Berührung kann das, was während der ersten Entwicklungsphasen gefehlt hat, wenigstens teilweise, ersetzen, natürlich gesetzt den Fall, dass die Betroffenen diese Option als hilfreich empfinden und somatischen Therapieformen gegenüber aufgeschlossen sind.

Amria, 37, eine verheiratete Mutter von drei kleinen Kindern, wurde in ihrer frühen Kindheit medizinisch traumatisiert, weil sie wegen ihrer vielen Krankenhausaufenthalte häufig von ihren Hauptbezugspersonen getrennt wurde. Kaum eingeliefert, weinte und schrie sie die ganze Zeit. Die Krankenschwestern gaben sich alle Mühe, doch sie ließ sich nicht beruhigen.

Abgesehen von einer etwas stärkeren Anfälligkeit für grippale Infekte, scheint Amria relativ gut zurechtgekommen zu sein. Sie hat sich mit gesunder Ernährung und viel Ruhe über Wasser gehalten und sich immer um sich selbst und ihre Familie kümmern können. Es gab zwar einige kleinere Störungen, aber im Großen und Ganzen lief es nicht schlecht. Bis eines Tages das Unerwartete eintrat.

Amrias Mutter Elena, die nach dem Tod des Vaters alleine lebte, brach sich bei einem heftigen Sturz die Hüfte, musste notoperiert werden und lag sechs Wochen im Krankenhaus. Amria besuchte sie, sooft sie konnte, und kümmerte sich neben ihren drei Kindern nun auch um sie.

Als Elena aus dem Krankenhaus entlassen wurde, zog sie zu Amria und ihrer Familie. Sie brauchte weiterhin Hilfe beim Gehen und auch sonst im Alltag. Bald sah Amria ihre Energiereserven schwinden. Nachdem sie sechs Monate lang ununterbrochen Pflege geleistet hatte, verschlechterte sich ihr Gesundheitszustand rapide. Ihre Nachbarin empfahl ihr eine somatische Therapeutin, die ihr durch Berührung helfen würde, ihre physiologischen Systeme besser zu regulieren.

Vor Beginn der Therapie habe sie das Gefühl gehabt, als würde ihr Körper resignieren und seine Dienste verweigern. Zu ihrer ersten Sitzung kam sie zwanzig Minuten zu spät, weil sie keine Energie gehabt und es nicht rechtzeitig aus dem Haus geschafft habe. Sie werde extrem schnell nervös und schreie ihre Kinder oft an. Ihre Ehe sei nicht mehr zu retten, zu ihrem Mann fühle sie sich nicht mehr sexuell hingezogen. Sie habe abgenommen und kein Interesse mehr an ihrer Umwelt.

Die Therapeutin verordnete eine Untersuchung ihrer Adrenalin- und Cortisolwerte. Die Ergebnisse waren schockierend: Ihre Adrenalinvorräte waren so gut wie aufgebraucht. Amria fühlte sich an früher erinnert, als sie unter solch starker Erschöpfung gelitten hatte, dass sie kaum noch funktionieren konnte. Und dann dachte sie noch weiter zurück an ihre Krankenhausaufenthalte in der frühen Kindheit. Wieder war sie gesundheitlich am Ende. Es gab keine Hoffnung.

Die Therapeutin war zuversichtlicher und ging von einem vorrübergehenden Rückfall aus. Amria hatte es so viele Jahre lang geschafft und würde sicher wieder zu Kräften kommen. Also ließ sich Amria zusätzlich in einer Praxis für traditionelle chinesische Medizin behandeln, wodurch die Chemie ihrer HHN-Achse wieder einigermaßen ins Lot kam.

Auch auf die Behandlung durch ihre Therapeutin sprach Amria sofort an. Sanftes Handauflegen in der Nierengegend, wo sich die Adrenalindrüsen befinden, lenkte Amrias Aufmerksamkeit dorthin. Sie spürte deutlich, wie die Berührung ihr System regulierte und sie entspannte. In diesem erfrischten und ausgeruhten Zustand wurde ihr bewusst, dass sie nie zuvor in der Lage gewesen war, ihre Seele wirklich einmal baumeln zu lassen.

Nach sechs Monaten Handauflegen und Anwendungen mit traditioneller chinesischer Medizin hatten Amrias Adrenalin- und Cortisolwerte zwar noch immer nicht das normale Niveau erreicht, doch sie machte Fortschritte und war auf dem besten Weg zu einem besser regulierten System.

Forschungsarbeiten zufolge finden Klient*innen Berührung mit einschließenden therapeutischen Interventionen effektiver – möglicherweise weil diese so verstärkt werden – und fühlen sich zudem auch besser betreut und verstanden (Horton et al. 1995).

Gerade im Zusammenhang mit einem Entwicklungstrauma ist Berührung, wenn sie angemessen in die Therapie integriert ist, sehr wirkungsvoll. So schlägt sie sich beispielweise konkret und direkt auf die Fähigkeit der somatischen Wahrnehmung nieder: Sie erleichtert den Fokus auf das somatische „Innenleben". Gemeinsam mit den Behandelnden sind Klient*innen fähiger, ihre inneren Empfindungen und deren Ursache zu erkennen und zu benennen. Auch sind sie potenziell dazu in der Lage, die damit verbundenen Emotionen zu regulieren und die so erworbene interozeptive Kompetenz eigenständig einzusetzen.

Doch nicht alle Therapeut*innen arbeiten mit Berührung. Manchmal kommt es einfach nicht infrage, weil das Therapiesetting nicht darauf eingerichtet ist, weil die Umgebung oder das Klientel dem nicht entspricht, eine bestimmte Approbation dafür fehlt oder es nicht in die therapeutische Beziehung passt. Es gibt jedoch genügend andere Optionen, wie man die somatischen Veränderungen herbeiführen kann, die Voraussetzung für die Überwindung eines Entwicklungstraumas sind.

Statt mit der physischen Berührung kann man auch mit dem „Berührungsbewusstsein" arbeiten und die somatische Aufmerksamkeit durch *Als-ob-Berührung* wecken. So entstehen allein durch die wohltuende Gegenwart der Therapeutin ein Gefühl der Verbundenheit und Zugang zu Co-Regulation. Denn egal ob mit Körperkontakt oder ohne – in der Therapie eines Entwicklungstraumas sollte immer die Aufmerksamkeit für Co-Regulation geschärft werden.

Eine andere Methode zur Steuerung der somatischen Aufmerksamkeit ist die angeleitete Visualisierung. Mithilfe der bildlichen Symbolsprache, mit der Klient*innen ihre inneren Empfindungen und Reaktionen beschreiben, können diese bewusster wahrgenommen (Interozeption) und besser kommuniziert werden.

Nahe bei den Klient*innen zu sitzen, eventuell ihre Schulter sanft zu berühren und auf ihren Atem zu achten, etwa ob sich dabei ihr Körper bewegt oder nicht, fördert die Entwicklung von Regulationsfähigkeit.

10.3 Regulation unterstützen

Wie aus der Entwicklungspsychologie bekannt ist, reagieren Säuglinge, wenn man sich ihnen aufmerksam zuwendet, sich auf sie einstimmt und einfühlsam auf sie reagiert. Dank der Spiegelneuronen kann man sich in die nonverbalen Kommunikationssignale anderer Menschen einfühlen und macht ihre Mimik und Gestik automatisch nach. Tatsächlich merken Babys bereits ab den ersten Lebensstunden, dass man sie imitiert (Bigelow & Walden 2009; Meltzoff & Moore 1983). Mit vier Monaten reagieren sie anders auf die Mutter, wenn diese innerlich unbeteiligt ist und sie nicht widerspiegelt. Ihre Empfänglichkeit für Kommunikationssignale kann sich nur entwickeln, wenn ihre Bezugspersonen ihrerseits empfänglich für ihre Signale sind und mit ihnen interagieren. Geschieht dies nicht, etwa weil die Mutter depressiv ist, hat das deutliche Folgen für das Kind.

„Eine depressive Mutter, die sich ihrem Baby gegenüber teilnahmslos verhält, stellt ein Risiko dar, weil das Baby so nicht genug über sich selbst erfährt. Da Babys sich an die Person gewöhnen, die ihnen am meisten vertraut ist, werden sie durch eine depressive Mutter, die sich unempfänglich zeigt, höchst empfänglich auf unempfängliche Menschen reagieren und damit ihren Risikofaktor lebendig erhalten. Es ist also nicht so, dass mit dem Baby etwas nicht stimmen würde. Es verhält sich nur entsprechend den Erfahrungen, die es macht“ (Harmon 2010).

Säuglinge sind darauf eingestellt, durch ihre taktilen und somatischen Systeme Trost und Stimulation zu erhalten. Geschieht dies nicht im richtigen Maß, wird die frühe Entwicklung wahrscheinlich darunter leiden. Bei unserer Behandlung sollten wir nach Gelegenheiten Ausschau halten, wie wir diese Lücken wieder – oder vielleicht sogar zum ersten Mal – mit Regulation und Resilienz schließen können. Berührung ist eine Form der menschlichen Kommunikation, die wir zur Unterstützung von Co-Regulation, Beruhigung und Verbundenheit anbieten.

Im Bewusstsein, dass wir unsere eigene Regulation als Intervention einsetzen, ermöglichen wir unseren Klient*innen, die subtileren Arten somatischer Kommunikation verstehen zu lernen, die zur Behebung des durch das Entwicklungstrauma entstandenen Schadens notwendig sind. Sind wir selbst in einem regulierten Zustand, brauchen wir einfach nur bei unseren Klient*innen zu sein, damit sie unsere Co-Regulation wahrnehmen: *Bin ich in Sicherheit? Sind wir in Sicherheit?* Das mag zwar nicht dem entsprechen, was wir normalerweise unter einer Intervention verstehen, aber in diesem Fall ist die wichtigste Intervention unsere Physiologie. Unsere Klient*innen brauchen sie zur Unterstützung ihrer Regulation und zum Aufbau von Resilienz.

11 | Strategien, Mittel und Wege

Das neue Bewusstsein über die Auswirkungen der verschiedenen Traumaformen hat unsere Gesellschaft auf vielen Ebenen verändert: Sozialeinrichtungen, Adoptionsverfahren, Strafrecht, medizinische Versorgung, Suizidprävention, Psychiatrie und Psychotherapie, um nur einige zu nennen.

Im Lauf der Zeit ist eine große Bandbreite an Körpertherapien entstanden, die nun auch biophysiologische Modelle wie z.B. Somatic Experiencing und Sensomotorische Psychotherapie umfasst. Diese somatische Perspektive in der traumabewussten Behandlung bietet neue Chancen, besonders aber in der Arbeit mit bislang unterversorgten Menschen, deren somatischen Symptome auf ein Trauma zurückgehen. Die Behandlung des Entwicklungstraumas mit einem somatischen Ansatz ist natürlich nur eine Möglichkeit unter mehreren.

So geht es in diesem Kapitel um Themen, die nicht so sehr mit dem Somatischen zu tun haben, aber für den Genesungsprozess von Menschen, die ein Entwicklungstrauma erlitten haben, trotzdem wichtig sind. Da es kein einheitliches Rezept für die Behandlung gibt, geht jede Therapeutin, jeder Therapeut je nach Setting anders mit diesen Themen um. Daher möchten wir Ihnen nun einen Leitfaden an die Hand geben, der Ihnen bei der Entwicklung einer Behandlungsstrategie hilft: Welche Interventionen kommen infrage? Wie erkennen Sie Chancen, die den Veränderungsprozess Ihrer Klientinnen und Klienten unterstützen, und wie ergreifen Sie sie? Außerdem liefern wir Ihnen wichtige Informationen über den weiteren Verlauf der Arbeit, etwa darüber, woran Sie merken, ob sich ein Klient im Toleranzfenster befindet oder nicht. Schon das Wissen um die Auswirkungen eines Entwicklungstraumas hat Einfluss auf die Wahl der Interventionen. Und eine regulationsbasierte Perspektive verändert wahrscheinlich die Interpretationsweise von Symptomen.

11.1 Behandlungsstrategien

In diesem Abschnitt geht es um Strategien, die sich am besten für die Entwicklungstraumatherapie eignen. Diese folgt einer bestimmten Struktur, an der sich auch – wir sagten es bereits in der Einleitung – der Aufbau der Kapitel in diesem Buch orientiert:

1. **Machen Sie sich ein Bild über die Auswirkungen des frühen Kindheitstraumas und davon ausgehend von den kontextbezogenen Bedürfnissen Ihrer Klient*innen.** Dazu müssen Sie alle Symptome des ganzen Menschens in Betracht

ziehen: die psychischen, emotionalen, physischen, sozialen und geistigen. Auch wenn Sie – abhängig von Ihrer individuellen beruflichen Erfahrung – nicht alle direkt behandeln können, erhalten Sie dadurch wichtige Hinweise auf mögliche verborgene Teile, aus denen sich das Gesamtbild der vom Entwicklungstrauma verursachten Schäden zusammensetzt.

2. **Untersuchen Sie Ihre Klient*innen im Hinblick auf ihre Regulationsfähigkeit, ihr Gespür für Sicherheit und die damit zusammenhängenden Symptome.** Der grundlegende Behandlungsplan eines Entwicklungstraumas beginnt fast immer mit der Regulation. Prüfen Sie, wie weit die Selbstregulation Ihrer Klienten gediehen ist, ob sie sich eventuell noch in den Anfängen befindet und gestärkt werden muss. Um die Rangfolge der Behandlungsziele festzulegen, ist es außerordentlich wichtig, das Narrativ der Klient*innen zu kennen, in allen seinen Aspekten: verbal, somatisch, physisch, verhaltensmäßig und sozial. Daraus ergibt sich, welche Fähigkeiten fehlen und wo „Entwicklungshilfe" nötig ist. Die eigene Zielsetzung der Klient*innen gibt natürlich ebenfalls Auskunft darüber, worauf in der Behandlung zu achten ist. In den Anfangsphasen des Prozesses empfiehlt es sich, die Klient*innen über den regulationsbasierten Ansatz zu informieren, da es eher ungewöhnlich ist, sich auf diese Weise mit Symptomen zu beschäftigen.
3. **Nicht vergessen: Regulation, Regulation und nochmals Regulation.** Bei allen im Zusammenhang mit einem Entwicklungstrauma verwendeten Interventionen steht immer die Regulationsfähigkeit der Betroffenen im Zentrum der Aufmerksamkeit. In manchen Fällen sollte dies zunächst für eine geraume Zeit die Hauptintervention sein. Zeiträume wie ein Jahr oder länger sind durchaus nicht selten. Bei anderen Klient*innen, die zumindest bis zu einem gewissen Grad fähig sind, in ihrem echten Toleranzfenster zu bleiben, und schneller Fortschritte machen, unterstützt die Regulation den Prozess mehr aus dem Hintergrund.
4. **Achten Sie auf defensive Anpassung und das Blindfenster.** Haben Sie eine Zeit lang an der Regulation gearbeitet, können Sie sich mit den defensiven Anpassungsmechanismen befassen, die zur Gewohnheit geworden sind. Sie zu erkennen hilft Ihren Klient*innen, sich bewusst zu machen, wie sie beim Verlassen des Toleranzfensters diese Mechanismen entwickelt haben und wie umgekehrt diese Mechanismen sie aus dem Toleranzfenster bewegt haben. Als Nebeneffekt lernen viele zwischen dem echten und dem falschen Toleranzfenster zu unterscheiden.
   Das kann für einige Klient*innen sehr frustrierend sein, nämlich für diejenigen, deren Toleranzfenster recht eng ist, die sich aber mithilfe ihrer defensiven Anpassungsmechanismen erfolgreich im Blindfenster halten können, wo die Regulation nur Attrappe ist. Sie haben sich so viel zugemutet, dass sie sich nun weitaus überschätzen. Wenn sie einmal spüren, wo ihre Grenzen tatsächlich liegen, finden sie es schwierig, sie zu respektieren und zunächst an der Erweiterung ihres echten Toleranzfensters zu arbeiten. Die Vorteile dieses Prozesses gegenüber einer bloßen

Stärkung der defensiven Anpassung sollten mittels Psychoedukation verdeutlicht werden.

5. **Arbeiten Sie an einer präziseren Interozeption.** Dies geschieht in der Regel parallel zur Arbeit an der Regulation und bei der „Entwöhnung“ von den defensiven Anpassungsmechanismen. Eine präzisere Interozeption ist notwendig, damit den Klient*innen bewusst wird, wie sich ihre Regulationsfähigkeit immer mehr verbessert, sie langsam ein Gespür für Sicherheit und Co-Regulation bekommen und für das, was in ihnen vorgeht, und dass sie über all dies mit ihren Behandlern sprechen können.
6. **Helfen Sie Ihren Klient*innen beim Verändern ihres Narrativs.** Dies geschieht häufig zeitgleich mit den Schritten 4 und 5. Manche müssen jedoch etwas gecoacht werden, um die Veränderungen ihres Bewusstseins, ihrer Symptome und ihres Narrativs überhaupt wahrzunehmen. Grundsätzlich ist es ein gutes Zeichen, wenn der Fortschritt zur Normalität wird und die Klient*innen sich ihn selbst zuschreiben können. Doch manchen fällt dann gar nicht mehr auf, welch Riesenschritte in Richtung Genesung sie eigentlich getan haben.
7. **Bleiben Sie bei der Regulation.** Im Lauf der Behandlung kommt man meist an einen Punkt, wo es Zeit ist, die Aufmerksamkeit wieder mehr auf die Regulation zu richten. Klienten, die ihr echtes Toleranzfenster erweitert, mehr Zugang zu ihrer ventralen parasympathischen Physiologie haben, ihre inneren Empfindungen bewusster wahrnehmen, ein besseres Gespür für Sicherheit haben, haben oft eine schon recht gut entwickelte Regulationsfähigkeit. Um diesen Fortschritt zu konsolidieren, hilft ein erneuter Fokus auf Regulation.
8. **Arbeiten Sie an spezifischeren Symptomen.** Sind Ihre Klienten fähig, mit Stressoren umzugehen und in ihr Toleranzfenster zurückzukehren, sind sie wahrscheinlich auch bereit, das in den „hintersten Winkel Verdrängte“ hervorzukramen und sich damit zu konfrontieren, ohne die eigenen Grenzen zu überschreiten, und dadurch wieder in die defensive Anpassung und das Blindfenster zurückzufallen. Jetzt können auch Symptome angegangen werden, die weiterhin Probleme verursachen, weil die Betroffenen nun die Verbindung zu sich selbst und zu co-regulierenden anderen aufrechterhalten können.

11.2 Berührung und Regulation

Eine abschließende Bemerkung über Behandlungsstrategien: Wir, der Autor und die Autorin, setzen uns sehr dafür ein, in der Behandlung eines Entwicklungstraumas auch Berührung zu verwenden. Viele unserer Strategien zur Regulationsförderung basieren auf Berührungsmethoden. Die am häufigsten verwendete – und in unseren

Kursen unterrichtete – ist das Handauflegen zur Unterstützung der Nebennieren bzw. des Adrenalinsystems. Wir legen die Hand sanft auf den unteren Rücken, unterhalb des Brustkorbs, und richten die Aufmerksamkeit auf die Nierengegend, genauer gesagt auf die Nebennieren, die am oberen Ende der Nieren liegen. Diese produzieren das Hormon Adrenalin, das so wichtig für das Signalsystem der HHN-Achse ist. Die „Berührung“ erfolgt ohne Druck und soll einfach nur die Aufmerksamkeit wecken und Verbindung herstellen. In der Regel liegen die Klienten dabei auf dem Bauch, eine bequeme Sitzhaltung ist jedoch ebenso effektiv. Durch diesen einfachen Kontakt können wir den Atem unserer Klient*innen spüren, ob die Muskeln im unteren Rückenbereich angespannt oder locker sind, die Nierengegend eventuell steif ist (häufig aus Angst), und vermitteln ein Gefühl von Rückhalt und Co-Regulation.

Eine ausführliche Beschreibung der mit Berührung verbundenen Interventionen in der Behandlung von Entwicklungstraumata würde den Rahmen dieses Buches sprengen. Falls es für Ihr Setting infrage kommt, können Sie die oben beschriebene einfache Übung ruhig einmal ausprobieren und schauen, ob das eine sinnvolle Ergänzung für Ihr „Regulationsrepertoire“ wäre.

Wer lieber nicht mit Berührung arbeitet, kann die Regulation durch kleine schrittweise Veränderungen unterstützen, die die Klient*innen innerhalb ihres Toleranzfensters halten. Denjenigen unter Ihnen, die ein biophysiologisches Traumamodell verwenden, empfehlen wir als Grundlage einen Fokus auf das VNS. Wer eher einem klassischen Therapieansatz folgt, könnte sich mit den vielen Möglichkeiten beschäftigen, wie Interventionen durch den Fokus auf die Regulation abgewandelt werden können. Beispiel: Klient*innen eher nicht dazu auffordern, Kontakt zu anderen Menschen zu suchen, wenn sie nur begrenzt Zugang zu ihrer ventralen parasympathischen Physiologie haben oder anderweitig signalisieren, dass sie ohne erheblichen Stress nicht mit sozialer Interaktion zurechtkommen.

11.3 Der Apgar-Score

Für eine bessere Regulation ist es, wie gesagt, wichtig, dass die Klient*innen allmählich merken, wann sie sich im echten Toleranzfenster befinden und wann in der Attrappe. Dasselbe müssen auch wir wahrnehmen können. Das geht zum Beispiel durch regelmäßiges Überwachen der physiologischen Reaktionen, die Über- oder Untererregung signalisieren, etwa mithilfe einer Variante des Apgar-Tests.

Der 1952 von Virginia Apgar entwickelte Apgar-Score ist ein Standard zur Beurteilung der Lebensfähigkeit von Säuglingen und zur Senkung der Säuglingssterblichkeit.

Er wird zweimal gleich nach der Entbindung durchgeführt: eine Minute danach, um zu prüfen, wie gut das Kind die Geburt überstanden hat, und fünf Minuten später noch einmal, um zu sehen, wie gut es sich an das Leben außerhalb der Gebärmutter anpassen kann. Jedes Kriterium wird mit 0 bis 2 Punkten bewertet.

Der Name setzt sich aus den Anfangsbuchstaben der fünf Kriterien zusammen: **A**ussehen (Hautfarbe), **P**uls, **G**esichtsbewegungen (Reflexe), **A**ktivität (Muskeltonus), **R**espiration. Jedes wird bewertet: 0 bei Fehlen, 1 bei zu schwacher Ausprägung und 2 bei Vorhandensein.

Untersuchungen zur Ermittlung des Apgar-Scores:

1. Aussehen (Hauptfarbe): Blau, bzw. Zeichen für Sauerstoffmangel, am ganzen Körper (0); gute Hautfarbe am Rumpf, Extremitäten blau (1); gute Hautfarbe am ganzen Körper (2)
2. Puls: Keiner (0); zu langsam (1); normal (2)
3. Reflexe (die Gesichtsbewegung oder Reflexauslösbarkeit wird durch leichte Stimulation geprüft, etwa durch sanftes Kneifen): keine Reaktion (0); Grimassieren (1); Grimassieren und Husten, Niesen oder lautstarkes Schreien (2)
4. Muskeltonus: schlaff (0); leicht (1); aktive Bewegung (2)
5. Respiration: keine (0); flach oder unregelmäßig (1); regelmäßig und Schreien (2)

Je höher der Wert, desto besser hat sich das Baby an das extrauterine Leben angepasst und kommt dort zurecht. Ein Gesamtwert von 7–9 bedeutet, dass das Neugeborene gesund ist (10 ist selten, da Hände und Füße zu Anfang meist blau sind, was als normal gilt). Liegt der Wert unter 7, muss das Baby medizinisch betreut werden (z.B. Absaugen der Luftröhre, physische Stimulation zur Erhöhung des Pulses). Je niedriger der Wert, desto mehr Hilfe ist nötig.

Ein niedriger Apgar-Score bei der ersten Untersuchung muss noch nichts heißen. Meist fällt er bei der zweiten Untersuchung besser aus. Er ist auch kein Hinweis auf langfristige Gesundheitsprobleme – man will damit nur schnell herausfinden, ob das Neugeborene in Gefahr ist, damit man gegebenenfalls sofort ärztliche Hilfe leisten kann.

Den Apgar-Score nutzen wir auch in der Therapie, um die Reaktionen unserer Klient*innen besser einschätzen und einordnen zu können. Vielleicht sehen wir eine Wiederholung der perinatalen Belastung aufgrund einer schwierigen Geburt. Oder eine physiologische Regression auf einen niedrigen Apgar-Score, beispielsweise bei Atmung und Muskeltonus. Ist bekannt, dass die Geburt des Klienten sehr schwierig war oder er schon früh Medikamente und ärztliche Behandlungen brauchte, sollten wir in Therapiephasen, die für ihn schmerzvoll sind, die Apgar-Kriterien im Auge behalten. Möglicherweise gibt es nämlich eine Verbindung zwischen den frühen Belastungen und der daraus resultierenden Stressphysiologie. Da diese Kopplungsdynamik bei jeder Art von Trauma eine wichtige Rolle spielt, kommen wir später noch einmal darauf zurück.

Der Apgar-Test ist jedoch nicht nur im Zusammenhang mit einer traumatischen Geburt hilfreich, sondern liefert auch sonst einfach und schnell Informationen über den physiologischen Status unserer Klient*innen, egal auf welche Weise wir gerade mit ihnen an ihrem Entwicklungstrauma arbeiten. Im Verlauf der Sitzung können wir immer mal wieder überlegen, wo auf der Apgar-Skala sich die Betroffenen jeweils befinden. Rutscht der Wert drastisch nach unten, ist das wahrscheinlich Ausdruck eines erhöhten Stresszustandes. Sind die physiologischen Reaktionen aufgrund einer zu sehr stimulierenden Intervention aus dem Ruder gelaufen, müssen wir diese entsprechend anpassen. Wie Sie bereits gesehen haben und im Folgenden noch einmal sehen werden, haben viele Entwicklungstrauma-Klient*innen die physiologische „Angewohnheit", ihre dorsale Physiologie überzustrapazieren. Messen wir ihre Überstimulierung lediglich anhand der Kriterien, die mit der sympathischen Erregbarkeit verbunden sind, dann erhalten wir bei den Klient*innen ein falsches Bild, deren Stress auf Untererregung zurückgeht.

Bei Geburt müssen sich die Stressreaktionsnetzwerke erst noch organisieren, sie signalisieren dem Säugling jedoch schon, dass er sich bei Hunger, Durst, Kälte oder Gefahr in einer Notlage befindet. Weitere somatosensorische und neurale Muster kommen über die Betreuung des Säuglings hinzu. Reagiert die Mutter/ Bezugsperson auf seine Notlage mit Interaktionen – indem sie ihn füttert oder tröstend in den Arm nimmt –, gelangt er in den lebenserhaltenden Zustand der Homöostase. Er ist also vollkommen davon abhängig, dass sein Stress von außen reguliert wird.

Aus diesen frühen Interaktionen formt sich im Reaktionssystem des Säuglings eine Ansammlung fester Schablonen für Sicherheit, Gefahr und Beruhigung – also auch dafür, ob jemand vertrauenswürdig und angenehm oder unzuverlässig und gefährlich ist. So entsteht die erste neuronale Plattform für Beziehungen, die, falls nichts dazwischenkommt, immer die gleiche bleibt, das ganze Leben lang. Diese Muster kommen in der Behandlung zum Ausdruck. Wenn wir uns zur Gewohnheit machen, den „Apgar" unserer Klient*innen zu berücksichtigen, sind wir sensibler für ihre Stressreaktionen und können unsere Interventionen an ihrem Toleranzfenster ausrichten.

11.4 Die Kopplungsdynamik

Das Konzept der „Kopplungsdynamik“ wird seit Jahrzehnten in verschiedenen psychophysiologischen Modellen verwendet (z.B. im Somatic Experiencing von Peter Levine) und beschreibt, wie einzelne Verhaltensweisen sich durch komplexe psychophysiologische Mechanismen zu einem offenbar zusammenhängenden Ganzen zusammenfügen. Dabei geht es um die Über- und Unterkopplung der Anstrengungen, die zum Überleben unerträglicher Ereignisse nötig sind, besonders aber die im Zusammenhang mit einem Schocktrauma. Wurde jemand beispielsweise bei einem Autounfall schwer verletzt, kann es sein, dass der oder die Betreffende schon beim bloßen Gedanken ans Autofahren Angst bekommt. Die Vorstellung ist nun an die unverarbeitete Stressreaktion „gekoppelt“.

Eng miteinander verkoppelte Reaktionen behindern die Fähigkeit, auf das Umfeld einzugehen und eine gelassene Beziehung zu ihm zu entwickeln, können jedoch – mit Unterstützung – wieder voneinander getrennt werden. Dieser „Nachverhandlungsprozess“ ist in einer biophysiologisch orientierten Traumatherapie gang und gäbe.

Die Kopplungsdynamik ist von ihrer Komplexität her nicht immer gleich und kann auf unterschiedliche Weise zum Ausdruck kommen. Da eine umfassende Beschreibung ihrer Verwendung in der Traumatherapie den Rahmen dieses Buches sprengen würde, geben wir nur eine einführende grundlegende Übersicht, damit Sie für die Arbeit an einer der häufigsten Traumanebenwirkungen noch weitere Möglichkeiten zur Verfügung haben.

Die Kopplung lässt sich grob in zwei Arten unterscheiden:

- **Überkopplung:** Zwei im Grunde voneinander getrennte Elemente eines Erlebnisses werden irgendwie miteinander verbunden. Eine Reaktion folgt unmittelbar auf die andere (wie beim Auslösen eines Panikanfalls). Nun sind zwei eigentlich voneinander unabhängige Elemente zu einer untrennbaren Einheit verschmolzen (wie die Angst und das Autofahren im Beispiel oben).
- **Unterkopplung:** Hier gehören zwei Elemente sehr wohl zusammen, doch ihre Verbindung ist nicht mehr klar. Zwei miteinander verbundene Vorstellungen oder Erlebnisse wurden getrennt. Dazu noch einmal das Unfall-Beispiel: Jemand geht zur Therapie, weil er unter Angstzuständen leidet. Er erzählt, er fahre nicht mehr Auto und habe sogar eine richtige Abneigung dagegen. Weder ist ihm bewusst, dass er Angst davor hat noch, dass seine Angst mit dem zurückliegenden Autounfall zu tun hat. Das heißt: Seine Reaktionen auf den Autounfall sind untergekoppelt; die Zusammenhänge, die eigentlich da sein sollten, fehlen. Dissoziation ist im Grunde auch eine Form von Unterkopplung.

Manchmal tritt die Kopplungsdynamik als natürliche Begleiterscheinung eines belastenden Erlebnisses auf. Zwei Dinge werden nur deshalb miteinander verbunden, weil sie zufällig zeitgleich geschehen. Wird beispielsweise ein bestimmter Geruch wahrgenommen, während man etwas Schreckliches erlebt, kann allein der Geruch in Angst und Schrecken versetzen, auch wenn gar keine Gefahr besteht. Die Kopplung erfolgt spontan, wie eine Art somatisches und psychisches Missverständnis von Ursache und Wirkung oder ein Missverständnis der Wechselbeziehung zwischen verschiedenen Aspekten des Erlebten. Umgekehrt scheint sich im dissoziierten Zustand das Erlebte in einzelne Elemente aufzuspalten, die unabhängig voneinander oder unabhängig von einem selbst existieren.

Der mentale Prozess des dissoziierten oder verkoppelten Erlebens ist im Bereich der Psychotherapie allseits bekannt und häufig Teil unserer Arbeit. Was wir uns bei der Kopplungsdynamik in Bezug auf ein Trauma unbedingt klarmachen sollten, ist, dass sie selbst das überwältigende traumatische Erlebnis „hält“ und auf eine Art stabilisiert. Das soll verhindern, dass unterschwellige Erlebnisse immer wieder das Gefühl des Überwältigtseins auslösen, gelingt aber nicht immer.

Die beiden Grundregeln für die Arbeit mit der Kopplungsdynamik lauten:

1. Wann immer unterkoppelte Elemente wieder in Beziehung gebracht werden, gerät all das, was durch das Unterkoppeln ferngehalten wurde, in Bewegung, kehrt ins Gedächtnis zurück und wird abrufbar. Kurz – die vom Überlebenskampf zurückgehaltene Energie fließt jetzt in den Raum.
2. Wann immer überkoppelte Elemente voneinander getrennt und einzeln wahrgenommen werden, gerät die vom Überlebenskampf zurückgehaltene Energie in Bewegung. Erinnerungen kommen wieder, Gefühle wallen auf.

Wir können uns die Kopplungsdynamik als energiekanalisierende Überlebensstrategie vorstellen, mit der die Betroffenen sich stabilisieren und (auch körperliche) Erinnerungen an Ereignisse fernhalten, die zu schrecklich sind, um sich direkt damit zu konfrontieren. Die Über- und die Unterkopplung sind zwei Seiten desselben Prozesses; sie verfolgen den gleichen Zweck, aber auf verschiedene Weise.

Beide treten in vielen Variationen auf, zum Beispiel auch gemeinsam. So kann es passieren, dass ein Erlebnis teils durch Über-, teils durch Unterkopplung bewältigt wird. Unter anderem deshalb ist die komplexe Kopplungsdynamik in der Therapie so schwer entwirrbar.

Für die Arbeit mit dem Entwicklungstrauma sind zwei Ausdrucksformen der Kopplungsdynamik besonders wichtig. Gut darüber Bescheid zu wissen und dieses effektive Wissen anwenden zu können verbessert die Regulation und die Resilienz, vor allem gegen Ende der Therapie (mehr dazu später).

Die erste Form bezeichnen wir als „Reaktionszyklen“ bzw. „Reaktionssequenzen“. In diesem relativ einfachen Ausdruck der Kopplungsdynamik steckt als Folge der Traumatisierung ein bestimmter sich wiederholender Kreislauf der Verbindung (Überkopplung) oder Trennung (Unterkopplung). Mit der Zeit werden diese Reaktionsmuster immer komplexer und verdecken das ursprüngliche Muster, das im Moment der Traumatisierung vielleicht der Anpassung diente (adaptiv), dann aber schädlich wird (maladaptiv).

Bei der Überkopplung wird eine bestimmte vorschnelle Reaktion durch einen Reiz ausgelöst, immer wieder und immer stärker, bis schließlich fast keine andere Reaktion mehr möglich ist. Die Reize können recht unterschiedlich sein: Sie können aus der Umwelt stammen oder körperlich sein, manchmal sind es Gerüche oder Gedanken. Erinnerungen an sexuellen Missbrauch oder Flashbacks werden häufig von Gerüchen ausgelöst und führen zu Panik- oder Migräneanfällen, überstürzten Fluchtversuchen oder einer Überflutung durch Schamgefühle. Bei der Unterkopplung wird ein eigentlich naheliegender Zusammenhang nicht hergestellt. Nehmen wir wieder das Geruchsbeispiel: Ein Geruch löst Herzrasen und Migräne aus, doch die Betroffenen führen das auf stickige Luft und grelles Licht zurück. Im ersten Fall sind die Verbindungen des Reaktionssystems zu stark, im zweiten gar nicht vorhanden. Beide Male behindern sie die Fähigkeit, die Überlebensreaktion völlig zu verarbeiten, diese ins Hier und Jetzt zu überführen und die Kopplungsdynamik stillzulegen.

Beim Entwicklungstrauma liegen die ursprünglichen Stressauslöser oft im Verborgenen. Manchmal sind die Reaktionen offensichtlich und legen eine begründete Vermutung nahe, doch meist sind sie über längere Zeit hinweg entstanden, haben sich sehr verändert und mit dem ursprünglichen Auslöser kaum noch etwas zu tun. Dreht sich der Reaktionskreislauf mehr um Dysregulation als um das Verhalten, dann zeigt sich die Kopplungsdynamik auf der körperlichen Ebene, etwa als Migräne oder in Form anderer chronischer Symptome, die wie von selbst kommen und gehen. In diesem Fall liegt der verlorene Auslöser in der Vergangenheit begraben und die Reaktionssequenzen führen beinahe völlig abgetrennt von jeglichem spezifischem Narrativ ein Eigenleben.

Bei der zweiten Art von Kopplungsdynamik werden schreckliche Erlebnisse in handhabbare Strukturen „gepackt“, damit sie „aushaltbar“ werden. Was als adaptive Reaktion auf belastende Erfahrungen beginnt, wird, genau wie die defensive Anpassung auch, im Lauf der Zeit maladaptiv. Im Grunde ist die Kopplungsdynamik nichts anderes als eine Art der defensiven Anpassung.

Stellen Sie sich das überwältigende Erlebnis so vor: In Ihrer Wohnung liegt überall, auf den Möbeln, in der Küche, stinkende Schmutzwäsche herum. Sie versperrt den Weg, Sie können sich gar nicht mehr richtig bewegen und auch nicht kochen. Der Gestank ist kaum auszuhalten, Sie fühlen sich nicht mehr zu Hause. Kurz – die Schmutzwäsche hat sich in Ihr Leben hineingedrängt und es komplett an sich gerissen, Sie sind völlig damit überfordert. Unter diesen Umständen wäre die Überkopplung so, als würden Sie einen großen Koffer nehmen, das ganze Zeug dort hineinstopfen, den Koffer in den hintersten Winkel eines Schrankes stellen und die Tür fest verschließen. Jetzt können Sie Ihren Dreckhaufen getrost vergessen. Der Koffer ist zwar immer noch da, aber mit dem werden Sie schon fertig – so lange jedenfalls, wie Sie ihn nicht hervorholen und öffnen.

Die Unterkopplung wäre dann so, als würden Sie Ihre Schmutzwäsche verteilen. Einen Teil werfen Sie über den Zaun in den Garten der Nachbarn, einen anderen bringen Sie in den Keller, Sie stopfen das Zeug unters Bett und in den Kofferraum Ihres Autos. Jetzt sehen Sie vielleicht nur noch eine einzelne Socke oder zwei, aber das stört Sie nicht weiter – so lange jedenfalls, wie Sie nicht unters Bett oder in den Kofferraum schauen.

Natürlich ist die Kopplungsdynamik nicht so einfach zu handhaben wie Schmutzwäsche. Im Zusammenhang mit einem Trauma dient sie zur Bewältigung von Erlebnissen, die so schrecklich sind, dass sie nicht ins Selbstbild integriert werden konnten und „versteckt" werden mussten, um weiterzuleben.

Beim Überkoppeln werden alle Teile des überwältigenden, erdrückenden Erlebnisses so zusammengepresst, dass man es bewältigen kann. Weil die Teile so fest zusammenhängen, kann man sie nicht mehr voneinander unterscheiden und kommt nicht mehr an das ursprüngliche Ereignis heran. Die Elemente des überwältigenden Erlebnisses werden auf ein oder zwei reduziert, die man *verkraften kann.* „Schule war für mich der reinste Horror" bedeutet: Der Schulweg durch ein gefährliches Stadtviertel, Mobbing in der Schule, Prügel zu Hause für schlechte Zensuren und sexueller Missbrauch durch den Lehrer. Diese Narrativteile meiden die Betroffenen, jedoch nicht aktiv. Denn meist haben sie keine bewussten Erinnerungen an einzelne Geschehnisse, die dazu beigetragen haben, dass Schule „Horror" war. „Horror" bezeichnet einfach ein mit „Schule" verbundenes pauschales Angstgefühl, eine grobe Mischung aus Entsetzen und Schmerz, deren Einzelheiten die effektive Überkopplung verwischt hat.

Bei der Unterkopplung wird das Geschehen hingegen in genaue Einzelteile zerlegt. Was unerträglich ist, wird ausgeklammert, die Verbindung zu diesen Teilen geht verloren, man versteht nicht mehr, wie eines mit dem anderen zusammenhängt. Ein Beispiel: Eine Frau hat einen heftigen Streit mit ihrem Mann, die Beziehung geht in die Brüche, die Frau wird von Wut und Angst überflutet, stürmt aus dem Haus und hat einen Autounfall. Später verschwindet der Streit aus ihrem Narrativ und nun ist sie wütend auf sich selbst, weil sie eine Kreuzung, an der sie eigentlich jeden Tag vorbeikommt, übersehen und einen Unfall gebaut hat. Ob der Streit ihr buchstäblich entfallen ist oder in ihrer Erinnerung an einem anderen Tag stattgefunden hat – er ist auf jeden Fall unerträglich. Sie hat das Erlebnis so in sich aufgespalten, dass wichtige Aspekte davon nicht wiederzuerkennen sind.

Beide Strategien – das Über- wie das Unterkoppeln – entstehen aus demselben unterschwellligen Bedürfnis heraus und verfolgen denselben Zweck: mit einem entsetzlichen, überwältigenden Erlebnis fertigzuwerden und es von sich fernzuhalten. Auf diese Weise trennt man sich von Erinnerungen, Körperempfindungen, physiologischen Reaktionen, Teilen der eigenen Lebensgeschichte oder einer anderen Person – alles, worin das unerträgliche Gefühl der Ohnmacht aufbewahrt ist, das ein Trauma kennzeichnet. Der Begriff „Dynamik" ist sehr passend, weil hier ein System kontinuierlich mit unverarbeiteten Überlebenszuständen konfrontiert wird, die immer wieder nach Ausdruck verlangen und kontrolliert werden müssen.

Ein Nebenprodukt des Koppelns ist, dass man aus der Erfahrung nicht recht klug werden kann. Wie soll man aus dem unterschieds- und nuancenlosen Einheitsbrei etwas über sein Verhalten, seine Sinnesempfindungen, seine Vergangenheit und die Folgen daraus lernen? Oder wenn andererseits alles einzigartig und voneinander abgegrenzt ist, zeichnet sich kein roter Faden ab, sind Erkenntnisse nicht übertragbar, gibt es keine Zusammenhänge.

Das Ziel des Koppelns besteht darin, sich von der eigenen Vergangenheit fernzuhalten, und da diese defensive Anpassung funktioniert – jedenfalls bis zu einem gewissen Grad –, wird sie unbewusst auch verwendet. Wie das Erlebte dadurch teilweise unsichtbar wird, konnten wir an dem Beispiel von Valeria sehen, die sich nicht an die Schuldzuweisungen ihres Vaters erinnerte. Als Therapeut*innen haben wir hier die Aufgabe, die Betroffenen darin zu unterstützen, dass sie Zugang zu den über- und untergekoppelten Elementen bekommen, damit diese integriert und vollständig verarbeitet werden können. Dabei dürfen wir etwas ganz Entscheidendes nicht vergessen: Die Kopplungsdynamik tut alles, um die hoch aktivierten Zustände zum Erliegen zu bringen, und bindet dafür die Überlebensenergie. Der metaphorische Koffer ganz hinten im Schrank ist ja nicht leer. Er enthält all die ungeklärten und unbereinigten Elemente der Überlebensreaktion, Erinnerungen, Empfindungen und physiologischen Aktivierungszustände, die mit der darin verborgenen Traumatisierung verbunden sind.

Wie Sie sich vorstellen können, wäre die Klientin mit dem Narrativ „Schule war ein einziger Horror" wahrscheinlich vollkommen überfordert, wenn wir alle „Horror"-Elemente auf einmal ans Licht befördern würden. Die Arbeit sollte langsam voranschreiten, mit dem Hauptaugenmerk auf der Fähigkeit, im Toleranzfenster zu bleiben. Auch beim Beispiel mit dem Autounfall muss man genauso auf die richtige Dosis achten und die Grenzen der Klienten respektieren, um das unterkoppelte

Element – der Streit mit den unerträglich schwerwiegenden Folgen – zu integrieren, ohne die Betroffenen erneut zu überfordern.

In den beiden Beispielen ging es um Erwachsene. Doch das Entwicklungstrauma ereignet sich in einem sehr jungen Alter, wenn die Bezugsperson noch nicht als getrenntes Wesen wahrgenommen wird und die physische, emotionale, psychische und spirituelle Entwicklung noch nicht abgeschlossen ist. Unter diesen Umständen ist die Kopplungsdynamik so fest im Narrativ, im somatischen Verhalten und im Selbstbild eingebettet, dass sie nur mit großer Mühe zum Vorschein kommt. Es erfordert schon einiges an Wissen und Können, um die subtilen Signale der Kopplungsdynamik zu erkennen, die hinter dem Verhalten unserer Klient*innen steckt und deren Reaktion, Physiologie und Denkweise beeinflusst.

Die Überkopplung werden Sie nach einiger Übung daran erkennen, dass jemand bestimmte Aspekte eines Erlebnisses nicht auseinanderhalten kann. Die Arbeit mit der Unterkopplung ist in der Regel schwieriger, weil Sie etwas finden müssen, das eigentlich da sein sollte, aber nicht da ist. Da das Narrativ des Entwicklungstraumas, wie gesagt, häufig zutiefst somatisch ist, müssen Sie immer auch die subtilen somatischen Zustände beachten, in denen die Kopplungsdynamik zum Ausdruck kommt.

Normalerweise kommt man nicht umhin, ganz unten anzufangen, weil der Kopplungsprozess so früh einsetzt und die Art, wie man Erlebnisse innerlich verarbeitet, grundlegend prägt. Um eine Veränderung in der Kopplungsdynamik zu bewirken, reicht es schon, die Aufmerksamkeit darauf zu lenken, ob die Empfindungen, Symptome oder Reaktionen gleich geblieben oder anders sind. Haben Sie eine Überkopplung festgestellt, machen Sie Ihre Klient*innen auf die subtilen Unterschiede zwischen Dingen aufmerksam, die eigentlich nicht zusammengehören, und helfen ihnen, nicht alle in denselben Topf zu werfen: „Wenn Sie von Ihrer erfolgreichen Präsentation in der Firma erzählen, fällt mir auf, dass Sie ganz anders dasitzen, als wenn Sie sich an Ihre Schulzeit erinnern."

Wenn Sie Klienten hingegen auf Ähnlichkeiten hinweisen, auf Dinge, die in dieselbe Kategorie gehören, können sie unterbrochene Zusammenhänge wiederherstellen und so die Fähigkeit zur Verarbeitung unterkoppelter Elemente erlangen. Wieder können wir dies durch Feedback unterstützen: „Mir fällt auf, dass Sie Ihr Ohnmachtsgefühl nach dem Unfall mit den gleichen Worten beschreiben wie Ihre Exfrau." Lenken Sie die Aufmerksamkeit Ihrer Klient*innen auf die Art, wie sie durch gewohnheitsmäßiges Über- oder Unterkoppeln versuchen, mit Erlebnissen, Gefühlen, Empfindungen und Gedanken fertigzuwerden, indem Sie sie dazu veranlassen, diese in die Kategorien „Gleich" und „Anders" einzusortieren.

Das ist gewiss keine leichte Aufgabe, denn die Kopplungsdynamik blendet ja nicht nur unsere Klient*innen, sondern auch uns. Man muss sich erst einmal damit vertraut machen und das braucht einige Zeit. Wir haben dieses Thema nur angerissen, um Ihnen einen Vorgeschmack darauf zu geben, doch selbst einfache Interventionen wie die hier vorgestellten können den Veränderungsprozess effektiv unterstützen.

Eines der häufigsten, mit einem frühen Trauma verkoppelten Elemente ist Scham. Wie wir bereits in Kapitel 8 sagten, spielt Scham eine wichtige Rolle, wenn es ums Überleben geht. Sie verknüpft sich mit den Erlebnissen der frühen Kindheit und behindert langfristig die Entwicklung von Resilienz.

Auch bei dieser Art der Kopplungsdynamik sollte die Arbeit an somatischer Scham oder am Identitätstrauma langsam und vorsichtig voranschreiten. Scham ist ein maladaptives Gefühl, das starke Reaktionen hervorruft. Wir verfolgen das Ziel, die Klient*innen dabei zu unterstützen, die Scham von gesunden Impulsen und Verhaltensweisen abzukoppeln und ein Gefühl der Verbundenheit und Zugehörigkeit herzustellen. Das Abkoppeln wiederum befähigt zur Differenzierung zwischen somatischen Überlebenszuständen und somatischer Scham.

Und auch hier konzentrieren wir uns als Erstes wieder auf die Regulation und das Toleranzfenster. Hat jemand bereits Zugang zur Selbstregulation und kann besser mit seinem Toleranzfenster umgehen, ist die Scham als physiologische Hemmung nicht länger vonnöten und kann leichter von der Überlebensreaktion abgekoppelt werden. Das wird aber wahrscheinlich viel Zeit in Anspruch nehmen, wenn es gründlich sein soll.

11.5 Nichtbeendetes abschließen

Wenn wir in der Behandlung von Schocktraumata biophysiologische Methoden wie zum Beispiel Somatic Experiencing einsetzen, ist uns sehr daran gelegen, dass die Klient*innen ihre Gefahrenreaktion zu einem Abschluss bringen und so ein Erfolgserlebnis haben. Zu diesem Zweck unterstützen wir zunächst eine gesunde Einstellung zur Umwelt und das Gefühl, sich selbst effektiv schützen zu können (etwa durch Angriff oder Flucht). Dann folgt die Deaktivierung der Gefahrenphysiologie durch Rückkehr zur normalen Physiologie des Ruhezustands. Das Konzept, unverarbeitete Selbstschutzprozesse in der Therapie unbedingt abzuschließen, haben wir Peter Levine zu verdanken (Levine & Frederick 1997). Unter dem Einfluss von Gellhorns Erkenntnissen zur Wechselbeziehung zwischen den autonomen und somatischen Systemen (Gellhorn 1967) war Levine darauf gestoßen, dass die Reaktionen der

Überlebensphysiologie erst einmal abgeschlossen sein müssen, ehe die Betroffenen in sichere physiologische Zustände überwechseln können. Man spricht hier deswegen von einem „Abschluss“, weil die Betroffenen in dem befriedigenden Gefühl eines abgeschlossenen Überlebenskampfes – zumindest theoretisch – bereit für die Rückkehr ins Toleranzfenster sind.

Die Methode eignet sich jedoch nicht nur zur Behandlung von Schocktraumata, sondern in abgewandelter Form auch für ein Entwicklungstrauma, vorausgesetzt natürlich, dass den Behandelnden die Unterschiede zwischen beiden klar sind.

Beim Entwicklungstrauma ist der Abschluss einer bestimmten Gefahrenreaktion nicht offensichtlich, einfach deshalb, weil das Trauma zu einem Zeitpunkt geschehen ist, wo man sich kaum aktiv selbst schützen konnte. Sogar mit drei Jahren ist die Kapazität zu Angriff oder Flucht noch extrem eingeschränkt – der primäre Überlebensmechanismus ist die Mutter bzw. eine Ersatzperson. Infolgedessen müssen wir den Abschluss unter entwicklungsgerechten Gesichtspunkten angehen. Tatsächlich funktioniert er wie eine Art „Türöffner“ zum Gespür für Sicherheit: Der gestörte oder verzerrte Impuls, Nähe und Bindung herzustellen oder vor dem Schmerz an einen sicheren Ort zu fliehen, wird zu Ende gebracht, und der erfolgreich abgeschlossene Selbstschutz löst ein Gefühl der Geborgenheit aus.

Solche Abschlüsse sind zutiefst somatisch. Unter dem Stress eines Entwicklungstraumas wurden somatische Strategien entwickelt und gepflegt, um mit der vom Erregungszustand überstrapazierten dorsalen Physiologie fertigzuwerden. So werden auch die defensiven Anpassungsmechanismen der physiologischen und somatischen Systeme, wie zum Beispiel die des Blindfensters, abgeschlossen und damit auch die zugrunde liegenden Regulationsimpulse.

Ein Abschluss ist immer auch mit Freude verbunden, mit dem Gefühl, eingebunden und geborgen zu sein, sich anpassen und kreativ sein zu können – alles typische Kennzeichen für Resilienz. Diese Erfahrungen werden durch das Entwicklungstrauma, in dessen Folge ja nur noch Gefahren und damit verbundene Gefühle registriert werden, sozusagen „herausgefiltert“, was auch die Wahrnehmung der eigenen Resilienz einschränkt.

Lenken Sie die Aufmerksamkeit Ihrer Klient*innen also besonders auf erfolgreiche und angenehme Erlebnisse (oder wenigstens auf solche, die *weniger schlimm* und *weniger beängstigend* sind) und auf deren somatische und interozeptive Einzelheiten und nehmen Sie sich viel Zeit dafür. Damit können Sie Ihren Klient*innen ungemein effektiv das Gefühl vermitteln: Sie müssen nicht mehr um ihr Überleben kämpfen, sondern haben mit dem Entwicklungstrauma abgeschlossen. Fragen Sie deshalb jedes Mal, wenn Ihre Klient*innen etwas als erfolgreich empfinden: „Woran erkennen Sie dieses Gefühl?“ Oder entsprechend abgewandelt: „Woran erkennen Sie, dass Sie in Sicherheit sind?“ „Woran erkennen Sie, dass jemand Ihnen wohlgesonnen ist?“ „Woran erkennen Sie, dass Sie etwas Schwieriges hinter sich gebracht haben?“ Solange die Klient*innen nicht die somatischen und interozeptiven Marker für das Erfolgsgefühl erkennen, bleibt dieses zu abstrakt, zu sehr in den höheren Regionen des Gehirns verwurzelt, die zur Zeit der Traumatisierung noch nicht beteiligt waren.

11.6 Der Weg zu einer sicheren Bindung

Vergessen Sie nicht, dass alle Bindungsstile, selbst die ganz unsicheren, das aktive Bemühen des Kindes darstellen, mit einer alles andere als idealen Beelterung fertigzuwerden. Aus welchem Grund diese so ungesund war, ist gar nicht so wichtig, sondern vor allem eines: dass diese Bindungsstile als defensive Anpassungsmechanismen in der Herkunftsfamilie (leibliche Eltern, Adoptiveltern oder Heim) sehr wohl etwas taugten, jedoch noch nicht zur Bewältigung von Erwachsenenbeziehungen.

Bindungsstile und Beziehungsmuster entstehen nicht über Nacht. Ihre Entwicklung dauert viele Jahre, sie beginnt in der Gebärmutter und verläuft über unzählige Reaktionen von Bezugspersonen und Interaktionen mit dem System Familie. Erst durch die Wiederholung dieser Erlebnisse gewinnt man Erfahrung im Gebrauch defensiver Anpassungsmechanismen, aus denen der Bindungsstil hervorgeht. Und so braucht auch die Transformation eines unsicheren Bindungsstils in einen „erarbeitet sicheren“ Bindungsstil Zeit, Geduld und ein Setting, das ans Ziel führt.

Das Setting ist richtig, wenn Sie im Behandlungsraum ein Milieu schaffen, in dem Ihre Klient*innen die Erlebnisse ihrer frühen Kindheit wiedererleben können. Im Unterschied zu damals fühlen sie sich nun sicher und können ihre elementaren Bedürfnisse erkunden. Die therapeutische Neubeelterung, die wir unserer Meinung nach leisten, sollte die in Kapitel 1 erläuterten vier Bindungselemente nach Bowlby umfassen: Sie sollte den Klient*innen einen Ort bieten, an dem sie Zuflucht finden, Trennungsstress verarbeiten und die Erfahrung von Nähe und einer sicheren Basis machen können.

Sicher ist die Klientin dort, wo sie fähig ist, ihrem Therapeuten zu vertrauen. In einer solchen von Vertrauen getragenen Beziehung kann sie eine Gefahrenreaktion ausdrücken oder zeigen und sich darauf verlassen, dass der Therapeut ihr daraufhin Empathie und Mitgefühl entgegenbringt. Auf diese Weise entwickelt sich zwischen beiden eine Art der Wechselbeziehung, die tiefer geht als bei den meisten nicht bindungsorientierten Therapieformen. Hier fühlt sich die Klientin sicher genug, um beispielsweise ihre Geschichte zu erzählen oder sich ihrer eigenen Verhaltensmuster und den damit verbundenen defensiven Anpassungsmechanismen bewusst zu werden.

Sich nach Ende der Sitzung vom Therapeuten zu trennen und die Praxis zu verlassen kann das frühere Gefühl des Verlassenwerdens wieder hochbringen. Wir sollten also nicht nur einen sicheren Ort bieten, sondern auch den Übergang zwischen dem Gehen und dem Wiederkommen sicher gestalten, indem wir Verfügbarkeit signalisieren (im angemessenen Rahmen). Durch die Aufrechterhaltung von Nähe unterstützen wir unsere Klient*innen, während sie Neues ausprobieren und die Welt erkunden; und wenn sie davon erzählen, zeigen wir ihnen, dass wir urteilsfrei zuhören. War die ursprüngliche Basis unzuverlässig und nicht sicher genug, gewähren wir eine zweite Chance auf eine sichere Basis, um so die früh gestörte Co-Regulation zu reparieren. Dies ist die sichere Basis, die Grundlage, auf der unsere Klient*innen den Mut haben, weiterzumachen und mehr über sich herauszufinden. Doch damit sich dieser Wandel von unsicher zu sicher wirklich vollziehen kann, sind alle Komponenten der Bindung notwendig.

Als Daniel Hughes 2009 das Dyadic Developmental Psychotherapy Institute (DDPI) gründete, das sich der Ausbildung von auf Entwicklungstraumata spezialisierten Therapeut*innen für Kinder und Erwachsene widmet, geschah das aus dem Bedürfnis heraus, etwas für die Heilung von Eltern-Kind-Beziehungen zu tun. Es geht ihm darum, dass Eltern aufmerksam und achtsam mit Kindern umgehen und eine Haltung entwickeln, die in dem Akronym PLACE zum Ausdruck kommt: Playfulness, Love, Acceptance, Curiosity und Empathy (Verspieltheit, Liebe, Akzeptanz, Neugier und Empathie). Damit eine unsichere Bindung sicher wird, muss man erheblich viel und oft üben. So nehmen wir in unserer Praxis immer und immer wieder die Haltung PLACE ein, um Menschen zu einer sicheren Bindung zu verhelfen.

Bei der Therapie eines Entwicklungstraumas aus der Bindungsperspektive liegt die Betonung hauptsächlich auf Sicherheit und Kontinuität. Können die Betroffenen mehr Sicherheit und Zugehörigkeit spüren, ist Resilienz eine natürliche Begleiterscheinung.

11.7 Somatische Übertragung und Gegenübertragung

In dem Moment, wo wir uns in der Behandlung eines Entwicklungstraumas für einen somatischen Ansatz entscheiden, müssen wir uns auch mit dem Thema Übertragung und Gegenübertragung auseinandersetzen – nicht weil es hier problematischer wäre als bei anderen Ansätzen, sondern weil die somatische Dynamik bestimmte Merkmale aufweist, derer wir uns bewusst sein sollten. Davon abgesehen sind Übertragung und Gegenübertragung selbstverständlich auch im Zusammenhang mit einem Entwicklungstrauma normal, ganz egal, nach welchem Ansatz man vorgeht. Wer jedoch auf einer tief im Somatischen verankerten Ebene arbeitet und dabei auch die Elemente der Bindung mit einbezieht, erlebt eine tiefere Verbundenheit zwischen sich und den Klient*innen und damit auch eine stärkere Übertragungsdynamik.

Da schon hinreichend Informationen über das Thema Übertragung und Gegenübertragung in der Psychotherapie vorhanden sind, brauchen wir hier nicht näher darauf einzugehen. Obwohl manche nicht somatisch orientierten Therapeuten behaupten, dass eine komplexe Übertragungsdynamik in der somatischen Arbeit, ob mit Handauflegen oder ohne, nahezu ausgeschlossen sei, lässt die Forschung andere Schlüsse zu. So ergaben Untersuchungsergebnisse zur Verwendung von Berührung in der Psychotherapie (siehe Kapitel 10), dass die Klient*innen ihre Therapeut*innen als kompetent wahrnahmen und sich von ihnen verstanden fühlten. Der somatische Ansatz macht Übertragung und Gegenübertragung zwar nicht unbedingt komplizierter, erfordert jedoch von den Behandelnden eine ganz besondere Achtsamkeit und Aufmerksamkeit.

Bei der klassischen Übertragung geht es ja darum, dass Klient*innen Gefühle, Annahmen oder Verhaltensweisen auf ihre Psychotherapeut*innen umleiten. Behandelt eine Klientin ihren Psychotherapeuten beispielsweise verächtlich, agiert sie damit womöglich die Verachtung aus, die sie gegenüber ihrem alkoholabhängigen Vater empfunden hat. Andersherum übertragen wir auch unsere Gefühle, Annahmen und Verhaltensweisen auf unsere Klient*innen. So könnte die leise Kritik eines Klienten an seinem Therapeuten bei diesem das Gefühl auslösen „Ich bin nicht gut genug“ und zu einer starken Reaktion führen. In der Arbeit mit Klient*innen, die ein Entwicklungstrauma erlitten haben, ist vor allem die somatische (bzw. körperzentrierte) Übertragung und Gegenübertragung wichtig. Das heißt: Wir berücksichtigen die physischen, somatischen Reaktionen als Teil der Beziehungsdynamik.

Die einfachste Form der somatischen Übertragung ist die, wenn ein Klient beispielsweise zum ersten Mal in seinem Leben die Erfahrung von Interozeption macht und nun behauptet, seine Therapeutin habe mit ihrer Aufmerksamkeit diese ungewohnte und daher unangenehme Empfindung hervorgerufen. Oft ist dies auch Ausdruck einer Kontrollverortung im Außen, die direkt mit Erlebnissen der frühen Kindheit verbunden ist.

Komplizierter ist es, wenn ein Klient nicht zwischen den Vorgängen in seinem eigenen Körper und der somatischen Reaktion der Therapeutin unterscheiden kann. Das ist gerade in der Arbeit an der Co-Regulation häufig der Fall. Der Klient übernimmt wie von selbst den Atemrhythmus, die entspannte Haltung oder den gelassenen Gesichtsausdruck seiner Therapeutin. Er erkennt aber nicht, dass das Verhalten ihr eigenes ist, sondern glaubt, er habe es *innerlich* provoziert. So taucht die Frage „Ist das Ihrs oder meins?" relativ häufig beim Entstehen von gegenseitiger Nähe auf – etwas ganz Normales bei Co-Regulation. Doch wer wenig oder gar keine Erfahrung damit hat, kann sich eine gesunde Form der Gegenseitigkeit kaum vorstellen. Haben die Betroffenen früher die Regulationskontrolle ihrer Beziehungs-/Bindungserfahrungen in der „allmächtigen anderen Person" verortet, dann werden sie jemanden brauchen, der sie darauf hinweist, dass sie sich selbst regulieren können.

Auf der anderen Seite hat auch unsere Gegenübertragung eine physische, somatische Komponente. So zeigten die Teilnehmerinnen einer Studie an Traumatherapeutinnen, durchgeführt von der National University of Ireland und dem University College Dublin, anhand der 2005 entwickelten „Egan-and-Carr-Body-Centred-Countertransference"-Skala (Booth, Trimble, & Egan 2010), deutliche physische Reaktionen bei ihrer therapeutischen Arbeit, die ihnen peinlich waren. Sie gähnten, waren kurz davor zu weinen, änderten plötzlich ihre Körperhaltung und bekamen Kopfschmerzen (in absteigender Reihenfolge nach Häufigkeit). Seltener waren: Taubheitsgefühl, sexuelle Erregung, genitale Schmerzen und Probleme mit dem Magen oder dem Hals. Der Nachteil der Studie war unter anderem, dass keine Informationen über die Reaktionen männlicher Therapeuten gesammelt wurden, doch wahrscheinlich würden sie ganz ähnlich ausfallen.

Viele somatisch arbeitende Therapeut*innen gewinnen aus ihren somatischen Reaktionen wertvolle Informationen für mögliche Interventionen. Akkurate und zuverlässige Indikatoren sind sie jedoch nur mit Erfahrung und Übung. Wir müssen während der Sitzung nicht nur auf unsere physischen/somatischen Reaktionen achten, sondern brauchen auch ein geübtes Auge, um zu erkennen, wann wir auf das reagieren, was gerade im Klienten vorgeht und wann unser Verhalten mit uns selbst zu tun hat.

Wenn wir auf die somatischen Indikatoren achten, z.B. die Apgar-Werte unserer Klient*innen und die Bauchgefühle und Emotionen im Raum – im „Resonanzfeld" zwischen Behandler und Klient –, dann entspinnt sich ein facettenreicher somatischer Dialog, der für therapeutische Interventionen aufschlussreich ist. Wir können auch lernen, unseren eigenen interozeptiven Reaktionen zu folgen und mithilfe unseres somatischen Systems die Veränderungen der Klient*innen zu deuten.

Viele somatische Indikatoren sind subtil und werden in der Regel nicht bewusst wahrgenommen. Es braucht einiges an Geduld und Übung, bis man so weit ist, die somatischen Informationen aufzunehmen, sowohl die von den Klient*innen als auch die, die von uns selbst stammen.

11.8 Resilienz nähren

Wie die meisten Therapeuten, die mit traumatisierten Menschen arbeiten, gehen auch wir die Behandlung eines Kindheitstraumas optimistisch an. Mehrfach haben wir Menschen begleitet, die schon früh im Leben Unvorstellbares durchgemacht haben und trotzdem entschlossen sind, gesünder zu werden – und sich letztendlich auch zu verändern. Das erfüllt uns jedes Mal mit Bewunderung. Wer auf das Entwicklungstrauma spezialisiert ist, kennt seine einschneidenden und bleibenden Folgen, die auf die unterschiedlichste Art und Weise zum Ausdruck kommen. Es weist jedoch klar erkennbare Muster auf, und wenn wir unser Wissen kompetent einsetzen, werden wir die Zeichen richtig deuten und so unseren Klient*innen helfen können, über ihre schlimmen Kindheitserfahrungen hinwegzukommen.

Diese Arbeit ist zeitaufwendig und erfordert unglaublich viel Geduld. Schon früh im Leben schwer traumatisierte Menschen haben sich ihre Resilienz oft hart erkämpft; es braucht einen langen Atem und den ganzen Einsatz aller Beteiligter, um Resilienz zu nähren. Letztlich wollen wir mit unserer Hilfe erreichen, dass unsere Klient*innen aus dem Überlebensmodus herauskommen und selbstbewusster, gelassener und gesünder werden; dass sie sich weniger hilflos vorkommen, sondern das Gefühl haben, selbst etwas bewirken und sich auf ihre Resilienz verlassen zu können.

Je besser wir über das Trauma Bescheid wissen, desto besser können wir unseren Klient*innen helfen, ihre Einstellung zu sich selbst und zu ihrem Leben neu zu verhandeln. Hierfür gibt es viele Strategien und Instrumente, doch was den graduellen Wandel tatsächlich bewirkt, ist ein fundierter, einfühlsamer Ansatz, der die Geschichte der Betroffenen, ihre Stärken und Schwächen würdigt.

Kehren wir noch einmal an den Anfang des Buches zurück. Dort benennen wir die Faktoren, die am häufigsten zur Entwicklung von Resilienz führen. Das ist nicht etwa im Hinblick auf potenziell nützliche Interventionen wichtig, sondern in Bezug auf den Rahmen, innerhalb dessen diese Interventionen zum Einsatz kommen:

1. Eine stabile Eltern-Kind-Beziehung, die das Kind unterstützt
2. Ein Gefühl der Selbstwirksamkeit und Wahrnehmung von Macht (besonders im Sinne der im Inneren verorteten Kontrolle)
3. Anpassungsfähigkeit und Selbstregulation
4. Ressourcen und kulturelle Traditionen, die Hoffnung geben und das Vertrauen stärken (Shonkoff et al. 2015)

Ein weiteres entscheidendes Element in der Entwicklung von Resilienz ist die erlernbare Bewältigung von überschaubaren Belastungen (Shonkoff et al. 2015), wobei die Betonung auf „überschaubar" liegt. Resilient machen Belastungen, die im Rahmen bleiben und keine defensiven Anpassungsmechanismen auslösen. Wir sollten wissen, wo dieser „positive Stress" anfängt und aufhört, und dürfen die Grenzen dieses Bereichs, wo der Stress hilfreich ist, nicht überschreiten. Es gilt also, das Toleranzfenster unserer Klient*innen aufmerksam im Auge zu behalten und sie mit positiven fähigkeitserweiternden Herausforderungen zu konfrontieren, ohne dabei defensive Anpassungsmechanismen zu provozieren. Wenn uns das gelingt, wird ihre Resilienz nicht nachlassen, sondern wachsen.

Von allen Resilienzfaktoren ist die das Kind stützende, stabile Beziehung zwischen Kind und Bezugsperson der wichtigste. Wie gesagt, sind wir Therapeut*innen – wenigstens zu Anfang – eine Art Ersatz für die Stabilität und Verbundenheit, die unseren Klient*innen in der Kindheit gefehlt haben. Selbst im Erwachsenenalter hat die Erfahrung einer fürsorglichen, beständigen und gut aufeinander eingespielten Beziehung einen positiven Einfluss auf viele andere Resilienzfaktoren. „Die Fähigkeiten, auf denen Resilienz aufbaut, können in jedem Alter gestärkt werden ... es ist niemals zu spät, um resilient zu werden ... Erwachsene, die diese Fähigkeiten erwerben, können ihren Kindern ein Vorbild für gesundes Verhalten sein und damit die Resilienz der Folgegeneration stärken" (Shonkoff et al. 2015, S. 7).

Halten wir uns stets vor Augen, dass die beständige therapeutische Beziehung in der Behandlung früh traumatisierter Menschen am meisten bewirkt, und ergreifen wir die Chancen, die sich bieten, wenn wir ihnen unsere Unterstützung, Co-Regulation und Stabilität entgegenbringen. Vielleicht fühlen wir uns dann weniger unter Druck gesetzt, immer „aktiv" zu sein. Häufig ist die Haltung: „Ich sehe dich, ich höre dich und ich glaube dir" wirksam genug, damit sich die Betroffenen endlich verstanden wissen.

Im Endeffekt werden die Entwicklung der selbstregulierenden Fähigkeiten, eine stärker im Inneren verortete Kontrolle, die Erweiterung des Toleranzfensters und die Unterstützung der daraus entstehenden Anpassungsfähigkeit zu mehr Resilienz führen. In der Therapie müssen wir uns durchgehend um diese wichtigen Ziele kümmern – und das braucht viel Zeit. Unsere Interventionen stehen ja nicht vollkommen für sich allein, sondern sie helfen uns, den Verlauf des fortschreitenden Therapieprozesses zu bestimmen.

Fühlen sich die Klient*innen gesünder, selbstwirksamer und zuversichtlicher, dann werden sie sich in der Regel auch für mehr soziale Verbundenheit und Gemeinschaft interessieren – und auch die notwendige Fähigkeit dafür besitzen. Bei ernsthaften gesundheitlichen Problemen kann es sehr schwer sein, soziale Kontakte aufrechtzuerhalten. Ist die im Überlebenskampf gebundene Energie erst einmal freigesetzt, kann sie für andere – kreative, geistige und kulturelle – Zwecke genutzt werden, für sich selbst oder die Gemeinschaft.

Einem Menschen über sein Entwicklungstrauma hinwegzuhelfen verändert auch sein Leben und – ohne Übertreibung – das der nächsten Generation. Wer sich beruflich mit dem Entwicklungstrauma auseinandersetzt, investiert in eine gesündere Zukunft, nicht nur der Betroffenen selbst, sondern auch in die Zukunft derer, mit denen sie zu tun haben. Zu dieser besseren Zukunft möchten wir mit unserem Buch beitragen.

Literatur

ACES Too High (2017). ACEs Science FAQs. *ACEs Science 101.* Abgerufen am 21.10. von ↗ https://acestoohigh.com/aces-101

Adolphs, R. (2008). Fear, Faces, and Human Amygdala. *Current Opinion in Neurobiology* 18 (2), S. 166–172.

Ainsworth, M. D. S. (1967). *Infancy in Uganda: Infant Care and the Growth of Love.* Baltimore: Johns Hopkins Press.

Ainsworth, M. D. S. (1973). The Development of Infant-Mother Attachment. In B. Cardwell & H. Ricciuti (Eds.), *Review of Child Development Research* (S. 1–94). Chicago: University of Chicago Press.

Ainsworth, M. D., M. Blehar, E. Waters & S. Wall. (1978). *Patterns of Attachment: A Psychological Study of the Strange Situation.* Hillsdale, NJ: Lawrence Erlbaum.

Ainsworth, M. D. S. & Wittig, B. A. (1969). Attachment and Exploratory Behavior of 1-Year-Olds in a Strange Situation. In B. M. Foss (Ed.), *Determinants of Infant Behaviour IV* (S. 111–136). London: Methuen.

Andreassen, C., Fletcher, P. & Park, J. (2007). Toddler's Security of Attachment Status. *Early Childhood Longitudinal Study, Birth Cohort (ECLS-B): Psychometric Report for the 2-Year Data Collection: Metholology Report.* Washington, DC: National Center for Education Statistics. Abgerufen am 5.3.19, von ↗ https://nces.ed.gov/pubs2007/2007084_C8.pdf

Bazhenova, O. V., Plonskaia, O. & Porges, S. W. (2001). Vagal Reactivity and Affective Adjustment in Infants during Interaction Challenges. *Child Development Journal* 72 (5), S. 1314–1326.

Bazhenova, O. V., Stroganova, T. A., Doussard-Roosevelt, J. A., Posikera, I. A. & Porges, S. W. (2007). Physiological Responses of 5-Month-Old Infants to Smiling and Blank Faces. *International Journal of Psychophysiology* 63 (1), S. 64–76.

Bechara, A., Damasio, H. & Damasio, A. R. (2000). Emotion, Decision Making and the Orbitofrontal Cortex. *Cerebral Cortex* 10 (3), S. 295–307. https://doi:10.1093/cercor/10.3.295

Beck, J. C. & van der Kolk, B. (1987). Reports of Childhood Incest and Current Behavior of Chronically Hospitalized Psychotic Women. *American Journal of Psychiatry* 144 (11), S. 1474–1476.

Beck-Weidman, A. & Hughes, D. (2008). Dyadic Developmental Psychotherapy: An Evidence-Based Treatment for Children with Complex Trauma and Disorders of Attachment. *Journal of Child and Family Social Work* 13 (3), S. 329–337.

Benassi, V. A., Sweeney, P. D. & Dufour, C. L. (1988). Is There a Relation between Locus of Control Orientation and Depression? *Journal of Abnormal Psychology* 97 (3), S. 357–367.

Bermúdez, J. L., Marcel, A. J. & Eilan, N. (Eds.) (1995). *The Body and the Self.* Cambridge, MA: MIT Press.

Berntson, G. G., Cacioppo, J. T., Quigley, K. S. & Fabro, V. T. (1994). Autonomic Space and Psychophysiological Response. *Psychophysiology* 31, S. 44–61. ↗ https://doi:10.1111/j.1469-8986.1994.tb01024.x

Bigelow, A. E., Power, M., Gillis, D. E., MacLellan-Peters, J., Alex, M. & McDonald, C. (2014). Breastfeeding, Skin-to- Skin Contact, and Mother-Infant Interactions over Infants' First Three Months. *Infant Mental Health Journal* 35, S. 51–62.

Bigelow, A. E. & Walden, L. M. (2009). Infants' Response to Maternal Mirroring in the Still Face and Replay Tasks. *Infancy* 14 (5), S. 526–549. ↗ https://doi:10.1080/15250000903144181

Booth, A., Trimble, T, & Egan, J. (2010). Body-Centred Counter-Transference in a Sample of Irish Clinical Psychologists. *Irish Psychologist* 36 (12), S. 284–289.

Bos, K. J., Fox, N, Zeanah, C. H. & Nelson, C. A. (2009). Effects of Early Psychosocial Deprivation on the Development of Memory and Executive Function. *Frontiers in Behavioral Neuroscience* 3, S. 1–7. PMID: 19750200; PMCID: PMC2741295.

Bos, K., Zeanah, C. H., Fox, N. A., Drury, S. S., McLaughlin, K. A. & Nelson, C. A. (2011). Psychiatric Outcomes in Young Children with a History of Institutionalization. *Harvard Review of Psychiatry* 19 (1), S. 15–24. ↗ http://doi:10.3109/10673229.2011.549773

Bowlby, J. (1944). Forty-Four Juvenile Thieves: Their Characters and Home-Life. *International Journal of Psycho-Analysis* XXV, S. 19–52.

Bowlby, J. (1947). *Forty-Four Juvenile Thieves: Their Characters and Home-Life.* London: Baillière, Tindall & Cox.

Bowlby, J. (1949). The Study and Reduction of Group Tensions in the Family. *Human Relations* 2, S. 123–128.

Bowlby, J. (1969). *Attachment.* Vol. 1 of *Attachment and Loss.* New York: Basic Books. Dt.: Bindung. München: Ernst Reinhardt (2006).

Bowlby, J. (1973). *Separation: Anxiety and Anger.* Vol. 2 of *Attachment and Loss.* New York: Basic Books. Dt.: Trennung – Angst und Zorn. München: Ernst Reinhardt (2006).

Bowlby, J. (1988). *A Secure Base: Clinical Applications of Attachment Theory.* London: Routledge. Dt.: Bindung als sichere Basis: Grundlagen und Anwendung der Bindungstheorie. München: Ernst Reinhardt (2018).

Brandchaft, B. (2007). Systems of Pathological Accommodation and Change in Analysis. *Psychoanalytic Psychology* 24 (4), S. 667–687. ↗ http://dx.doi.org/10.1037/0736-9735.24.4.667.

Broussard, E. (1995). Infant Attachment in a Sample of Adolescent Mothers. *Child Psychiatry and Human Development* 25 (4), S. 211–219.

Browning, K. N., & Travagli, R. A. (2014). Central Nervous System Control of Gastrointestinal Motility and Secretion and Modulation of Gastrointestinal Functions. *Comprehensive Physiology* 4 (4), S. 1339–1368. ↗ https://doi:10.1002/cphy.c130055.

Bucharest Early Intervention Project (2017). Multiple publications. Abgerufen im Juli 2017, von ↗ www.bucharestearlyinterventionproject.org/BEIP-Publications.html

Burgo, J. (2012). The Origins of Shame: Its Roots in Early Trauma and Failures of Attachment during Infancy. *Psychology Today.* November 8. ↗ www.psychologytoday.com/blog/shame/201211/the-origins-shame

Cameron, O. G. (2001). Interoception: The Inside Story—A Model for Psychosomatic Processes. *Psychosomatic Medicine* 63 (5), S. 697–710.

Carlson, V., Cicchetti, D., Barnett, D. & Braunwald, K. (1989). Disorganized/Disoriented Attachment Relationships in Maltreated Infants. *Developmental Psychology* 25 (4), S. 525–531.

Carter, A. & Sanderson, H. (1995). The Use of Touch in Nursing Practice. *Nursing Standard* 9 (16). ↗ http://journals.rcni.com/doi/abs/10.7748/ns.9.16.31.s37

Carter, L. E., McNeil, D. W. Vowles, K. E., Sorrell, J. T., Turk, C. L., Ries, B. J. & Hopko, D. R. (2002). Effects of Emotion on Pain Reports, Tolerance and Physiology. *Pain Research & Management* 7, S. 21–30. ↗ http://doi:10.1155/2002/426193

CARTER, S. (2014). Oxytocin Pathways and the Evolution of Human Behavior. *Annual Review of Psychology* 65, S. 17–39. ↗ http://doi:10.1146/annurev-psych -010213-115110.

Center on the Developing Child (2017). Resilience. Center on the Developing Child, Harvard University. ↗ http://developingchild.harvard.edu/science/key-concepts/resilience/.

CEUNEN, E., VLAEYEN, J. W. S. & VAN DIEST, I. (2016). On the Origin of Interoception. *Frontiers in Psychology*. May 23. ↗ http://doi.org/10.3389/fpsyg.2016.00743

CHARON, R. (2001). Narrative Medicine: A Model for Empathy, Reflection, Profession, and Trust. *JAMA* 286 (15), S. 1897–1902. doi:10.1001/jama.286.15.1897

CORNIER, M. A., VON KAENEL, S. S., BESSESEN, D. H: & TREGELLAS, J. R. (2007). Effects of Overfeeding on the Neuronal Response to Visual Food Cues. *American Journal of Clinical Nutrition* 86 (4), S. 965–971.

CRAIG, A. D. (2015). *How Do You Feel? An Interoceptive Moment with Your Neurobiological Self.* Princeton, NJ: Princeton University Press.

CRITCHLEY, H. D. & HARRISON, N. A. (2013). Visceral Influences on Brain and Behavior. *Neuron* 77 (4), S. 624–638.

D'ANDREA, W., FORD, J., STOLBACH, B., SPINAZZOLA, J. & VAN DER KOLK, B. A. (2012). Understanding Interpersonal Trauma in Children: Why We Need a Developmentally Appropriate Trauma Diagnosis. *American Journal of Orthopsychiatry* 82 (2), S. 187–200.

DE ROSENROLL, D. (2017). Personal correspondence.

DIPIETRO, J. (2004). The Role of Prenatal Maternal Stress in Child Development. *Current Directions in Psychological Science* 13 (2), S. 71–74.

DOLLARD, J. & MILLER, N. E. (1950). *Personality and Psychotherapy.* New York: McGraw-Hill.

DUNCAN, B., MANSOUR, H. & REES, D. I. (2015). Prenatal Stress and Low Birth Weight: Evidence from the Super Bowl. *IZA Discussion Paper No. 9053. Bonn, Germany: Institute for the Study of Labor.* ↗ http://ftp.iza.org/dp9053.pdf

EHLERS, A. & BREUER, P. (1992). Increased Cardiac Awareness in Panic Disorder. *Journal of Abnormal Psychology* 101 (3), S. 371–382.

ELEY, T., MCADAMS, T., RIJSDIJK, F., LICHTENSTEIN, P., NARUSYTE, J., REISS, D. ET AL. (2015). The Intergenerational Transmission of Anxiety: A Children-of-Twins Study. American Journal of Psychiatry 172 (7), S. 630–637.

ELLASON, J. W., ROSS, C. A. & FUCHS, D. L. (1996). Lifetime Axis I and II Comorbidity and Childhood Trauma History in Dissociative Identity Disorder. *Psychiatry* 59 (3), S. 255–266.

ELSEVIER (2016). Trauma's Epigenetic Fingerprint Observed in Children of Holocaust Survivors. *ScienceDaily.* September 1. ↗ www.sciencedaily.com/releases/2016/09/160901102207.htm

EL-SHEIKH, M. & ERATH, S. A. (2011). Family Conflict, Autonomic Nervous System Functioning, and Child Adaptation: State of the Science and Future Directions. *Development and Psychopathology* 23 (2), S. 703–721. http://doi.org/10.1017/S0954579411000034

ERATH, S. A., EL-SHEIKH, M. & CUMMINGS, E. M. (2009). Harsh Parenting and Child Externalizing Behavior: Skin Conductance Level as a Moderator. *Child Development* 80 (2), S. 578–592. ↗ doi:10.1111/j.1467-8624.2009.01280.x

FELITTI, V. J., ANDA, R. F., NORDENBERG, D., WILLIAMSON, D. F., SPITZ, A. M., EDWARDS ET AL. (1998). Relationship of Childhood Abuse and Household Dysfunction to Many of the Leading Causes of Death in Adults: The Adverse Childhood Experiences (ACE) Study. American Journal of Preventive Medicine 14 (4), S. 245–258.

FIELD, T. (1998). Massage Therapy Effects. *American Psychologist* 53 (12), S. 1270–1281.

FIELD, T. (2014). Touch. Cambridge, MA: MIT Press.

FIELD, T. (2017). Touch Research Institute website. Abgerufen im Juli, von ↗ www.miami.edu/touch-research

FISHER, P. A., STOOLMILLER, M., GUNNAR, M. R. & BURRASTON, B. O. (2007). Effects of a Therapeutic Intervention for Foster Preschoolers on Diurnal Cortisol Activity. Psychoneuroendocrinology 32 (8–10), S. 892–905.

FOGEL, A. & GARVEY, A. (2007). Alive Communication. Infant Behavioral Development 30 (2), S. 251–257.

GARFINKEL, S. N. & CRITCHLEY, H. D. (2013). Interoception, Emotion and Brain: New Insights Link Internal Physiology to Social Behaviour. *Commentary on:* 'Anterior Insular Cortex Mediates Bodily Sensibility and Social Anxiety' by Terasawa et al. (2012). *Social Cognitive and Affective Neuroscience* 8 (3), S. 231–234. ↗ http://doi.org/10.1093/scan/nss140

GELLHORN, E. (1967). *Principles of Autonomic-Somatic Integrations: Physiological Basis and Psychological and Clinical Implications.* Minneapolis: University of Minnesota Press.

GOLD, E. (2007). From Narrative Wreckage to Islands of Clarity: Stories of Recovery from Psychosis. *Canadian Family Physician* 53 (8), S. 1271–1275.

GREENBERG, M. T., CICCHETTI, D. & CUMMINGS, E. M. (Eds.) (1990). *Attachment in the Preschool Years: Theory, Research, and Intervention.* Chicago: University of Chicago Press.

GRUBER, H. E. & VONÈCHE, J. J. (Eds.) (1977). *The Essential Piaget.* New York: Basic Books.

HARMON, K. (2010). How Important Is Physical Contact with Your Infant? *Scientific American.* May 6.

HINNANT, J. B., ERATH, S. & EL-SHEIKH, M. (2015). Harsh Parenting, Parasympathetic Activity, and Development of Delinquency and Substance Use. *Journal of Abnormal Psychology* 124 (1), S. 137–151. ↗ doi:10.1037/abn0000026

HIRSH, J. B. & PETERSON. J. B. (2009). Personality and Language Use in Self-Narratives. *Journal of Research in Personality* 43 (3), S. 524–527.

HORTON, J. A., CLANCE, P. R., STERK-ELIFSON, C. & EMSHOFF, J. (1995). Touch in Psychotherapy: A Survey of Patients' Experiences. *Psychotherapy* 32 (3), S. 443–457. ↗ doi:10.1037/0033-3204.32.3.443.

HUTTENLOCHER, P. R. (1979). Synaptic Density in Human Frontal Cortex—Developmental Changes of Aging. *Brain Research* 163 (2), S. 195–205.

HUTTENLOCHER, P. R. & DABHOLKAR, A. S. (1997). Regional Differences in Synaptogenesis in Human Cerebral Cortex. *Journal of Comparative Neurology* 387 (2), S. 167–178.

HUTTENLOCHER, P. R. & DE COURTEN, C. (1987). The Development of Synapses in Striate Cortex of Man. *Human Neurobiology* 6 (1), S. 1–9.

HUTTENLOCHER, P. R., DE COURTEN, C., GAREY, L. J. & VAN DER LOOS, H. (1982). Synaptogenesis in Human Visual Cortex—Evidence for Synapse Elimination during Normal Development. *Neuro-science Letters* 33 (3), S. 247–252.

JANAK, P. H. & TYE, K. M. (2015). From Circuits to Behaviour in the Amygdala. *Nature* 517 (7534), S. 284–292. ↗ doi:10.1038/nature14188.

KELLERMANN, N. P. F. (2013). Epigenetic Transmission of Holocaust Trauma: Can Nightmares Be Inherited? *Israel Journal of Psychiatry and Related Sciences* 50 (1), S. 33–39.

KOLB, L. C. (1989). Chronic Post-Traumatic Stress Disorder: Implications of Recent Epidemiological and Neuropsychological Studies. *Psychological Medicine* 19 (4), S. 821–824.

KOZLOWSKA, K., WALKER, P., MCLEAN, L. & CARRIVE, P. (2015). Fear and the Defense Cascade: Clinical Implications and Management. *Harvard Review of Psychiatry* 23 (4), S. 263–287.

KRISHNAKUMAR, A. & BUEHLER, C. (2000). Interparental Conflict and Parenting Behaviors: A Meta-Analytic Review. *Family Relations* 49 (1), S. 25–44.

LeDoux, J. E. (2015). The Amygdala Is NOT the Brain's Fear Center: Separating Findings from Conclusions. *Psychology Today.* August 10. ↗ https://www.psychologytoday.com/us/blog/i-got-mind-tell-you/201508/the-amygdala-is-not-the-brains-fear-center

Levine, P. (2010). *In an Unspoken Voice: How the Body Releases Trauma and Restores Goodness.* Berkeley, CA: North Atlantic Books. Dt.: Sprache ohne Worte: Wie unser Körper Trauma verarbeitet und uns in die innere Balance zurückführt. München: Kösel (2011).

Levine, P. (2015). *Trauma and Memory: Brain and Body in a Search for the Living Past.* Berkeley, CA: North Atlantic Books. Dt.: Trauma und Gedächtnis. Die Spuren unserer Erinnerung in Körper und Gehirn – Wie wir traumatische Erfahrungen verstehen und verarbeiten. München: Kösel (2016).

Levine, P. mit Frederick, A. (1997). *Waking the Tiger: Healing Trauma.* Berkeley, CA: North Atlantic Books. Dt.: Trauma-Heilung: Das Erwachen des Tigers. Unsere Fähigkeit, traumatische Erfahrungen zu transformieren. Essen: Synthesis (1999).

Levinson, L. (2011). Can the Simple Act of Storytelling Help Them Heal? *Huff Post.* November 9. ↗ www.huffingtonpost.com/leila-levinson/ptsd-veterans-writing_b_1078971.html.

Ludy-Dobson, C. R. & Perry, B. (2010). The Role of Healthy Relational Interactions in Buffering the Impact of Childhood Trauma. In E. Gil (Ed.), *Working with Children to Heal Interpersonal Trauma: The Power of Play* (S. 26–43). New York: Guilford Press.

Lyons-Ruth, K. & Spielman, E. (2004). Disorganized Infant Attachment Strategies and Helpless-Fearful Profiles of Parenting: Integrating Attachment Research with Clinical Intervention. *Infant Mental Health Journal* 25 (4), S. 318–335.

Main, M. & Hesse, E. (1990). Parents' Unresolved Traumatic Experiences Are Related to Infant Disorganized Attachment Status. In M. T. Greenberg, D. Cicchetti & E. M. Cummings (Eds.), *Attachment in the Preschool Years: Theory, Research, and Intervention* (S. 161–81). Chicago: University of Chicago Press.

Main, M. & Solomon, J. (1986). Discovery of a New, Insecure-Disorganized/ Disoriented Attachment Pattern. In M. Yogman & T. B. Brazelto (Eds.), *Affective Development in Infancy* (S. 95–124). Norwood, NJ: Ablex.

Main, M. & Solomon, J. (1990). Procedures for Identifying Infants as Disorganized/Disoriented during the Ainsworth Strange Situation. In M. T. Greenberg, D. Cicchetti, & E. M. Cummings (Eds.), *Attachment in the Preschool Years: Theory, Research, and Intervention* (S. 121–60). Chicago: University of Chicago Press.

McEwen, B., Seeman, T. & Allostatic Load Working Group (2009). Research: Allostatic Load Notebook. Research Network on SES & Health, UCSF. ↗ www.macses.ucsf.edu/research/allostatic/allostatic.php

McEwen, B. & Stellar, E. (1993). Stress and the Individual: Mechanisms Leading to Disease. *Archives of Internal Medicine* 153 (18), S. 2093–2101.

Mearns, J. (2017). *The Social Learning Theory of Julian B. Rotter. California State University, Fullerton, Psychology Department.* ↗ http://psych.fullerton.edu/jmearns/rotter.htm

Meltzoff, A. N. & Moore, M. K. (1983). Newborn Infants Imitate Adult Facial Gestures. *Child Development* 54 (3), S. 702–709.

Montagu, A. (1971). *Touching: The Human Significance of the Skin.* New York: Columbia University Press. Dt.: Körperkontakt. Die Bedeutung der Haut für die Entwicklung des Menschen. Stuttgart: Klett-Cotta (2015).

Nelson, C. A., Bos, K., Gunnar, M. R. & Sonuga-Barke, E. J. S. (2011). The Neurobiological Toll of Early Human Deprivation. *Monographs of the Society for Research in Child Development* 76 (4), S. 127–46. ↗ doi:10.1111/j.1540-5834.2011.00630.x

Ong, A. D., Bergeman, C. S. & Boker, S. M. (2009). Resilience Comes of Age: Defining Features in Later Adulthood. *Journal of Personality* 77 (6), S. 1777–1804. ↗ doi:10.1111/j.1467-6494.2009.00600.x

Paulus, M. P. & Stein, M. B. (2010). Interoception in Anxiety and Depression. *Brain Structure and Function* 214 (5–6), S. 451–463. ↗ doi:10.1007/s00429-010-0258-9.

Payne, P. & Crane-Godreau, M. A. (2015). The Preparatory Set: A Novel Approach to Understanding Stress, Trauma, and the Bodymind Therapies. *Frontiers in Human Neuroscience* 9: 178. ↗ http://doi.org/10.3389/fnhum.2015.00178

Peckham, H. (2013). Epigenetics: The Dogma-Defying Discovery That Genes Learn from Experience. *International Journal of Neuropsychotherapy* 1, S. 9–20.

Perry, B. D. (2002). Lesson 2: The Psychology and Physiology of Trauma: How We Respond to Threat. *Surviving Childhood: An Introduction to the Impact of Trauma. ChildTrauma Academy.* ↗ www.childtraumaacademy.com/surviving_childhood/lesson02/printing.html

Perry, B. D. (2004a). *Maltreated Children: Experience, Brain Development, and the Next Generation.* New York: W. W. Norton.

Perry, B. D. (2004b). Maltreatment and the Developing Child: How Early Childhood Experience Shapes Child and Culture. Margaret McCain Lecture Series. London, Ontario: Centre for Children and Families in the Justice System. ↗ https://childtrauma.org/wp-content/uploads/2013/11/McCainLecture_Perry.pdf

Perry, B. D. (2006). *The Neurosequential Model of Therapeutics: Applying Principles of Neuroscience to Clinical Work with Traumatized and Maltreated Children.* In N. Boyd Webb (Ed.), *Working with Traumatized Youth in Child Welfare* (S. 27–52). New York: Guilford Press.

Perry, B. D. (2009). Examining Child Maltreatment through a Neurodevelopmental Lens: Clinical Application of the Neurosequential Model of Therapeutics. *Journal of Loss and Trauma* 14, S. 240–255.

Perry, B. D. & Pollard, R. (1998). Homeostasis, Stress, Trauma, and Adaptation: A Neurodevelopmental View of Childhood Trauma. *Child and Adolescent Psychiatric Clinics of North America* 7 (1), S. 33–51, viii.

Perry, B., Pollard, R., Blakley, T., Baker, W. & Vigilante, D. (1995). Childhood Trauma, the Neurobiology of Adaptation, and 'Use-Dependent' Development of the Brain: How 'States' Become 'Traits.' *Infant Mental Health Journal* 16 (4), S. 271–291. ↗ doi:10.1002/1097-0355(199524)16:4<271::AID-IMHJ2280160404>3.0.CO;2-B

Pollatos, O., Matthias, E. & Keller, J. (2015). When Interoception Helps to Overcome Negative Feelings Caused by Social Exclusion. *Frontiers in Psychology* 6, S. 786. ↗ doi:10.3389/fpsyg.2015.00786.

Porges, S. W. (1993). The Infant's Sixth Sense: Awareness and Regulation of Bodily Processes. *Zero to Three: Bulletin of the National Center for Clinical Infant Programs* 14 (2), S. 12–16.

Porges, S. W. (1995). Orienting in a Defensive World: Mammalian Modifications of Our Evolutionary Heritage: A Polyvagal Theory. *Psychophysiology* 32 (4), S. 301–318.

Porges, S. W. (2004). Neuroception: A Subconscious System for Detecting Threat and Safety. *Zero to Three: Bulletin of the National Center for Clinical Infant Programs* 24 (5), S. 19–24.

Porges, S. W. (2007). The Polyvagal Perspective. *Biological Psychology* 74 (2) (February), S. 116–143.

Porges, S. W. (2009). The Polyvagal Theory: New Insights into Adaptive Reactions of the Autonomic Nervous System. *Cleveland Clinic Journal of Medicine* 76 (Suppl. 2), S. S86–S90.

Porges, S. W. (2011a). *The Polyvagal Theory: Neurophysiological Foundations of Emotions, Attachment, Communication, and Self-Regulation.* New York: W. W. Norton.

PORGES, S. W. (2011b). Somatic Perspectives on Psychotherapy. November. Transcribed audio interview with Serge Prengel.

RAINS, M. & MCCLINN, K. (2006). The Resilience Questionnaire. Developed at Southern Kennebec Healthy Start, Augusta, Maine. Updated 2013.

ROAZZI, A., ATTILI, G., DI PENTIMA, L. & TONI, A. (2016). Locus of Control in Maltreated Children: The Impact of Attachment and Cumulative Trauma. *Psicologia: Reflexão e Critica* 29 (1) (April 14), S. 1–11.

ROTTER, J. B. (1975). Some Problems and Misconceptions Related to the Construct of Internal versus External Control of Reinforcement. *Journal of Consulting and Clinical Psychology* 43 (1), S. 56–67.

SALTER, M. (1940). *An Evaluation of Adjustment Based upon the Concept of Security.* University of Toronto Studies, Child Development Series, No. 18. Toronto: University of Toronto Press.

SBARRA, D. A. & HAZAN, C. (2008). Coregulation, Dysregulation, Self-Regulation: An Integrative Analysis and Empirical Agenda for Understanding Adult Attachment, Separation, Loss, and Recovery. *Personality and Social Psychology Review* 12, S. 141–67.

SCHORE, A. N. (1991). Early Superego Development: The Emergence of Shame and Narcissistic Affect Regulation in the Practicing Period. *Psychoanalysis & Contemporary Thought* 14 (2), S. 187–250.

SCHORE, A. N. (1994). *Affect Regulation and the Origin of the Self: The Neurobiology of Emotional Development.* Hillsdale, NJ: Lawrence Erlbaum. Dt.: Allan Schore. Schaltstellen der Entwicklung. Eine Einführung in die Theorie der Affektregulation mit seinen zentralen Texten. Hrsg: Eva Hass. Stuttgart: Klett-Cotta (2012).

SCHORE, A. N. (2001). The Effects of Early Relational Trauma on Right Brain Development, Affect Regulation, and Infant Mental Health. *Infant Mental Health Journal* 22 (1–2), S. 201–269.

SCHORE, A. (2013). Allan Schore Neurobiology of Secure Attachment.f4v. YouTube. January 12. ↗ www.youtube.com/watch?v=WVuJ5KhpL34 & ↗ www.youtube.com/watch?v=L-pHpm_b0vRY

SHAPIRO, J. (2011). Illness Narratives: Reliability, Authenticity and the Empathic Witness. *Medical Humanities, BMJ Journals* 37 (2), S. 68–72.

SHONKOFF, J. P., BOYCE, W. T., CAMERON, J. ET AL. (2004). Young Children Develop in an Environment of Relationships. Working Paper 1. National Scientific Council on the Developing Child, Harvard University.

SHONKOFF, J. P. & EISELS, S. J. (2000). *Handbook of Early Childhood Intervention.* Cambridge: Cambridge University Press.

SHONKOFF, J. P., LEVITT, P., BOYCE, W. T. ET AL. (2004). Children's Emotional Development Is Built into the Architecture of Their Brains. Working Paper 2. National Scientific Council on the Developing Child, Harvard University.

SHONKOFF, J. P., LEVITT, P., BOYCE, W. T. ET AL. (2012). The Science of Neglect: The Persistent Absence of Responsive Care Disrupts the Developing Brain. Working Paper 12. National Scientific Council on the Developing Child, Harvard University. ↗ http://developingchild.harvard.edu/index.php/resources/reports_and_working_papers/working_papers/wp12/

SHONKOFF, J. P., LEVITT, P., BUNGE, S. ET AL. (2015). Supportive Relationships and Active Skill-Building Strengthen the Foundations of Resilience. Working Paper 13. National Scientific Council on the Developing Child, Harvard University. ↗ www.developingchild.harvard.edu/resources/supportive-relationships-and-active-skill-building-strengthen-the-foundations-of-resilience

Shonkoff, J. P. & Phillips, D. A. (2000). *From Neurons to Neighborhoods: The Science of Early Childhood Development.* Washington, DC: National Academy Press.

Siegel, D. J. (1999). *The Developing Mind: Toward a Neurobiology of Interpersonal Experience.* New York: Guilford Press. Dt.: Wie wir werden die wir sind: neurobiologische Grundlagen subjektiven Erlebens und die Entwicklung des Menschen in Beziehungen. Paderborn: Junfermann (2006).

Siegel, D. J. (2014). The Self Is Not Defined by the Boundaries of Our Skin. *Psychology Today.* February 28. ↗ www.psychologytoday.com/blog/inspire-rewire/201402/the-self-is-not-defined-the-boundaries-our-skin

Stakenborg, N., Di Giovangiulio, M., Boeckxstaens, G. E. & Matteoli, G. (2013). The Versatile Role of the Vagus Nerve in the Gastrointestinal Tract. *European Medical Journal* 1, S. 106–114.

Stroufe, L. A. (1995). *Emotional Development.* New York: Cambridge University Press.

van der Kolk, B. A. (1998). Trauma and Memory. *Psychiatry and Clinical Neurosciences* 52 (Suppl. 1), S. S52–S64. ↗ doi:10.1046/j.1440-1819.1998.0520s5S97.x

van IJzendoorn, M. H. & Kroonenberg, P. M. (1988). Cross-Cultural Patterns of Attachment: A Meta-Analysis of the Strange Situation. *Child Development* 59 (1), S. 147–156. ↗ www.jstor.org/stable/1130396.

Wadhwa, P. D., Entringer, S., Buss, C. & Lu, M. C. (2011). The Contribution of Maternal Stress to Preterm Birth: Issues and Considerations. *Clinics in Perinatology* 38 (3), S. 351–384.

Walsh, B. (2015). The Science of Resilience: Why Some Children Can Thrive despite Adversity. Harvard Graduate School of Education. March 23. ↗ www.gse.harvard.edu/news/uk/15/03/science-resilience

Weaver, I. C. G., Cervoni, N., Champagne, F. A., D'Alessio, A. C., Sharma, S. et al. (2004). Epigenetic Programming by Maternal Behavior. *Nature Neuroscience* 7 (8), S. 847–854.

Weir, K. (2014). The Lasting Impact of Neglect. *American Psychological Association* 45 (6), S. 36.

Wright, R. J. & Bosquet Enlow, M. (2008). Maternal Stress and Perinatal Programming in the Expression of Atopy. *Expert Review of Clinical Immunology* 4 (5), S. 535–538.

Yehuda, R. & Bierer, L. M. (2007). Transgenerational Transmission of Cortisol and PTSD Risk. *Progress in Brain Research* 167, S. 121–135.

Yehuda, R., Daskalakis, N. P., Bierer, L. M., Bader, H. N., Klengel, T., Holsboer, F. & Binder, E. B. (2016). Holocaust Exposure Induced Intergenerational Effects on FKBP5 Methylation. *Biological Psychiatry* 80 (5), S. 372–380.

Yehuda, R., Schmeidler, J., Wainberg, M., Binder-Brynes, K. & Duvdevani, T. (1998). Vulnerability to Posttraumatic Stress Disorder in Adult Offspring of Holocaust Survivors. *American Journal of Psychiatry* 155 (9), S. 1163–1171.

Zerach, G. (2016). The Role of Fathers' Psychopathology in the Intergenerational Transmission of Captivity Trauma: A Twenty Three-Year Longitudinal Study. *Journal of Affective Disorders* 190, S. 84–92.

Zweyer, K., Velker, B. & Ruch, W. (2004). Do Cheerfulness, Exhilaration, and Humor Production Moderate Pain Tolerance? A FACS Study. *Humor: International Journal of Humor Research* 17, S. 85–120.

Meinungen über das Buch

„In diesem gut geschriebenen und gut recherchierten Buch haben die Autoren viele wichtige Theorien der modernen Psychotherapie zusammengefasst und zugänglich gemacht. Es integriert aktuelle Erkenntnisse über Beziehungen, Kindheitsentwicklung und Somatik, um Menschen zu helfen, deren Verhalten, Physiologie und Psyche von Dysregulation betroffen ist – ein Problem, das zunehmend in allen Gesellschaftsschichten auftaucht."

– **Tony Richardson**, somatischer Psychiater

„Dieses Buch stellt einen Zusammenhang her zwischem der komplexen Biologie des Menschen und seinem Streben nach Nähe und Sicherheit. Die beiden Psychosomatikpioniere, die bereits Tausende von Therapeuten auf der ganzen Welt ausgebildet haben, machen uns nun großherzig ihre Resilienzmethoden zum Geschenk."

– **Christopher Walling**, PsyD, Präsident der United States Association of Body Psychotherapy

„In diesem Buch werden nicht nur die psychischen, sondern auch die physiologischen Spuren erläutert, die frühe Kindheitstraumata hinterlassen. Stephen J. Terrell und Kathy L. Kain sind führende Experten auf dem Gebiet der Traumaphysiologie und wissen die moderne Störung zu enträtseln.

– **Shirley Impellizzeri**, PhD, SEP

„Das Buch ist eine meisterhafte Leistung auf dem Gebiet der neuen neurowissenschaftlich orientierten, somatischen Therapieansätze. Es rückt ein zentrales Problem in den Vordergrund: die Kluft, die sich zwischen der medizinischen Behandlung komplexer physiologischer Symptome und der psychologischen Unterstützung auftut, und die Faktoren, die Resilienz ausmachen und sie stärken, verschleiert. Was das Buch herausragend macht, sind die Brücken, die es zwischen Medizin und Psychosomatik baut."

– **Kesha Fikes**, PhD, RSMT, Anthropologin, somatische Therapeutin und Lehrkraft für Somatic Studies am Pacifica Graduate Institute

„Endlich! Ein Buch von zwei meisterhaften Lehrern für Somatic Touch und Traumaheilung! Auf schöne und kompetente Weise mischen sich hier Theorien und Fallgeschichten zu einem leserfreundlichen Band. Diese wertvolle Informationsquelle wird viele Jahre lang in meinem Regal stehen und ist ein „Must-Read“ für alle, die beruflich mit Kindheits- und Entwicklungstraumata zu tun haben.“

– **Ellen Keating**, PsyD

„Dieses Buch ist eine sichere Bank für alle, die traumatisierte Menschen behandeln. Aus der schönen Zusammenfassung von Terrell und Kain erfahren wir, wodurch ein Entwicklungstrauma entsteht, warum dessen Symptomatik so komplex ist, wie das Nervensystem im weiteren Lebensverlauf damit umgeht und was man für die Gesundheit der Betroffenen tun kann. Wer verstanden hat, was ein Entwicklungstrauma ist, versteht auch diejenigen, die es erlitten haben und nicht so einfach zu behandeln sind. Wenn Sie nur ein Buch lesen könnten, dann lesen Sie dieses.

– **Berns Galloway**, MEd, Ausbilder für Somatic Experiencing am Somatic Experiencing Trauma Institute

„Kathy Kain und Steve Terrell haben das komplexe Terrain des Entwicklungstraumas erkundet und es wissenschaftlich fundiert, umfassend und gut verständlich erklärt. Ihr Buch animiert zur therapeutischen Anwendung neuer, somatisch basierter Ansätze, die die physiologischen Grundlagen für eine gesunde Bindung und Affektregulation stärken.“

– **Alaine D. Duncan**, MAc, LAc, Dipl.Ac

„Auf dieses Buch haben wir gewartet. Hier teilen zwei ausgezeichnete Behandler und Trainer auf dem Gebiet des Traumas ihr gebündeltes Fachwissen zum Thema Heilung des Entwicklungstraumas mit uns. Sie erklären die komplexen Fundamente des frühen Traumas anhand von Theorien über Bindung, die Gehirnentwicklung, das vegetative Nervensystem und die psychosomatische Therapie, die sie elegant und gekonnt zu einem klaren Rahmenkonzept verknüpfen.“

– **Jacalyn Brecher**

„Terrell und Kain haben die Schnittstelle zwischen Bindungsmustern und der frühen physiologischen Entwicklung entdeckt und eine Methode entwickelt, mit der sich die Regulation selbst bei stark auffälliger Symptomatik verbessern lässt. Ihr tiefgründiges Verständnis in Bezug auf Stress und die Physiologie der Bindung – einschließlich ihrer psychischen und emotionalen Komponenten – eröffnet einen Weg zur Heilung, der häufig viel gangbarer ist als der herkömmlicher Gesprächstherapien. Dieses Buch hat meinen Blick für die Wurzel der tiefen Verletzung meiner Klienten geschärft und dazu geführt, dass ich ganz anders arbeite als früher."

– **Brandy Vanderheiden** MA, MFT

„Genial! Das Buch von Kathy und Stephen über die Schnittstelle zwischen Entwicklungstrauma und psychischen oder physischen Störungen, vor allem aber auch über deren Heilung, ist eine bahnbrechende Arbeit."

– **Michael Ocana**, MD, ärztlicher Direktor der Jugendpsychiatrie von Kelowna und Clinical Assistant Professor an der University of British Columbia

„Kathy Kain gehört zu den weltweit führenden Experten für körperorientierte Traumaheilung und Resilienzförderung. Ihren Ansatz, der sowohl in die Breite als in die Tiefe geht, unterrichtet sie auf praktische und klare Weise. Geradezu meisterhaft versteht sie es, die Prinzipien und Strategien des Somatic Experiencing®, der Bindungstheorie sowie der Polyvagaltheorie dazulegen und schafft damit eine tragfähige Basis, auf der die präverbalen und nonverbalen Elemente der Traumatisierung aufgespürt und schließlich so verarbeitet werden können, dass es zu einer nachhaltigen Regenerierung kommt. Ich kann dieses Buch nur wärmstens empfehlen."

– **Maggie Phillips**, PhD

„[Steve eröffnet] einen experimentellen Raum für Lern- und Wachstumsprozesse. Das ist der Unterschied zwischen dem lehrerhaften ‚Top-Down'-Ansatz und dem des Moderators nach dem Motto ‚Wir befinden uns alle auf derselben Ebene und öffnen uns für das, was möglicherweise geschieht'. Die Veränderung richtet sich immer nach dem, was geschieht, und danach, wie viel man in dem Moment an sich heranzulassen bereit ist."

– **Samantha Persoff**, LMFT, Traumatherapeutin

„Die Arbeit von Kathy Kain und Stephen Terrell ist das fehlende Bindeglied zwischen dem Entwicklungstrauma, der PTBS und dem Bindungstrauma. Ihre tiefe Einsicht in die Physiologie des Traumas und die Komplexität der Bindung gibt Therapeuten wie Klienten gleichermaßen Anlass zu berechtigter Hoffnung. Mithilfe dieses Buches werden Sie lernen, Mitgefühl mit pragmatischen Techniken zu kombinieren, die Veränderungen, Wachstum und Heilung unterstützen. Ihretwegen hat sich meine Arbeit und mein Verständnis als Therapeut gewandelt."

– **Terry D. Trotter**, MFT

„[Kathy Kain und Steve Terrell] haben sich im Team für die Entwicklung eines integrativen Behandlungsansatzes eingesetzt, bei dem Herz und harte wissenschaftliche Fakten Hand in Hand gehen. Ihre einzigartige Herangehensweise umfasst das ganze Spektrum der Dysregulation, angefangen beim allerersten Anfang. Die Musik zu ihrem Songtext erklingt mit Resilienz und Optimismus."

– **Kathleen Adams**, PhD

Über die Autorin

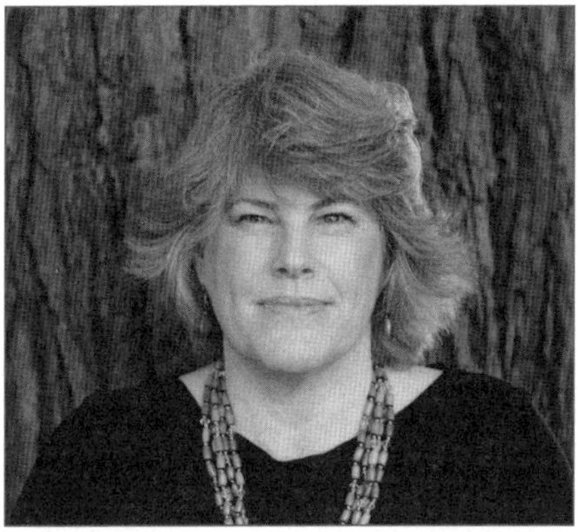

Kathy L. Kain, MA, praktiziert und unterrichtet seit 37 Jahren Körperarbeit und Traumatherapie. Sie ist ausgebildete Trainerin für Somatic Experiencing und Expertin für die Integration von Handauflegen und Berührung in der Psycho- und Traumatherapie sowie für somatische Ansätze in der Arbeit mit komplexen und Entwicklungstraumata. In ihren stark frequentierten Schulungen „Touch Skills Training for Trauma Therapists" vermittelt sie ihre Erkenntnisse zum Thema Physiologie der traumatischen Belastung und ist Autorin von *Ortho-Bionomy: A Practical Manual.* Sie lebt in Portland, Oregon.

Über den Autor

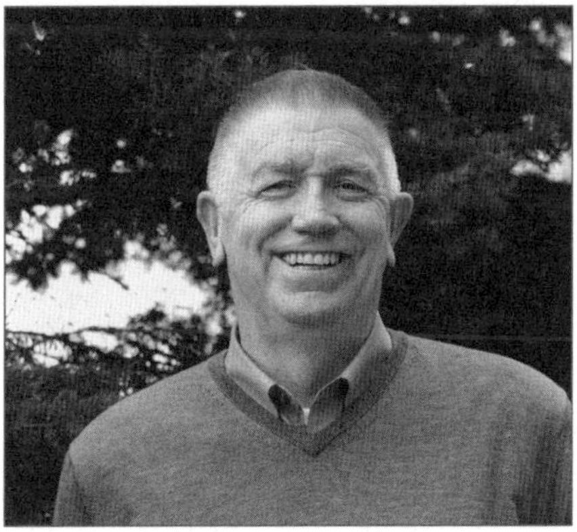

Stephen J. Terrell, PsyD, SEP, ist führender Experte für Adoption und auf dem Gebiet des Entwicklungstraumas. Der Gründer des Austin Attachment and Counseling Center arbeitet direkt mit Einzelnen und Familien zusammen, die ein Trauma erlitten haben, und unterrichtet überall in den USA, Japan und Europa. Er ist lizenzierter Berater mit einem Hintergrund in Somatic Experiencing und EMDR. Auf Tagungen referiert er zu den Themen Internationale Adoption sowie Bindung und Spieltherapie. Dr. Terrell ist alleinerziehender Adoptivvater von zwei Jungen und lebt in Pflugerville, Texas.

Register

A

B

C

D

E

R

S

T

U

V

W

Z